El sistema inmunitario por fin sale del armario

Vivir Mejor

Dra. Sari Arponen

El sistema inmunitario por fin sale del armario

Vive una vida plena, larga y saludable

alienta
EDITORIAL

Alienta, un sello editorial de Centro de Libros PAPF, S. L. U.
Avda. Diagonal, 662-664, 08034 Barcelona (España)
www.alientalibros.com
www.planetadelibros.com

Adaptación de la cubierta: Booket / Área Editorial Grupo Planeta, a partir de la idea original de © Sylvia Sans Bassat
Fotografía de la cubierta: © SPL / Getty Images
Primera edición en Colección Booket: septiembre de 2025

Depósito legal: B. 13.325-2025
ISBN: 978-84-1344-445-1
Impreso en España

Biografía

Sari Arponen es doctora en Ciencias Biomédicas por la Universidad Complutense de Madrid, especialista en Medicina Interna, docente en diversas entidades y experta en microbiota. Licenciada en Medicina y Cirugía por la Universidad de Murcia, se especializó en Medicina Interna en el Hospital Universitario de La Princesa de Madrid. Tiene un máster en Enfermedades Infecciosas y otro en VIH, un posgrado de tres años en Psiconeuroinmunología Clínica por la Universidad Pontificia de Salamanca, y otro máster en Nutrición Genómica y de Precisión. Tras más de veinte años de experiencia clínica, en la actualidad se dedica sobre todo a la formación y a la divulgación en el ámbito de la microbiota y la medicina del estilo de vida. Además, es autora de los libros *¡Es la microbiota, idiota!*, *El sistema inmunitario por fin sale del armario*, *En la cocina con la doctora Arponen* y *¿Envejeces o rejuveneces?*, publicados por Alienta, y de *El mundo secreto de la microbiota*, un libro ilustrado para explicar la microbiota a los más pequeños. También es cofundadora de Slow Medicine Institute, una plataforma de divulgación sobre salud y estilo de vida, centrada en el exitoso pódcast *Slow Medicine Revolution*.

@drasariarponen

www.drasariarponen.com

La información presentada en esta obra es simple material informativo y no pretende servir de diagnóstico, prescripción o tratamiento de cualquier tipo de dolencia o trastorno. Esta información no sustituye la consulta con un médico o cualquier otro profesional competente del campo de la salud. El contenido de la obra debe considerarse un complemento a cualquier programa o tratamiento prescrito por un profesional sanitario competente. Los autores están exentos de toda responsabilidad sobre daños y perjuicios, pérdidas o riesgos, personales o de cualquier otra índole, que pudieran producirse por el mal uso de la información aquí proporcionada.

Todos los casos clínicos están extraídos de la experiencia de la autora, aunque se ha cambiado el nombre de los pacientes u otros rasgos que podrían identificarlos. En algunos casos se han aunado en una misma historia detalles clínicos de varios pacientes diferentes, para una mayor claridad expositiva.

Esta obra no es un libro de texto, sino que expone de manera sencilla conceptos médicos complejos. Los fenómenos biológicos descritos son en realidad mucho más complicados y se describen con todo detalle en amplios tratados y artículos científicos, por lo que son una lectura recomendable para quien necesite ciencia dura. Esta obra tiene un fin divulgativo para ayudar a las personas a entender y mejorar su salud.

A mis ancestros, porque sobrevivieron.

A mi madre Ruut, mis hermanos y sus familias (sobre todo Kristiina y Terhi).

A mi familia política (David, Eugenia, Raquel, Niko y la Niña de la Superluna).

A David, el mejor compañero para el Camino de la Vida.

Y a Norah, nuestra Luz y mi Maestra.

Sumario

Tercera parte

HACKEA TU SISTEMA INMUNITARIO

Preludio

Querido lector y estimada lectora:

El título del libro es descriptivo de lo que te vas a encontrar en estas páginas. De nuevo se le ocurrió a Mago More, y me pareció fantástico.

En la actualidad, el sistema inmunitario abre telediarios y ocupa horas de máxima audiencia en tertulias televisivas nocturnas, y genera hilos kilométricos en Twitter y bailecitos en TikTok; sin embargo, hay mucho más que saber sobre él de lo que nos cuentan en el día a día.

Después de *¡Es la microbiota, idiota!* he recibido un número incalculable de mensajes y comentarios, y muchas preguntas, como: «¿Qué probiótico me puedo tomar para mi psoriasis?», «¿cuánta vitamina D necesito para protegerme de los virus» o «tengo Hashimoto pero no me encuentro bien con la pastilla de la tiroides, ¿qué más puedo hacer». Han sido cientos, miles de preguntas más. Y en este libro buscaremos respuestas a muchas de ellas.

De manera infatigable, el sistema inmunitario hace lo que puede para protegernos de las infecciones, y nosotros no se lo ponemos fácil. Él nos cuida, pero ¿nosotros le damos lo que necesita para llevar a cabo su trabajo? ¿Lo respetamos como se merece?

Además, todos estamos pendientes de esta función defensiva, sobre todo desde marzo de 2020. Mientras tanto, y de manera callada, el sistema inmunitario realiza otras muchas tareas de las que no somos conscientes.

Ha llegado la hora de que el sistema inmunitario salga del armario, que conozcamos todos sus secretos y que rindamos tributo a todo lo que hace por nosotros. Al igual que todos tenemos microbiota, también todos tenemos un sistema inmunitario: tú, tus padres, tus hijos, tus amigos y todo el resto de humanos del planeta. Nos infectamos por virus y bacterias, nos vacunamos, a veces nos lesionamos. Envejecemos, y nuestras defensas con nosotros. Demasiadas personas sufren de cáncer. Otras no se encuentran bien sin saber el porqué y andan inflamadas por la vida. El sistema inmunitario está involucrado en todas estas situaciones, por lo que nos conviene saber cómo funciona y qué necesita para optimizar su desempeño.

Al igual que el libro de la microbiota, he escrito esta obra para ayudarte a ti y a quienes te rodean, para que sepáis todo lo necesario para empoderaros en salud y cuidaros con estrategias de salud integral. El libro es un viaje de descubrimiento que emprendemos juntos.

Sacaremos al sistema inmunitario del armario en tres partes:

- En la primera, descubriremos por qué tenemos un sistema inmunitario y qué hace, además de defendernos de «bichos malos» (científicamente se denominan microorganismos patógenos), y conoceremos qué lo trastorna.
- En la segunda, veremos qué sucede cuando el sistema inmune se desequilibra: alergias, enfermedades autoinmunes, tendinitis eternas, problemas metabólicos como la obesidad... En todas estas situaciones y en otras que también veremos conviene saber qué ha fallado. Hablaremos también sobre el cáncer, las infecciones y cómo podemos analizar el estado de nuestra inmunidad.
- La última parte se centra en las soluciones. Desde la vitamina A hasta el zinc, pasando por los hábitos que nos ayudan a tener un sistema inmunitario más equilibrado.

Además, este libro tiene una novedad: lo acompaño de vídeos para ampliar algunos temas o explicar otros más a fondo. Los vídeos son accesibles a través de una aplicación de realidad aumentada, usando para ello la cámara del teléfono móvil. Espero que los disfrutes.

Instrucciones:

- Descarga la aplicación Alienta RA. Búscala en Google Play o App Store.
- Una vez instalada, iníciala y escanea el código de barras de este libro. Espera a que se descargue el contenido en tu teléfono (este proceso sólo se realiza una vez).
- Enfoca las imágenes que hay en los capítulos para ver los vídeos con realidad aumentada. Procura hacerlo en una estancia bien iluminada, preferiblemente con luz natural.

Primera parte

EL SISTEMA INMUNITARIO: UNA HERENCIA PRECIOSA

1

La inmunocosa

EL REENCUENTRO

Hacía mucho tiempo que no nos veíamos, por cositas como un confinamiento por una sindemia* y restricciones varias. Por eso, cuando nos sentamos en aquella terraza una tórrida tarde de junio de 2020, la pregunta más repetida fue: «¿Cómo estás, cómo va todo?».

María fue la primera en hablar. Desde que la conozco, siempre dice que no puede con la vida; siempre está hecha polvo. Por fin, poco antes de que empezara la locura del COVID, consiguió saber el motivo de su falta de energía: un hipotiroidismo por una tiroiditis de Hashimoto, que probablemente llevaba años arrastrando. En esta enfermedad autoinmune, el propio cuerpo ataca a la glándula tiroides e impide su función correcta. Sin embargo, María seguía lamentándose: «Llevo meses con pastillas para la hormona tiroidea, pero no me encuentro mejor, aunque el médico me dice que la analítica está bien».

Su novio, Sergio, estaba consumido. Antes reventaba las mangas de las camisetas con sus bíceps. ¿Acaso había dejado de entrenar? «Ya me gustaría entrenar —dijo—, pero tengo una tendinitis en el codo y un dolor de hombro que no se me van por mucho antiinflamatorio que tome. Tampoco es tan raro, ¿no? Todo el mundo sabe que las tendinitis van para largo. De todos modos, no tengo ganas de nada. A mi madre le diagnosticaron un cáncer de mama hace poco y con esto del COVID es todo muy difícil, sobre

* Una sindemia es la conjunción de varias pandemias, como veremos más adelante.

todo porque ella tiene que estar pendiente de mi padre y no hemos podido echarles una mano. Han sido unos meses horribles.» Hacía muy poco que al padre de Sergio le habían diagnosticado un incipiente deterioro cognitivo. Todos nos quedamos callados un rato tras decirle que lo sentíamos mucho.

A mi lado, Daniel no paraba de moquear y estornudar. Todos lo miraban de reojo, y un señor de la mesa de al lado le dirigió una mirada cargada de reproche y temor. «Eh, que no es COVID —dijo—, ya sabéis que siempre estoy con la maldita alergia. Hasta que no me vaya al pueblo no se me quita. Aquí en Madrid estoy la mitad del año abonado a los antihistamínicos.» Y era verdad, el Ventolin y la cetirizina eran para Daniel sus mejores amigos.

«Oye, ¿y por qué no ha venido tu novia?», le preguntó Luis devorando unas patatas fritas mientras daba sorbos a su cerveza. No es que le vinieran demasiado bien, pues el perímetro de su abdomen había aumentado desde la última vez que nos vimos, como ostensible chivato de una resistencia a la insulina galopante. Su novia Esther lo miraba con desaprobación y envidia. No se atrevía a comer casi nada fuera de casa. Todo le sentaba mal por un problema intestinal que no conseguía solucionar: un sobrecrecimiento bacteriano en el intestino delgado (SIBO) que le surgió después de un tratamiento antibiótico para el *Helicobacter*.

«Ana está fatal, la pobre. Desde que pasó el COVID le han dicho que tiene no sé qué virus que antes tenía dormido. Está baldada y no terminan de dar con la tecla para que se recupere. Lleva tres meses de baja. Y eso que del COVID casi ni se enteró», dijo Daniel entre estornudos.

Después, todos me miraron. «Bueno, ¿y tú qué? ¿Qué tal en el hospital? ¿Y el IFEMA? ¿Y eso de la vitamina D qué tiene que ver con el COVID? ¿Cuándo habrá una vacuna?» Suspiré. Estaba harta del monotema y lo único que quería era pasar página.

«HEMOS MORIDO A MINOLLES»

En ese momento no lo pensé, pero todos estábamos hablando de lo mismo: del sistema inmunitario, de nuestras «defensas», como también se suele decir.

Cuando era residente en el Hospital Universitario de la Princesa, nuestro tutor, el doctor Ignacio Santos, del que aprendí muchísimo y a quien aprecio enormemente, nos propuso a algunos residentes recoger datos sobre algo que en ese momento me sonaba extraño: el síndrome de reconstitución inmune en las personas con infección por el VIH. Esto sucede cuando el paciente tiene las defensas casi a cero y le damos fármacos antirretrovirales. Las defensas se «despiertan», pero a veces lo hacen con tanta fuerza que la lían parda; lo que se llama un «mal despertar». Decir síndrome de reconstitución inmune era muy largo, así que llamamos al estudio «la inmunocosa». Desde entonces, no he dejado de estudiar las enfermedades infecciosas y también el funcionamiento del sistema inmunitario.

Sin embargo, la *inmunocosa* no era algo de interés general. Hasta ahora, pues las circunstancias de los últimos dos años han generado el surgimiento de todo tipo de «expertos» en el sistema inmunitario. Algo así como las setas en los bosques de Finlandia después de un día de lluvia; algunas son deliciosos *Boletus*, pero otras, como la *Amanita* matamoscas, son muy bonitas pero venenosas o no comestibles. Términos como linfocitos, anticuerpos, vacunas, memoria inmunológica... salen en las noticias del mediodía y en cualquier periódico que se precie, y en no pocos hilos de Twitter o historias de Instagram. Casi todo el mundo opina, con mayor o menor fortuna, sobre estos temas. El sistema inmunitario se ha puesto de moda. Se dice que es «eso que nos defiende de los virus y las bacterias». Y poco más.

Es cierto que una de las funciones primordiales del sistema inmunitario es ésa, **defendernos de los microorganismos «malos» (patógenos)** que nos pueden provocar una infección. Muchas veces lo consigue, ya que hay muchísimos virus y bacterias (y hongos y protozoos) con los que entramos en contacto a lo largo de nuestra vida. Y de la mayoría no nos enteramos.

Las enfermedades infecciosas han matado y enfermado a millones de humanos a lo largo de nuestra historia evolutiva. Desde la malaria, que ya sufrían los homininos que no eran *sapiens*, hasta las sucesivas olas de la peste negra, pasando por la viruela, la gripe y el cólera. Si no hemos desaparecido como especie antes de que se inventaran las vacunas, la higiene y los antibióticos, es gracias a que nuestros ancestros contaban con un sistema inmunitario que les permitió sobrevivir. Los que no lo lograron tuvieron la mala suerte de que su sistema inmunitario no fue lo bastante flexible como para protegerlos, o bien los protegió con tanta fuerza que en el camino los mató. Esto también les ha pasado a muchas personas con COVID: la famosa tormenta de citoquinas es una activación exagerada del sistema inmunitario. Esto no les pasa a todos, claro, pero es más probable que ocurra si hay un desequilibrio previo del sistema inmunitario, por ejemplo, por una inflamación crónica de bajo grado o déficit de ciertos micronutrientes.

Hoy en día sigue muriendo gente por enfermedades infecciosas. La tuberculosis continúa matando a millón y medio de personas cada año. El VIH ha acabado con más de treinta y seis millones de personas en los más de treinta años de evolución de la pandemia por este virus. A pesar de que existen tratamientos eficaces para este virus, fallecen entre medio y un millón de personas anuales por VIH y sus complicaciones. Hay varios cientos de miles de muertes por malaria al año. La diarrea mata a más de dos mil niños cada día, y las víctimas anuales globales de las gastroenteritis son más de un millón y medio. Ya antes del COVID, dos millones y medio de personas morían cada año por infecciones respiratorias de las vías bajas, como la neumonía.

No sería justo echar la culpa de estas muertes a un funcionamiento inadecuado del sistema inmunitario sin más; los factores socioeconómicos son determinantes: las personas que mueren de diarrea no suelen tener acceso a suficientes alimentos o agua potable; la tuberculosis campa a sus anchas sobre todo en lugares con pobreza y hacinamiento, y la neumonía es una enfermedad grave en la que estar debilitado por cualquier causa resta probabilidades para afrontarla con garantías, incluso con un tratamiento antibiótico adecuado.

Con un sistema inmunitario sano podremos afrontar estas y otras infecciones en mejores condiciones, y si necesitamos un tratamiento específico, es más probable que éste nos ayude a sobrepasar el bache. Por otro lado, hay personas que tienen una resistencia natural frente a algunas infecciones como, por ejemplo, la malaria o la gripe, precisamente porque heredaron de sus ancestros el sistema inmune que les permitió sobrevivir antaño.

Es verdad que esta función de defensa antiinfecciosa no siempre se lleva a cabo de una forma óptima. Por ejemplo, en el caso concreto de Ana, sé que padece una reactivación del virus de Epstein-Barr que le ha surgido a raíz de su COVID, algunos desequilibrios micronutricionales y un estrés crónico que arrastra desde hace años. Sobre la función defensiva del sistema inmunitario frente a las infecciones hablaremos en el capítulo 8.

MÁS ALLÁ DE LAS DEFENSAS ANTIINFECCIOSAS

Estamos tan centrados en las funciones defensivas frente a las infecciones del sistema inmunitario que a menudo no somos conscientes del resto de sus funciones.

Así, si tienes **una lesión en cualquier parte del organismo, es el sistema inmunitario el que se encarga de regular la reparación de esa lesión**. Si hay un desequilibrio inmunitario o si no hay suficiente disponibilidad de los nutrientes necesarios, quizá esa lesión se cronifique, como le ha pasado a mi amigo Sergio. ¿A que estaría bien empezar a caminar nada más sufrir un esguince y además recuperarse sin secuelas? Pues se puede hacer, pero para eso es necesario tener un sistema inmunitario en condiciones, como veremos en el capítulo 10.

Además, el sistema inmunitario tiene que **reconocer lo propio como algo nuestro y no atacarlo**. ¿Sabes qué pasa cuando ataca a estructuras propias? Exacto, que puede aparecer una enfermedad autoinmune. La enfermedad de Hashimoto es sólo una del centenar o más de patologías de este tipo; la enfermedad celíaca, el lupus o la esclerosis múltiple son otras. Hay ciertas enfermedades parecidas a las autoinmunes que hoy se consideran autoinflamatorias, como la enfermedad inflamatoria intestinal. Veremos la diferencia entre ambos tipos de enfermedades en el capítulo 7. Las enfermedades autoinmunes y autoinflamatorias* afectan aproximadamente al 7-10 por ciento de la población. ¡Es mucha gente con un sistema inmune confundido!, ¿verdad?

* En conjunto se denominan enfermedades inflamatorias inmunomediadas (IMID).

Por otro lado, también estamos expuestos a todo tipo de sustancias que no son dañinas. Frente a ellas, el sistema inmune no debería reaccionar en exceso, porque si no, surgen **las alergias**, como la que sufre mi amigo Daniel. Yo misma he tenido unas alergias horribles durante muchísimos años de mi vida. Esa congestión insoportable, ese picor de ojos y nariz... durante toda la primavera, hasta bien entrado el verano. Lo recuerdo como algo desesperante. Pero ¿sabes qué?, que no es normal. Las alergias se pueden mejorar, pero primero debemos entender por qué suceden. ¿Por qué miles de millones de personas tienen alguna alergia? Esto te lo cuento en el capítulo 6.

Si hay un grupo de enfermedades frecuentes que afectarán en algún momento de la vida a casi la mitad de la población en muchos países son los diversos tipos de cáncer. Pero ¿qué tiene que ver el sistema inmune con esto? Pues mucho. Ya hemos visto que el sistema inmunitario debe reconocer lo malo que nos entra y defendernos de ello, reconocer lo no malo con lo que tenemos contacto y no atacarlo, y no atacar nuestras propias células sanas. Por si todo eso fuera poca tarea, además **debe enterarse de cuándo una de nuestras células se vuelve maligna**. Si lo hace a tiempo, puede encargarse de esa célula antes de que llegue a desarrollarse un cáncer que se nos lleve por delante. Clásicamente, a esta tarea se la ha llamado **inmunovigilancia**, aunque veremos que ahora hay conceptos novedosos en este ámbito. Es obvio que, si tantas personas sufren de cáncer, esta función no siempre se lleva a cabo de manera óptima. ¿Por qué? Lo veremos en el capítulo 9.

EL SISTEMA INMUNITARIO ES COMO LOS ROMANOS

¿Has visto la película *La vida de Brian*? En una escena de una reunión del Frente Popular de Judea, los miembros del partido se preguntan: «¿Qué nos han dado los romanos?». A continuación, enumeran los avances que les han aportado los romanos, y acaban diciendo: «Bueno, pero aparte del alcantarillado, la sanidad, la enseñanza, el vino, el orden público, la irrigación, las carreteras y los baños públicos, ¿qué han hecho los romanos por nosotros?».

De la misma manera podrías decirme: «Bien, vale, el sistema inmunitario es importante en las defensas contra las infecciones, en la reparación de las lesiones, en reconocer lo propio para no sufrir enfermedades autoinmunes o autoinflamatorias, en no atacar lo extraño para no tener alergias y en matar las células malas para no tener cáncer. Pero no tiene nada que ver con la tripa cervecera de Luis, con las intolerancias digestivas de Esther ni con la demencia inicial del padre de Sergio, ¿no?».

¿O quizá sí?

Dos cerebros y una neuroinflamación

En el cerebro tenemos unos ochenta y seis mil millones de **neuronas**. Además de ellas, hay otras células que en conjunto se llaman **glía** (o neuroglía; *glia* significa *pegamento*). Éstas son:

- Los **astrocitos** son como los chicos para todo. Gestionan la energía, estimulan el funcionamiento de las sinapsis y se encargan, en parte, de que haya un adecuado flujo de sangre por todo el cerebro. Además, son un componente importantísimo de una estructura que en inglés se conoce como BBB. No, no significa BéBete la Birra, sino *Blood-Brain Barrier*, esto es, barrera hematoencefálica (BHE). Esta barrera mantiene fuera de la sustancia pensante neuronal lo que no debe entrar, cosas como patógenos, toxinas y otras sustancias que no querríamos tener en el cerebro.
- Las **células ependimales** fabrican líquido cefalorraquídeo y pueden generar nuevas neuronas.
- Los **oligodendrocitos** se encargan de constituir las vainas de mielina, esa cubierta de grasa que rodea los axones de las neuronas, como la cobertura aislante de los cables eléctricos. Esta vaina es lo que se daña en la esclerosis múltiple.
- Por último, aunque no menos importante, tenemos la **microglía**,* que es ni más ni menos **un conjunto de células**

* El descubrimiento y el nombre son mérito de un discípulo de Ramón y Cajal, el vallisoletano Río Hortega, por lo que también se conocen como células de Hortega.

especializadas del sistema inmunitario que encontramos a millones **en el cerebro**. La microglía vigila continuamente el ambiente, y si aparece algo que no le mola..., se lo zampa. Cuando estas células se activan, generan neuroinflamación. ¿Suena mal? Tiene su sentido como mecanismo de defensa, pues en la neuroinflamación las células de la microglía se vuelven grandes, como una especie de amebas que se zampan todo lo chungo que se les ponga por delante; además, comienzan a producir sustancias inflamatorias a mansalva. El problema es que hay muchas circunstancias de nuestra vida moderna que nos provocan una **neuroinflamación** crónica y mantenida. Este fenómeno sucede en muchas disfunciones y patologías cerebrales.

Como ves, en los problemas cerebrales también participa el sistema inmunitario, a través de estos fenómenos de neuroinflamación.

Y si no, que se lo digan a la novia de Luis. Como te he comentado, Esther sufre de SIBO. Dicho de otro modo, tiene una disbiosis tochísima que provoca que no tolere muchos alimentos, que tenga siempre la tripa hinchada y que no pueda con su alma cuando suena el despertador. La niebla mental no la abandona nunca. Las migrañas están presentes la mitad de sus días. Ella también sufre de neuroinflamación, y lo pasa fatal. Entre el primer cerebro (el de la cabeza) y el segundo (el intestinal), no sabe cuál está peor. La microbiota intestinal (y la de la boca, la cutánea y todas las demás) interacciona con el sistema inmunitario. Así pues, una microbiota en desequilibrio determina que estemos más o menos inflamados.

La pandemia inflamatoria de bajo grado

Menos mal que el sistema inmune de Luis está bien, ¿verdad? La barriga cervecera no tiene nada que ver con el sistema inmunitario ni las defensas ni nada de nada, ¿no? ¡Pííííí, error! Precisamente lo que le pasa a Luis, por ser silencioso y menos evidente, es muy peligroso. Sufre de algo que afecta a un altísimo porcentaje de la población. Es una víctima más de la pandemia adiposa y la *Low Grade Inflammation* (LGI). La pandemia adiposa es el término que emplea un científico, Philip Maffetone, para designar al hecho de que, según sus estimaciones, el 80 por ciento de la población tiene un exceso de grasa inflamatoria en el cuerpo. Muchas personas no tienen sobrepeso ni obesidad, pero sí poco músculo y un exceso de grasa en el cuerpo. Además, es una grasa inflamada.

El tejido adiposo no es algo inerte que simplemente almacena grasa. Para empezar, se comporta como un verdadero órgano endocrinológico. Además, se puede infiltrar por células del sistema inmunitario y ser fuente de la **LGI o inflamación crónica de bajo grado**. En esta situación, hay presencia continua de una inflamación pequeñita en el cuerpo, causada por una alimentación inadecuada, sedentarismo, estrés crónico, toxinas medioambientales, falta de descanso adecuado, disbiosis... Por desgracia, las consecuencias son graves.

Por ejemplo, si una persona tiene problemas metabólicos con grasa inflamatoria en el cuerpo e inflamación crónica de bajo grado y se infecta por el SARS-CoV-2,* es mucho más probable que tenga problemas por la infección. La LGI es también el primer paso hacia la diabetes tipo 2, la obesidad, diversas enfermedades cardiovasculares, la demencia de Alzheimer —también conocida como diabetes tipo 3—, procesos tumorales (porque, además de la pérdida de inmunovigilancia, hay otros fenómenos que suceden para que exista una carcinogénesis), la falta de curación de las lesiones y muchos otros problemas de salud, incluidos los trastornos ansioso-depresivos.

La inflamación es la que nos defiende de los microorganismos malos cuando éstos nos invaden, así como el primer paso para la reparación de una lesión. Es eso que ves en tu dedo cuando te haces un corte al preparar la verdura para ese pisto que tanto te gusta: ¿a que primero la herida sangra y al cabo de un tiempo se pone roja? Pues eso es la inflamación. Tener una inflamación aguda en condiciones de vez en cuando es necesario para nuestra supervi-

* Como por desgracia todos sabemos de sobra, éste es el virus que genera la enfermedad conocida como COVID-19.

vencia. Incluso cada vez que comemos se produce algo de inflamación en nuestro intestino. Es la denominada inflamación posprandial: el sistema inmunitario vigila lo que entra por nuestra boca por si hemos comido algo tóxico o contaminado.

Sin embargo, **estar siempre un poco inflamados no nos viene bien**. Por un lado, nos enferma. Y, por otro, hace que quizá no seamos capaces de inflamarnos de verdad cuando lo necesitamos, de ahí esas «gripes mal curadas» que arrastramos durante semanas. O tal vez esa inflamación crónica haga que, ante una infección, el sistema inmunitario se pase de rosca, como sucede en la tormenta de citoquinas del COVID.

Es más, hasta el envejecimiento no saludable es un proceso inflamatorio. En inglés se ha acuñado el término *inflammaging* para describir esta situación; aunque desde hace poco ya se va más allá y se habla del *oxi-inflamm-aging*, porque no es sólo que envejezcamos por la inflamación, sino que además nos oxidamos, como una manzana partida por la mitad cuando la dejas un rato al aire.

El científico australiano Garry Egger llamó a esto que te acabo de explicar la **teoría germinal de las enfermedades crónicas modernas**. Son las patologías crónicas no transmisibles, las ECNT. Pero ¿cuáles son? Pues, prácticamente, todas las que no son infecciones o traumáticas, como las patologías metabólicas, enfermedades autoinmunes, trastornos neurodegenerativos, cáncer... Egger nos dice que esa inflamación crónica, pequeña y continua está presente en todas estas patologías.

Nuestro estilo de vida provoca que estemos continuamente inflamados. Nuestro sistema inmunitario se alarma un poquito de continuo por todo lo que hacemos y por todo a lo que estamos expuestos: los productos ultraprocesados que comemos varias veces al día, las toxinas como los disruptores endocrinos o los metales pesados, todos los estresores crónicos de la vida moderna, el sedentarismo, la cronodisrupción... Todos ellos son factores antropógenos, es decir, generados por nosotros mismos, los seres humanos. Nuestro sistema inmune está continuamente un poco alerta, pero no termina de resolver —porque no puede— la amenaza que suponen estos agresores. Hablaremos sobre la inflamación crónica de bajo grado en el capítulo 11.

¡BASTA YA! ¡ACTUEMOS!

Somos una sociedad que ha solventado magníficamente muchas de las enfermedades infecciosas gracias a la higiene, las alcantarillas, las vacunas y los fármacos antimicrobianos; sin embargo, enfermamos y morimos de todas esas otras enfermedades crónicas de la vida moderna. Otras veces tenemos diferentes síntomas cuya causa no entendemos bien. Y además, cada vez enfermamos antes, más jóvenes. Eso nos resta calidad de vida relacionada con la salud.

¿No sería magnífico disfrutar de todas las ventajas de la vida moderna para no morir por infecciones y traumatismos graves, y además poder protegernos frente a todas esas otras enfermedades crónicas? ¿Vivir una vida más plena, con mejor calidad de vida, además de larga? ¿Sin dolores ni lesiones eternas? ¿Sin andar moqueando a todas horas por una alergia eterna?

¡Claro que lo sería! Pero ¿es posible? Hay una frase muy famosa del *coaching* que dice: **«Si buscas resultados distintos, no hagas siempre lo mismo»**.*

Si todos seguimos haciendo lo mismo que en los últimos años y décadas, de forma individual y colectiva, no conseguiremos reducir la frecuencia *in crescendo* de estas enfermedades de la vida moderna. Piénsalo: ¿estás perfecto de salud? Con esto no me refiero sólo a no tener enfermedades, que también. Estoy hablando de no tener dolores, lesiones u otros síntomas continuamente, ser felices por muchos momentos, ser capaces de aportar a la sociedad todo lo bueno que tenemos para ofrecer a los demás, tener buena libido, comer sin que los alimentos saludables nos sienten mal, dormir bien y levantarnos con energía para hacer todo lo que nos propongamos, tener un propósito vital... En definitiva, tener SALUD.

* Esta frase, atribuida a Einstein, parece que en realidad la escribió Rita Mae Brown.

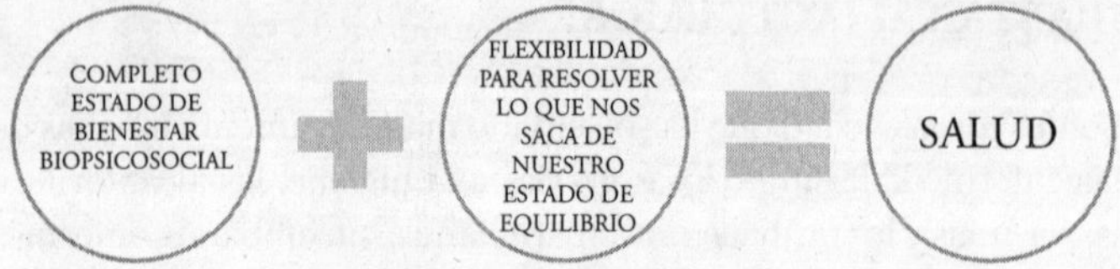

Figura 1. Concepto de salud.

Para tener salud necesitamos conocer a fondo el sistema inmunitario y cómo cuidarlo, para conseguir que funcione de una manera óptima. ¡Vamos a ello!

RESUMEN

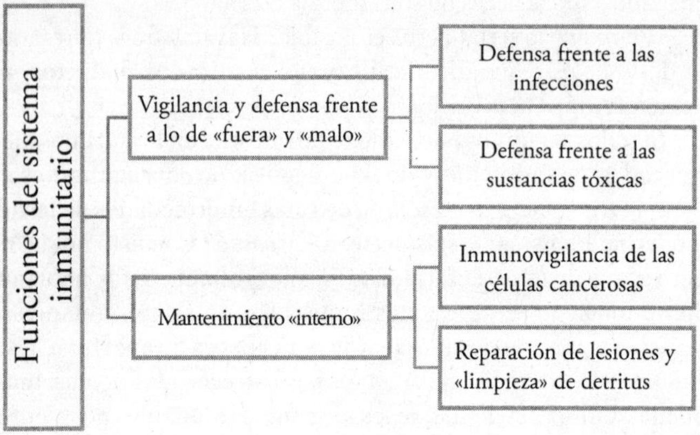

Figura 2. Funciones (muy resumidas) del sistema inmunitario.

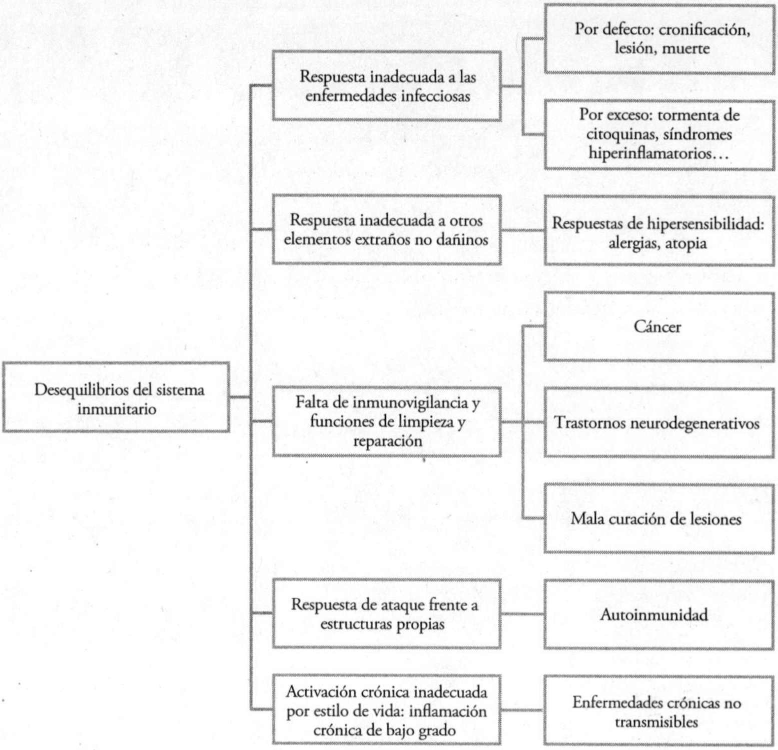

Figura 3. Esquema resumido de los desequilibrios del sistema inmunitario.

2

¿Psiconeuroqué? O por qué tenemos un sistema inmunitario

«OIGA, ¿ES EL ENEMIGO?»

Los microorganismos están en todas partes. Muchos son nuestros amigos invisibles, constituyen nuestra microbiota y nos protegen contra nuestros enemigos, también ocultos a la vista, los Patógenos, otros microorganismos. (Les otorgamos aquí una mayúscula inicial, para darles una entidad propia.)

Si eres lo bastante joven, quizá no hayas visto ninguna actuación de Gila. Este humorista vivió la guerra civil española, y en un monólogo muy famoso llama por un teléfono de esos de campo, con una maleta, al Enemigo. De la misma manera, podríamos llamar a los bichos malos y decir: «Oiga, ¿es el Patógeno? ¿Ustedes podrían parar un momentito la infección? Que es que ahora, mire usted, tengo a los linfocitos un poco perezosos, y tengo que darles un poco de vitamina D y ejercicio antes de que ataquen ustedes». (Te recomiendo ver ese monólogo, y además la risa es buena para el sistema inmunitario. Lo tienes en <https://www.miguelgila.com/blog/monologos/monologo-es-el-enemigo/>.)

La mayor parte de mi carrera profesional la he dedicado a atender a personas que han sufrido de enfermedades provocadas por microorganismos patógenos: virus como el VIH o los de las hepatitis A, B o C; protozoos como el de la malaria; gusanos grandes o pequeños; bacterias normalitas como la *Escherichia coli*, que sobre todo puede provocar infecciones de orina o diarreas, u otras bacterias menos conocidas pero muy fastidiosas como la *Klebsiella pneumoniae*, que tiene la capacidad de volverse particularmente resistente a los antibióticos. Además de neumonías —infecciones de los pulmones—, como su nombre indica, esta bacteria causa también infecciones del aparato urinario. A lo mejor no has oído hablar de ella, pero su variedad OXA-48 es tan resistente que prácticamente no hay ningún antibiótico que le haga frente.

He visto a demasiadas personas que tenían sífilis, causada por *Treponema pallidum*, ese bichillo en forma de sacacorchos que se transmite por vía sexual. ¿Y qué decir de *Mycobacterium tuberculosis*? Muchas personas sucumbieron a la tisis de forma supuestamente romántica en la época victoriana. En el capítulo anterior ya te comenté que aún hoy aproximadamente mueren un millón y medio de personas al año por tuberculosis. Un tercio de la población mundial tiene esa bacteria de crecimiento lento en estado latente en su interior, como una suerte de invasor alien esperando a desarrollarse y generar cavernas sangrantes en los pulmones.

Otras bacterias no son tan famosas, como la *Borrelia*, transmitida por las garrapatas, que causa la enfermedad de Lyme, cuya cronicidad sufre un número indeterminado de personas y que ni siquiera se reconoce aún por la ciencia *mainstream*, a pesar de los artículos científicos que evidencian la capacidad de este puñetero bicho de persistir en el organismo en el seno de una especie de moco que se llama biofilm.

ORDENANDO BICHOS

De lo complejo a lo simple

No voy a repasar todos los microorganismos patógenos que pueden fastidiarnos la existencia. Me he emocionado un poco enumerando algunos de ellos, así que sistematicemos un poco, porque los agentes causantes de infecciones en humanos son muchísimos. Aunque no hace falta que los revisemos todos, está bien saber cuatro cosas de ellos. Podemos **clasificar a los patógenos** yendo de lo más complejo a lo más pequeño y simple:

Helmintos: en realidad son animales, unos gusanos de diversos tamaños, como la tenia o el *Strongyloides*. Hay uno que da muchísima grima, y se llama *Loa loa*. Con nombre de baile caribeño, este pequeño gusano de tipo filaria se puede ver reptando por el ojo de las personas que lo portan. Siempre hemos convivido con los gusanos, aunque ahora en nuestra sociedad es poco frecuente tener contacto con ellos.

Protozoos: son animales de una sola célula. Un ejemplo es la *Giardia lamblia*, que se adquiere sobre todo por beber agua o comer alimentos contaminados por sus quistes. Otro, la *Entamoeba histolytica*, además de problemas digestivos puede generar un absceso amebiano —una bolsa llena de pus y bichos— típicamente en el hígado. Recuerdo a un paciente que, recién llegado de un viaje por su país allende los mares, presentaba un absceso de quince centímetros en el hígado. Tenía fiebre y había perdido algo de peso, pero con tratamiento se curó estupendamente sin más secuelas.

Hongos: la *Candida*, que pone la lengua blanca a algunas personas después de tomar antibióticos, o incluso la *Malassezia*, que provoca la caspa, son ejemplos de algunas infecciones fúngicas leves. Otras resultan mucho más graves, aunque afortunadamente también son muy raras, como la mucormicosis, que puede destruirle la cara a quien tenga la desgracia de sufrirla.

Bacterias: quizá sean los microorganismos en los que más pensamos cuando nos hablan de infecciones. Ya te he mencionado algunas de ellas anteriormente.

Virus: en realidad no son seres vivos, sino paquetes de material genético que necesitan de nuestras células para hacerse copias de sí mismos. Además del archiconocido SARS-CoV-2, hay otro montón de coronavirus que producen catarros, además del virus de la gripe, el de la rubéola, los virus herpes, el VIH (tipos 1 y 2), los virus de las hepatitis... Aunque los virus patógenos sean muchos, afortunadamente la mayoría de los virus del planeta no nos dan problemas. Algunos afectan a las bacterias, incluso algunos a hongos y desde luego a las plantas. Precisamente, el virus del mosaico del tabaco fue el primero que se descubrió, en 1892.

Priones: no son microorganismos, pero sí resultan transmisibles. Son proteínas mal plegadas que transmiten su plegamiento incorrecto a otras variedades de la misma proteína. Un ejemplo de enfermedad priónica famosa es la enfermedad de Creutzfeldt-Jakob —a la que se llamó «el mal de las vacas locas»—, una encefalopatía grave, rápidamente progresiva y mortal en unos meses. Hay otras enfermedades priónicas, menos conocidas. Por suerte, todas ellas son poco frecuentes, como el insomnio familiar letal o el kuru.* Aparte de los animales, algunos hongos también pueden verse afectados por los priones.

Dentro y fuera

Además de esta clasificación por tamaño y complejidad, que tiene implicaciones para la respuesta del sistema inmunitario, como veremos más adelante, los **microorganismos patógenos** se pueden dividir por su lugar o modo de acción en **extracelulares o intracelulares**. Es decir, si nos hacen daño desde fuera de nuestras células o si acaban por invadirnos hasta dentro de ellas.

Es fácil de entender que los gusanos, por una cuestión de tamaño, siempre serán extracelulares. Si pensamos en un símil policial, los malos nunca van a meter un barco tipo carguero lleno de contenedores con cocaína dentro de la casa de nadie, ¿verdad?

Por otro lado, los virus necesitan meterse dentro de las células. Como no tienen la maquinaria que necesitan para hacerse copias de sí mismos, se meten dentro de nuestras células, donde liberan su material genético, que coge prestados nuestros ribosomas para fabricar las proteínas virales. Finalmente se salen de la célula, que muchas veces se muere en el proceso, pero ni mucho menos en todos los casos. En el caso del símil policial, los virus serían como unos malos infiltrados en un cuerpo policial para reventarlo desde dentro.

En cuanto a los protozoos, los hongos y las bacterias, tenemos de todo: muchos son extracelulares, pero otros pueden ser intracelulares. Por ejemplo, el parásito de la malaria se mete dentro de los glóbulos rojos y de las células del hígado. Ejemplos de bacterias intracelulares son la de la tuberculosis y la de la clamidia; la *Borrelia*, que es muy puñetera, puede ser intra- o extracelular. De los hongos, el *Histoplasma* es un ejemplo clásico de hongo intracelular. Las especies de *Candida* pueden adoptar diversas formas, y además de poder vivir fuera de nuestro cuerpo en muchos sitios, dentro de nosotros pueden estar fuera o dentro de las células. Por

* Esta enfermedad se debe a la ingesta de partes del cerebro de un fallecido en los rituales funerarios. Afectaba a los miembros de la tribu Fore, de Papúa.

eso, y gracias a su capacidad para adoptar muchas formas y esconderse del sistema inmune y defenderse de él, las candidiasis crónicas pueden ser muy difíciles de diagnosticar y tratar.* En la tabla 1 vemos varios ejemplos de microorganismos patógenos según el lugar en el que actúan.

Tabla 1. Ejemplos de microorganismos patógenos

Tipo	Intra- o extracelular	Ejemplos	Enfermedad que provoca
Helmintos	Extracelular	*Strongyloides stercoralis* (0,7-2,5 mm)	Estrongiloidiasis (afectación digestiva, cutánea, pulmonar)
		Ascaris lumbricoides (20-30 cm)	Ascariasis (afectación digestiva, pulmonar)
		Taenia spp. (0,5-15 m)	Teniasis intestinal: irritación intestinal, desnutrición, neurotoxinas
		Taenia solium (3-4 m)	Cisticercosis: hidrocefalia, crisis comiciales, ictus epilépticos
		Enterobius vermicularis (1-13 mm)	Oxiuriasis: picores en el ano
Protozoos	Extracelular	*Giardia lamblia*	Giardiasis: diarrea, picores, alteraciones cutáneas, alergias...
		Trichomonas spp.	*T. vaginalis*: vaginitis; *T. tenax*: asintomática o periodontitis
	Intracelular	*Plasmodium* spp.	Malaria: fiebre, alteraciones hematológicas...
		Leishmania spp.	Leishmaniasis visceral o mucocutánea
Hongos	Extracelular	*Cryptococcus neoformans*	Criptococosis cerebral
	Intracelular	*Histoplasma capsulatum*	Histoplasmosis: infección pulmonar

* Esta capacidad de la *Candida* de adoptar muchas formas se denomina pleomorfismo.

Bacterias	Extracelular	*S. pneumoniae*	Neumococo: neumonías, otitis, meningitis...
	Intracelular facultativo	*H. pylori*	Gastritis, úlcera gastroduodenal
		Neisseria spp.	*N. meningitidis*: meningitis; *N. gonorrheae*: gonorrea
	Intracelular obligado	*Coxiella burnetii*	Fiebre Q
		Rickettsia spp.	Tifus clásico, tifus murino, fiebre de las Montañas Rocosas
Virus	Intracelular	VIH	Síndrome de la inmunodeficiencia adquirida
		Virus de las hepatitis	Hepatitis aguda o crónica, según el tipo
		Rhinovirus, coronavirus, *Influenzavirus*...	Infecciones respiratorias de diversa localización y gravedad
		Virus de Epstein-Barr	Mononucleosis infecciosa
Priones	Intracelular	Proteínas priónicas	Enfermedad de Creutzfeldt-Jakob Enfermedad de Alzheimer familiar por priones

NUESTROS ANCESTROS SOBREVIVIERON

«Sé limpio»

Tras asomarnos un poco al mundo de la microbiología médica, podríamos preguntarnos cómo hubo humanos que no murieron antes del siglo XX, con tanto microbio pululando por todas partes.

En el siglo XXI tenemos decenas de moléculas antimicrobianas, entre las que destacan los antibióticos. ¿Quién no ha tomado penicilina alguna vez por unas anginas? Contra los virus en general no tenemos tratamientos demasiado eficaces. De momento, la única infección vírica que somos capaces de curar con fármacos es la hepatitis C. Ha sido uno de los triunfos más espectaculares de la medicina de los últimos años, aunque yo diría que incluso del último siglo, pero porque me dedico a esto y me parece fascinante. También existen los fármacos antifúngicos y antiparasitarios, como el típico jarabe que tomamos cuando a los pequeños de la casa les pica el culete por los minigusanitos llamados oxiuros.

En cuanto a las vacunas, se podría decir que la primera ya se usó hace un par de miles de años contra la viruela, como ya veremos. Y precisamente gracias a la vacuna se pudo erradicar esta enfermedad, que hasta el año 1980 acabó con al menos quinientos millones de vidas en los últimos cien años antes de su erradicación. Antes de eso causó brotes gravísimos a diestro y siniestro, e incluso hizo caer imperios. Curiosamente, surgió más o menos con la revolución neolítica, hace unos doce mil años. Y es importante saber que el hacinamiento facilita las infecciones virales.

Sin embargo, durante la mayor parte de nuestra historia evolutiva los seres humanos no hemos sabido qué era eso que nos mataba. En el caso de la malaria se hablaba de los «malos aires» (*malaria* viene de *mal-aire*) de las zonas lacustres. Otras veces se pensaba que una peste era un castigo divino. Curiosos los dioses: daba igual cuál fuera la divinidad vengativa, su cólera se expresaba a través de los entes vivos más pequeños de la creación. Los tratamientos eran de lo más variopintos: desde aplicar heces de animales, plantas y emplastos hasta las sangrías de los monjes en la Edad Media en Europa. También se practicaban aislamientos de diverso tipo. Las murallas de las ciudades, por ejemplo, pretendían mantener fuera no sólo a los forasteros, sino también sus enfermedades, aunque con escaso éxito.

Ya en la Biblia podemos encontrar muchas referencias a las enfermedades, sobre todo a la lepra: «Manda a los hijos de Israel que echen del campamento a todo leproso, a todo el que padece de flujo y a todo el que es inmundo por causa de un muerto» (Números 5:2). El Antiguo Testamento también era bastante estricto en sus mandatos contra los leprosos (y en otras cosas, dicho sea de paso). Jesús el Nazareno, en cambio, no temía a los infectados: «Y he aquí, se le acercó un leproso y se postró ante Él, diciendo: "Señor, si quieres, puedes limpiarme". Y extendiendo [Jesús] la mano, lo tocó, diciendo: "Quiero; sé limpio". Y al instante quedó limpio de su lepra» (Mateo 8:2-3). Sin duda, ¡Jesús tenía un sistema inmunitario con una dotación divina!

Un sistema para combatirlos a todos

En la lucha por la supervivencia contra estos enemigos invisibles infecciosos, los patógenos (el enemigo), se desarrolló el sistema inmune o sistema inmunitario. Utilizaré de forma indistinta ambos términos: aunque lo más correcto es decir sistema inmunitario, inmune se ha acabado imponiendo por el uso. Inmune procede del término latino *immunis*, que en realidad significa «sin hacer servicio», y de hecho hasta casi acabada la Edad Media inmune se refería a librarse de servicios públicos como los impuestos o los castigos. Es un concepto parecido al de la inmunidad diplomática. Sin embargo, en el sentido que lo usamos aquí inmune tiene más que ver con Pasteur, quien a finales del siglo XIX escogió el verbo *munire*, que significa «fortificar», le colocó el prefijo *in-*, que significa que algo está «dentro», y estableció el término inmune como algo internamente protegido, y es que en latín ya se decía que *immunire* era «instalar algo en el interior para la protección». Hoy tenemos la inmunología como la ciencia que estudia el sistema inmunitario.

En los albores de la humanidad los seres humanos vivíamos sin las comodidades actuales. Éramos fundamentalmente recolectores y pescadores, un poco carroñeros y también cazadores, aunque a menudo las partidas de caza mayor eran poco productivas. Si hubiéramos dependido sólo de la caza, no estaríamos aquí. La recolección de cientos o miles de especies de vegetales (frutos, raíces, tubérculos, hojas, granos, semillas...), setas, gusanos, crustáceos, moluscos e insectos nos permitió sobrevivir en una época en la que la variedad y el poder comer de todo eran la clave de la supervivencia.

Pero claro, cuando vas por el bosque feliz como una lombriz y te encuentras unas ricas (y no venenosas) bayas, ¿te las comes sin más? Bueno, yo sí, lo confieso, pero en general la tendencia es lavar primero los alimentos y, si procede, cocinarlos.

Aun así, al final acabamos expuestos a todo tipo de bichitos, por lo que quizá es mejor no ser muy consciente de ello para no angustiarnos sin necesidad. De todos modos, la mayoría de las bacterias presentes en las hortalizas y las frutas son buenas. Por ejemplo, muchas bacterias endofíticas de los tubérculos como la zanahoria o la remolacha son capaces de degradar el gluten y resisten las condiciones del tubo digestivo. Son bacterias como *Bacillus pumilus* y *Clostridium subterminale*. Así que cómete tus verduras, crudas o no, pensando en todos los amiguitos que estás tomando junto a las vitaminas, polifenoles, fibra y minerales.

Por otro lado, en esa época en la que no había frigoríficos, tiendas 24/7, restaurantes ni comida a domicilio, seguramente más de una vez nuestros ancestros se vieron obligados a comer cosas no siempre en buen estado. Esto, al igual que beber agua no del todo limpia, podía ser una fuente de microorganismos, y en este caso alguno quizá no fuera del todo inofensivo.

De la misma manera, cuando nuestros queridos ancestros iban por el campo, sobre todo descalzos, recolectando o cazando, era fácil que se hicieran alguna que otra herida.

Recuerdo ahora una tarde muy agradable de agosto del verano pasado. Andaba yo con mi familia desbrozando un arroyo y recogiendo moras de zarzamora en un pueblo perdido de una comarca despoblada y lobuna del norte de España. Me encantan las moras, al igual que cualquier otra baya, y no sólo porque están llenas de polifenoles que le gustan a mi microbiota, sino por su espectacular sabor. Pues bien, así iba yo cuando se me clavó una espina en la fosa antecubital; como decía un humorista, en «lo de doblar» (el brazo). Contemplé fascinada el proceso. En un ratito aquello estaba rojísimo y me comenzó a doler, pero en ese momento era imposible retirar la espina. Y cada vez estaba más rojo y un poco hinchado; tanto que ya ni veía el pinchito.

En ese momento pensé: «¿Y si ahora se me infecta, se me llena el brazo de pus, hago una septicemia y me amputan el brazo?». Es de esas cosas que se te pasan por la cabeza cuando eres un poco friki de los bichos y la medicina, aunque yo en general no soy particularmente hipocondríaca. Sin embargo, llevaba unos días tomando corticoides por un problema de oído, y los corticoides te pueden fastidiar las defensas y que una infección te venza con mayor facilidad. Nunca había tomado corticoides tantos días seguidos en toda mi vida; sólo alguna dosis puntual un par de veces. Obviamente, aquélla era una idea absurda. No es que unos días de corticoides sean TAN graves, aunque otra cosa es tomar fármacos inmunosupresores potentes de forma prolongada y clavarte una estaca de madera podrida. (Sin duda, esto es lo que le pasa a Drácula. Entre su monótona dieta sin fibra ni polifenoles, y no tener vitamina D por vivir de noche, su sistema inmunitario no está como para aguantar una estaca en el pecho.)

Como tampoco podía hacer nada al respecto en ese momento, seguí recogiendo moras y explorando el arroyo que andábamos desbrozando. Cuando cayó la noche y volvimos a casa, ya se me había formado un poco de pus. Limpié bien la zona, y al rozarla durante el lavado, salió el pus y se expulsó la espina. A la mañana siguiente casi no quedaba rastro de la inflamación pasada.

Ahora imagínate en el pasado, cuando este tipo de heridas eran tan frecuentes, y desde luego más graves, por ejemplo si un depredador te mordía o arañaba. Eso podía generar una infección de la herida que, sin necesidad de estar tomando corticoides, se llevara a nuestro ancestro al otro barrio.

Nuestros ancestros también se lesionaban de forma traumática, los pobres. Ahora, si te haces un esguince o te rompes un hueso, vas al centro de salud o al hospital, o incluso viene una ambulancia y te lleva, te hacen una radiografía rápidamente (lo del tiempo de espera es muy relativo), y te dan un diagnóstico y unas indicaciones de tratamiento. Y si necesitas estar de baja unos días, semanas o incluso meses, en las sociedades avanzadas nadie te dejará atrás y podrás «sobrevivir».

Ponte ahora en el caso de nuestro ancestro cavernícola, Gurf, que ha salido de caza con sus colegas. Llevan media jornada a trote cochinero buscando una gacela o un jabalí para llevar algo de carne a las parientas, que ya están poniendo malas caras después de una semana a base de lombrices y saltamontes. De repente Gurf ve una liebre y se abalanza sobre ella, pero lo hace con tan mala pata que se tuerce un tobillo. Gurf ve las estrellas y jura en su dialecto paleolítico («El mamut que parió a la liebre», o algo así). Se queda dolorido chillando, mientras sus colegas menean sus barbudas y greñudas cabezas y le dicen: «Tronco, ten más cuidado».

Gurf tiene dos opciones: pedirse la baja y que lo lleven a la cueva con unas parihuelas improvisadas, o ponerse de pie y caminar con gestos de «soy más macho que todos vosotros juntos». Con mucho cuidado, Gurf se pondría de pie y, si no tiene nada roto, seguiría con la partida. Lógicamente, un hueso roto no tendría tan fácil solución y podría poner fin a la temporada de caza.

En cualquier caso, tanto la lucha contra las infecciones como curar las heridas sin morir en el intento, o reparar las lesiones, era algo que dependía completamente del sistema inmunitario.

¿Que viene una bacteria horrorosa capaz de provocar una diarrea? Ahí está el sistema inmune para encargarse.

¿Una herida por una espina? El sistema inmune se moviliza, expulsa el mal y se hace cargo de los bichos que pudieran entrar.

¿Un esguince? El sistema inmunitario hace primero una inflamación, que además genera dolor, y luego, en un par de días, se ponen en marcha todos los procesos necesarios para generar nuevo tejido. El dolor inicial es útil; es como decirle a Gurf: «¡Ten un poco de cuidado unos días, no hagas el gañán!».

Todos estos procesos son automáticos, se hacen solos, y no tenemos que pensar en ellos. Los ancestros que tenían un sistema inmunitario que funcionaba muy bien contra las infecciones o reparando heridas fueron los que sobrevivieron, y pasaron esa capacidad a sus descendientes, hasta llegar a nuestros días. Los que no lo lograron fueron muchísimos. Pero esto ha cambiado. Aunque hoy en día sigue habiendo muchos fallecimientos por infecciones y traumatismos, ya no son la primera causa de mortalidad en general.

Sin embargo, las **edades extremas de la vida son situaciones de especial vulnerabilidad** desde muchos puntos de vista, no sólo el del sistema inmunitario. Los bebés y niños pequeños, sobre todo hasta los cinco años, tienen un sistema inmune aún inmaduro, por lo que necesitan un contexto socioeconómico adecuado que les permita no infectarse de manera grave en los primeros años de su vida y tener acceso a los tratamientos que les permitan sobrevivir. La mayoría de la mortalidad infantil prematura se evitaría con una alimentación adecuada y agua potable sin patógenos; por desgracia, en nuestro mundo desigual aún hay muchas partes del mundo donde fallecen niños de forma precoz por causas evitables.

Por otro lado, cuando envejecemos, sufrimos un proceso que se llama inmunosenescencia. No morimos por las arrugas ni las canas, lógicamente, sino porque nuestras células envejecen. Nuestro sistema inmunitario pierde funciones o éstas se alteran. De momento, los humanos nos tenemos que morir de algo cuando llegamos a una ancianidad venerable y longeva. Muchas veces una infección que en la juventud combatimos con éxito, en la senectud resulta ser un evento fatal. En los últimos dos años lo hemos comprobado con el SARS-CoV-2, pues a mayor edad, mayor el porcentaje de letalidad de la infección. Pero esto no es algo nuevo, ya que lo mismo pasa con otras infecciones, como la gripe.

La Trinidad *survival*: cerebro, sistema inmunitario y metabolismo

Para todas esas infecciones y lesiones **tenemos un sistema inmunitario**, el cual nos ha permitido sobrevivir, nos defiende de los patógenos, nos apaña las lesiones y nos cura las heridas, siempre y cuando no sean incompatibles con la vida.

El otro gran sistema que nos ha permitido medrar como especie es el nervioso, más específicamente nuestro **cerebro**. Había otras amenazas que nuestros tataratataratatara... abuelos tuvieron que solventar sobre todo con su inteligencia, como hacer frente al frío o a la falta de recursos, las luchas con otras tribus o clanes, etc. Por supuesto que el sistema inmunitario, junto con el metabólico, también participaba en la respuesta de estrés (más adelante hablaremos del estrés) que se generaba en cada una de esas situaciones, pero nuestro cerebro ha sido el que nos ha permitido solucionar los problemas que se nos han puesto por delante.

Tanto es así que, como hemos visto, ha sido con la inteligencia y la cultura con lo que hemos puesto remedio a muchos patógenos: las alcantarillas, las vacunas, los antibióticos y la higiene son una extensión de nuestras defensas. Veremos que forman parte del sistema inmune conductual y social.

Gracias a las investigaciones realizadas en el campo de la psiconeuroinmunología sabemos que nuestro sistema inmunitario siempre hará todo lo posible para tener energía y recursos para llevar a cabo sus funciones, pero el cerebro y los músculos (necesarios para ejecutar las órdenes del centro de control nervioso) también. Por eso tenemos un **sistema metabólico y endocrino** que dirige la energía y los recursos allá donde más falta hacen. Habitualmente, por el día tiramos más de los músculos y el cerebro, pero por la noche está más activo el sistema inmunitario. En una persona sana, hay energía para hacerlo todo según las necesidades de cada momento.

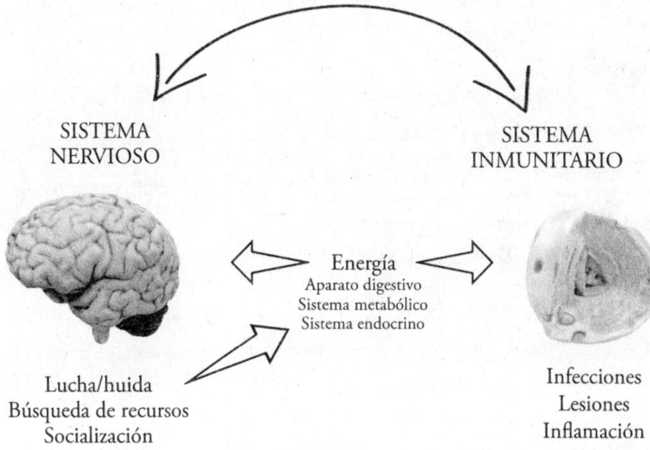

Figura 4. Sistemas necesarios para la supervivencia.

En los próximos capítulos vamos a ver cuáles son los componentes del sistema inmunitario, qué células, órganos y moléculas llevan a cabo las diferentes funciones, por qué a veces se producen errores en ellas y por qué enfermamos si estamos tan bien diseñados.

RESUMEN

Los peligros para la supervivencia del ser humano han venido de los microorganismos que nos infectaban y de las lesiones: el sistema inmunitario evolucionó con nosotros para luchar contra las infecciones y reparar las lesiones.

Los otros peligros que enfrentábamos tenían que ver con el hambre, la sed, el frío y el calor: el cerebro nos permitió ingeniar maneras de solucionar estos problemas.

Hoy vivimos en un ambiente diferente que aquel en el que evolucionamos y veremos que de aquí surge el conflicto que nos enferma.

3

FFCCSO
(Fuerzas y Cuerpos de Seguridad de tu Organismo)

UNAS PALABRAS SOBRE LA ORGANIZACIÓN DEL SISTEMA INMUNITARIO

En la variedad está el gusto

Quizá alguna vez que te has hecho una analítica de sangre le has preguntado tu médico cómo tienes las defensas. Tras un rápido vistazo a los resultados, seguramente te habrá dicho que tus defensas están bien. La mayoría de las personas, cuando habla de las defensas, piensa en los **glóbulos blancos o leucocitos**, uno de los componentes de la sangre que se mide en la analítica, dentro de lo que llamamos hemograma. Los otros componentes que se analizan en un hemograma son los glóbulos rojos —que transportan el oxígeno con su hemoglobina— y las plaquetas, que se encargan de evitar las hemorragias y reparar las heridas, junto con algunas proteínas que fabrica nuestro hígado.

Es verdad que los glóbulos blancos son las células de nuestro sistema inmunitario, pero es raro que con una analítica podamos saber realmente cómo están nuestras defensas, salvo que haya un problema de cierta gravedad. Las células medidas en una analítica son sólo una pequeña parte del sistema inmunitario, por lo que puede que sus cifras sean totalmente normales y, sin embargo, tengamos algún desequilibrio. El sistema inmune va mucho más allá de las células de la sangre. Dicho esto, por supuesto que en ciertas situaciones podemos detectar alteraciones en una analítica, como veremos en el capítulo 12.

Ahora vamos a conocer cuáles son nuestras «fuerzas y cuerpos de seguridad», es decir, el Sistema Inmunitario. ¿Qué células tenemos para defendernos y repararnos? ¿Hay órganos inmunitarios? ¿Qué es ese garbanzo que sale en el cuello cuando tenemos anginas? ¿Qué tienen que ver las mollejas con los linfocitos? Y también nos interesará saber con qué armamento cuentan para ejercer su labor.

Un solo tipo de célula no podría llevar a cabo todas las funciones que tiene que realizar el sistema inmunitario. ¿Recuerdas la serie televisiva de la década de 1980 *Érase una vez la vida*? Había personajes que volaban en una especie de naves espaciales, policías con porra, otros que comían basurilla...

De la misma manera, en las Fuerzas y Cuerpos de Seguridad del Estado modernas hay todo tipo de especialidades, además de una jerarquía. Por ejemplo, si piensas en la Guardia Civil, ¿qué es lo primero que te viene a la cabeza? Quizá las patrullas de tráfico, ya sea en moto o en coche. Son esos que, cuando van por la carretera, parecen el *Safety Car* de la Fórmula 1 porque nadie se atreve a adelantarlos. Son quienes, si no haces las cosas bien, te pueden denunciar y debas terminar pagando una multa, pero también los primeros en acudir si tienes un problema.

Pero la Agrupación de Tráfico es sólo una de las especialidades de la Guardia Civil. Las unidades de Seguridad Ciudadana son los guardias civiles que prestan servicio en contacto directo con los ciudadanos, los que normalmente vemos en las ciudades o el entorno rural. También hay unidades de élite de las que no se suele hablar, y algunos hasta van al extranjero a formar a cuerpos foráneos. Luego tenemos el Servicio de Desactivación de Explosivos, el Servicio Cinológico —que adiestra a perros para diferentes funciones—, el SEPRONA —que cuida de la naturaleza—, el Servicio de Montaña y el Servicio Aéreo —que juntos realizan rescates espectaculares en las peores condiciones—, sin olvidar las unidades centrales, que prestan apoyo especializado a las comandancias de toda España, y otras que coordinan al propio cuerpo. Son decenas de miles de personas, y cada agente tiene su cometido dentro de una estructura jerarquizada, desde la escala de cabos y guardias hasta la de oficiales generales, el director adjunto operativo y la directora general de la Guardia Civil. Eso sí, en el sistema inmunitario podría decirse que la organización es más bien trasversal, ya que no hay una «célula directora general». Pues al igual que la

Guardia Civil tiene muchas unidades diferentes, nuestro sistema inmune tiene muchísimos tipos de células diferentes, cada una con unas funciones.

Por otro lado, la Guardia Civil usa muchas herramientas diferentes para llevar a cabo su trabajo, desde armas y chalecos antibalas hasta vehículos o embarcaciones, pasando por ordenadores, móviles y diversos instrumentos de medida utilizados por sus ingenieros. Y los edificios y acuartelamientos también resultan imprescindibles para llevar a cabo su trabajo.

Nuestro sistema inmunitario también tiene sus armas; hay todo tipo de moléculas, las «herramientas» del sistema inmunitario. Y para terminar la comparación, en el cuerpo también tenemos cuarteles y barracones, esto es, diversos órganos que forman parte del sistema inmunitario.

En definitiva, el **sistema inmunitario** es un conjunto de células, tejidos y órganos del mismo tipo que colaboran entre sí para llevar a cabo sus funciones. Es un sistema extraordinariamente complejo, constituido por muchos elementos diferentes, y está en todas partes: en la sangre, la piel, el intestino, el hígado, los ganglios, el cerebro...

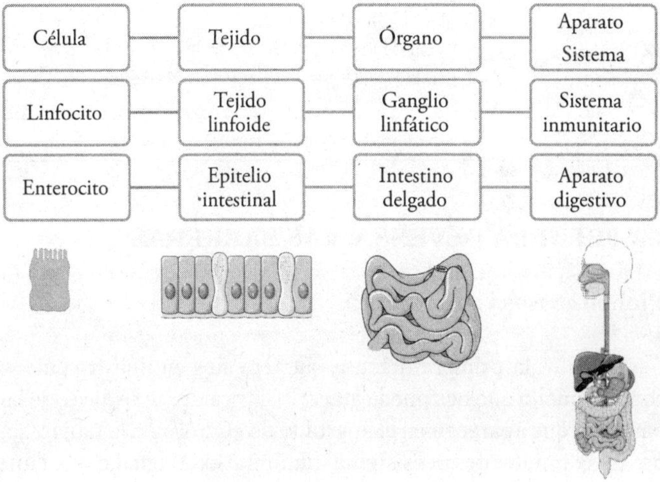

Figura 5. Célula, tejido, órgano, aparato y sistema.
Fuente: ilustraciones de Servier Medical Art.

En la figura 5 vemos la organización jerárquica del cuerpo humano —que explico más a fondo en el vídeo— y en la tabla 2 se muestran los diversos componentes del sistema inmunitario.

Vídeo: La organización del cuerpo: de célula a aparato y sistema

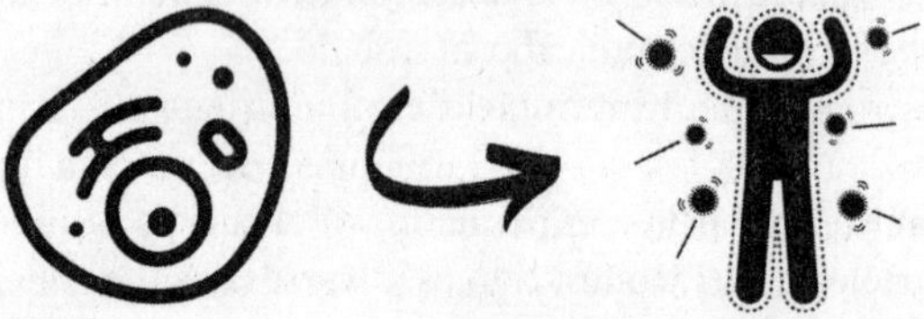

Tabla 2. Componentes del sistema inmunitario

Moléculas	Receptores, citoquinas, radicales libres, histamina, sistema del complemento, anticuerpos...
Células	Granulocitos, linfocitos, macrófagos, monocitos, células dendríticas...
Órganos primarios	Timo, médula ósea
Órganos secundarios	Ganglios linfáticos, bazo Placas de Peyer, amígdalas, médula ósea, MALT (Tejido Linfoide Asociado a las Mucosas), apéndice, folículos linfoides...
Otros	Vasos linfáticos y linfa, barreras

LA PRIMERA DEFENSA: LAS BARRERAS

Piel, mucosas y microbiota

¿Cuál es la primera defensa que tenemos en nuestro cuerpo contra aquello que nos puede atacar? Clásicamente se dice que las barreras, que aparecen en el apartado de «Otros» en la tabla 2 sobre los componentes del sistema inmunitario. Al igual que en una ciudad medieval la muralla mantenía fuera a los forasteros, con sus guardianes en la puerta para controlar quién quería entrar, nosotros también tenemos en nuestro cuerpo toda una muralla defensiva, constituida por la piel y las mucosas.

Que **la piel** nos defiende es muy obvio, pues nos protege de todo lo que nos puede dañar desde fuera, ya sean agentes físicos como las radiaciones solares; mecánicos, como el polvo, y químicos como el jabón u otras sustancias con las que tenemos contacto en nuestra vida diaria. La piel no es completamente impermeable, pero resulta muy eficaz para separar nuestro cuerpo y delimitarlo del mundo exterior.

Y, por otro lado, tenemos **las mucosas**, en la boca, la nariz, el aparato respiratorio, el aparato digestivo y, por supuesto, la mucosa genitourinaria. Al igual que en la piel, en estas barreras la estructura básica también es la misma: hay una o varias capas de un tipo de células que se llaman epiteliales. El conjunto de estas capas —una sola en el aparato digestivo, por ejemplo— se denomina epitelio. Por debajo del epitelio hay una capa que tiene tejido conectivo, leucocitos, fibroblastos..., la cual se nutre con los capilares sanguíneos. Recuerda que el tejido conectivo es lo que sirve de sostén y unión al resto de las células, es la parte que soporta y nutre al epitelio. Y por debajo suele haber una capa de músculo. En el caso de la piel, hay grasa, antes que músculo, y estructuras para fabricar sebo y generar los pelos.

Además, las células de nuestras barreras fabrican **sustancias defensivas** que aniquilan microorganismos. Son proteínas y péptidos antimicrobianos.* Un ejemplo muy conocido es la lisozima, que daña a las células bacterianas rompiendo su pared celular. Aquí incluiríamos también al ácido gástrico, que tiene una función defensiva fundamental contra los patógenos.

Otra parte de las barreras está constituida por los **pelos** de la nariz, por muy feos que sean cuando asoman hacia fuera; también las pestañas tienen una función defensiva. En los bronquios tenemos los **cilios**, unos «pelillos» que nos ayudan a proteger nuestra vía respiratoria. Los cilios se paralizan por el tabaco, por eso cuando una persona deja de fumar, al principio tose más que antes, pues los cilios recobran su actividad y empiezan a expulsar porquería a cascoporro.

* Son sustancias con nombres como dermicidina, hepcidina o histatina.

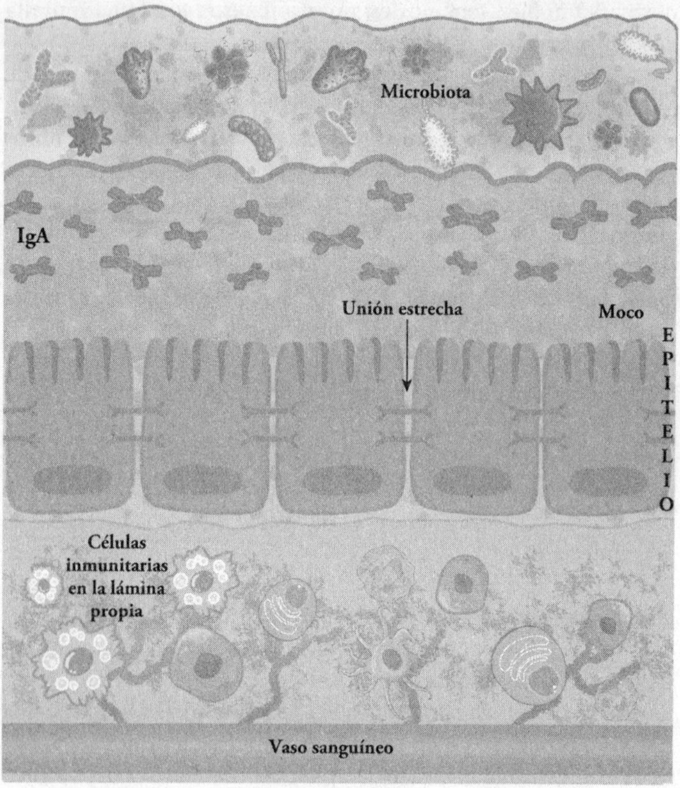

Figura 6. Barrera intestinal. © Axier Uzkudun

Las mucosas, al igual que la piel, tienen encima de ellas **la microbiota**, esto es, los microorganismos amigos que hacen que las barreras se mantengan íntegras. Es como si las ciudades medievales tuvieran un ejército de mercenarios majetes, superguapos y hacendosos por fuera de las murallas, en un campamento perenne. Lo de mercenario no suena muy bien, ¿verdad? Quizá no, pero éstos son como Brad Pitt, Eric Bana, Scarlett Johansson o Zendaya. Son mercenarios buenos, ya que no sólo mantienen a todo tipo de enemigos lejos, sino que además se llevan bien con los campesinos que traen los alimentos e incluso los procesan. Son tan majos que, como se aburren, cogen los alimentos y preparan ricos platos para entregarlos a los ciudadanos de la villa que guardan.

Además, se dedican a fabricar venenos para aniquilar a cualquier enemigo que asome la nariz y mantienen una activa comunicación con los soldados que viven dentro de la ciudad. Incluso, cuando se estropea algún cacho de muro, ayudan a repararlo.

A veces algún mercenario se puede volver rebelde y montar un motín. Entonces, genera el caos liderando una invasión mercenaria en la ciudad. Y ahí entrarían en acción los soldados de muros adentro. Pero si todo funciona como debe, la comunidad mercenaria es una parte indispensable de las defensas de la ciudad y no la ataca.

De la misma manera, la microbiota forma parte ineludible de nuestras defensas. No podemos decir exactamente que sea parte de nuestro sistema inmune, porque los microorganismos no son células propiamente nuestras, pero sí que resulta imprescindible para que nuestro sistema inmunitario funcione bien.

Al rico moco

Otra parte muy importante de las defensas está constituida por diversos tipos de **fluidos corporales**, desde las lágrimas y la saliva hasta el moco intestinal, pasando por el sudor.

Cada día producimos entre 0,5 y 1,5 litros de **saliva**. Además de los microbios que porta en fase planctónica, en esta saliva se vierten sustancias como la inmunoglobulina A, una de las principales proteínas de defensa de nuestro cuerpo, o la lactoferrina, que está en grandes cantidades, por ejemplo en la leche materna y que incluso se vende como suplemento en su versión bovina. Las lágrimas y el sudor también cumplen diversas funciones defensivas. Las lágrimas son sobre todo agua, pero no un agua cualquiera, pues contienen más de cuatrocientas sustancias antiinfecciosas y antiinflamatorias. Por cierto, ¿sabías que la composición de las lágrimas es diferente según la emoción que las acompaña?

Quizá la producción más impresionante de fluidos tenga lugar en el intestino. ¡Unos diez litros de moco cada día! ¡Es una pasada!, ¿verdad? Pero ahora me dirás que tú no echas al váter diez litros de moco cada día. Y desde luego que no. El **moco** lo vamos produciendo y reabsorbiendo. La mayor parte del moco es agua, junto a una cierta cantidad de una glicoproteína que se llama **mucina** y otros componentes, como esa **inmunoglobulina A**, de nuevo, y sustancias producidas por nuestras propias células y la microbiota. En ese moco es donde vive la microbiota. Una bacteria muy famosa, la *Akkermansia muciniphila*, se come la mucina y a la vez estimula la fabricación de más moco. Otras bacterias también pueden comer moco (hay gente *pa'tó*), pero no todas son buenas. Si se produce un desequilibrio en la producción de moco, puede ser que perdamos esta capa protectora intestinal.

Podríamos decir que esa capa de moco es como el terreno donde viven los mercenarios fuera de las murallas. Si por lo que sea los dejan sin el terreno, se enfadarán y querrán entrar en la ciudad. Y entonces dejarán de ejercer sus labores de vigilancia y no prepararán nada bueno con lo que traigan los campesinos. Si acaso fabricarán alcohol ilegal fermentando la fruta y los cereales, causando un montón de vapores tóxicos en el proceso. Esto mismo pasa cuando hay una disbiosis en nuestra microbiota; es decir, los alimentos se fermentan de forma inadecuada causando gases y sustancias que dañan la barrera intestinal.

En definitiva, el moco es muy importante. Recuerdo a un paciente que una vez me comentó que quería hacer una dieta un poco extrema denominada amucosa, con la idea de que el moco era malo. Claro que no es bueno echar litros y litros de moco en las heces, pero necesitamos el moco para vivir. Sin moco nuestras barreras se quedan con el culo al aire y la microbiota se desequilibra.

¡No pasarás!

Además de epitelio, microbiota y moco, en todas estas barreras hay algo muy importante conocido como **sistema inmune asociado a las mucosas**. ¡Sí! Una gran parte del sistema inmunitario ejerce sus labores de vigilancia en las barreras. Tiene sentido, ¿no? En una ciudad o, ya puestos, en un país, ¿dónde colocarías a tus soldados y policías? Tengo una amiga gallega que me diría: «Depende». Es verdad, depende, pero seguro que una parte importante iría a las murallas o fronteras, normalmente para defender al país de lo que pueda atacarlo desde fuera.*

En España, el control de las fronteras es un asunto complejo. La Policía Nacional, la Guardia Civil y el Servicio de Vigilancia Aduanera (un cuerpo armado que depende de la antigua AEAT, a la que casi todo el mundo llama Hacienda) ejercen diversas funciones. Alguna vez he intentado enterarme de cómo se lleva a cabo el reparto de competencias, pero no es fácil, porque se pueden solapar.

En cualquier caso, ¿por dónde entran a España (o a cualquier otro país) las personas y las mercancías? Pues, ¡por todas partes!: aeropuertos, puertos, carreteras, ferrocarril... Es decir, aviones, barcos, trenes, coches, camiones... Y ¿quién entra? Pues, españoles, ciudadanos de la Unión Europea, europeos que no son de la Unión pero cuyos países tienen algún tratado especial, personas que vienen sólo con pasaporte, otras que necesitan visado, como solicitantes de asilo, o inmigrantes sin documentación que acceden por vías a veces inimaginables. Pero también llegan mercancías, como productos de alimentación, microchips, contenedores, furgonetas, alta tecnología, carga comercial aérea...

Las Fuerzas y Cuerpos de Seguridad del Estado y los funcionarios de Aduanas tienen que saber quién puede entrar, por dónde, cómo y qué cosas se pueden traer y en qué condiciones. ¿Te imaginas que sólo hubiera guardias civiles recién salidos de la academia para vigilarlo todo? ¿Y que además no tuvieran acceso a ninguna base de datos para saber si los que vienen ya están fichados por alguna fechoría?

Por ejemplo, yo misma, que soy extranjera, en su momento, antes de que Finlandia formara parte de la Unión Europea, necesitaba el pasaporte para entrar en España y para quedarme tenía que renovar un permiso de residencia cada cierto tiempo. Ahora esto ha cambiado, y España ha desarrollado «tolerancia» a los

* Luego ya es un asunto político el cómo te vendan el muro. El muro de Berlín, por ejemplo, era según la propaganda del régimen un «muro de protección antifascista». En realidad nadie quería migrar a la antigua RDA, por lo que ese muro se usaba para que nadie pudiera salir.

europeos de la Unión: podemos entrar sólo con un documento de identidad tipo DNI y quedarnos el tiempo que nos dé la gana, aunque primero debemos obtener el correspondiente certificado de residente como ciudadano comunitario.

Todo ese jaleo se da a mucha mayor escala en nuestro organismo. Piénsalo bien. ¿A cuántas sustancias te expones a lo largo del día? ¿A cuántos microorganismos? Y ahora imagínate que sólo tuviéramos una célula de un tipo y un receptor único para reconocerlo todo.

A lo largo del día quizá no comamos mucha variedad de alimentos, pero cada uno de ellos contiene cientos de sustancias diferentes. Además, por muy higienizados que estén esos alimentos, siempre contendrán algunos microorganismos. Por otro lado, respiramos aire que lleva partículas de lo más variadas: más microorganismos, partículas de polen, diversos compuestos orgánicos volátiles... Adicionalmente, tomamos fármacos y suplementos y toqueteamos todo lo que se pone a nuestro alcance. Algunos incluso van chupando barandillas, según me han contado.

Nuestro sistema inmunitario está ahí, en las barreras, presto a reconocer lo que va a entrar y decidir si eso que entra es bueno o malo. Si es bueno, no hará nada al respecto (en condiciones normales de salud), pero, si es malo, es posible que monte una minibatalla para acabar con ello. Esa minibatalla se llama inflamación, que trataremos más adelante.

Leaky gut o síndrome del intestino permeable

Antes de hablar de las células y de la inflamación, revisemos el concepto de *leaky gut* o **síndrome del intestino permeable** (figura 7), aunque tal vez ya sepas lo que es. A pesar de que aquí lo explico referido al intestino, piensa que también es aplicable a cualquier otra barrera, sobre todo a la oral.

Verás, los enterocitos, es decir, las células del intestino, están muy juntos, muy cerquita unos de otros. En condiciones normales, entre estas células sólo pasan agua y algunos solutos pequeños, como glucosa o sodio. Las células están pegaditas entre sí por unas estructuras denominadas uniones estrechas. Cuando hay un daño de las uniones estrechas, o incluso de las células intestinales, esta barrera se daña. Y ¿qué sucede entonces?

¿Qué pasaría si en una frontera no hubiera estructuras para limitar el paso de las personas y las mercancías? Pues que entraría de todo, sin ningún tipo de control. Pero para bien y para mal, en todas las sociedades hay diferentes controles para este tipo de tráfico. (Si tener fronteras entre los países es bueno o malo es algo que no quiero debatir ahora.)

De la misma manera, si la barrera intestinal se rompe, lo que haya en la luz intestinal pasará a nuestro interior sin limitaciones: microorganismos (malos o buenos) enteros o cachos de ellos, partes de alimentos sin digerir como, por ejemplo, fragmentos enteros de gluten... También cualquier toxina, ya sea un metal pesado o una micotoxina de las que, por desgracia, con frecuencia contaminan ciertos alimentos, entrará sin problemas en nuestro organismo.

Esta situación, en la que **la función de la barrera normal del intestino se ve comprometida**, es lo que se llama *leaky gut* o **síndrome del intestino permeable**, agujereado o pinchado. A pesar de las publicaciones científicas sobre esta entidad, es probable que aún pase un tiempo para que la medicina más farmacocentrista la reconozca. De la misma manera, aunque ya hay pruebas complementarias analíticas para estudiar el *leaky gut*, de momento no están disponibles en la sanidad pública.

Por otro lado, **la disbiosis** —el desequilibrio de la microbiota intestinal— es un factor asociado a la permeabilidad excesiva de la barrera intestinal, y la **endotoxemia** es una consecuencia directa del síndrome del intestino permeable y de la disbiosis.

Pero ¿qué es eso de la endotoxemia? Suena fatal, ¿verdad? Es porque no tiene nada de bueno. Originalmente hacía referencia al paso del lipopolisacárido (LPS) de las bacterias gramnegativas al torrente sanguíneo, pero hoy es un concepto más amplio que incluye el paso de otras sustancias que no deberían entrar al interior del organismo.

Finalmente, de forma conjunta todos estos fenómenos facilitan **la inflamación crónica de bajo grado**, presente en muchas patologías crónicas de nuestra sociedad actual.

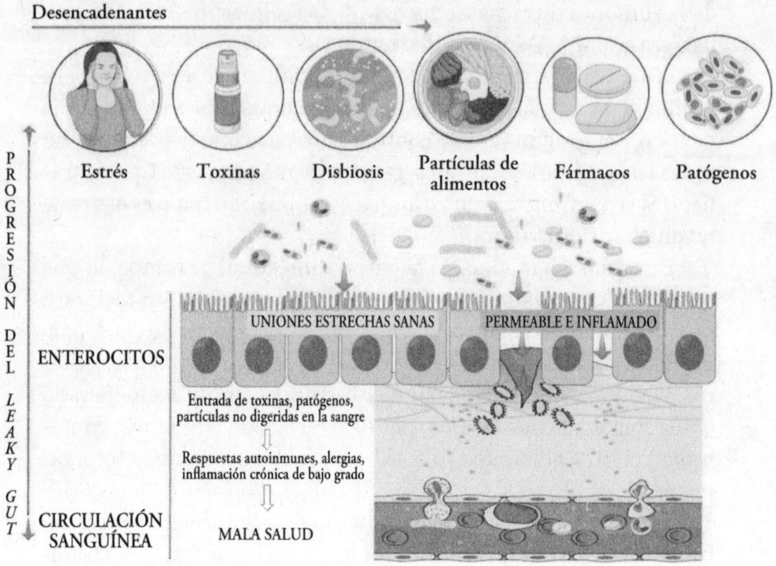

Figura 7. *Leaky gut* o síndrome del intestino permeable.
Fuente: Adaptado de Paray, B. A.; Albeshr, M. F.; Jan, A. T., y Rather, I. A., «Leaky Gut and Autoimmunity: An Intricate Balance in Individuals Health and the Diseased State», *International Journal of Molecular Sciences*, 21 (2020), p. 9770. Disponible en: <https://doi.org/10.3390/ijms21249770>.

PRINCIPIOS BÁSICOS PARA ENTENDER LAS CÉLULAS INMUNITARIAS

¿Qué es una célula?

Para poder hablar de inflamación debemos conocer las células que van a participar en ella. Recordemos que una célula es la unidad anatómica básica de nuestro cuerpo. Su estructura fundamental es muy sencilla: tiene un núcleo, donde se guarda el material genético (el ADN) en forma de cromosomas, el cual está rodeado por el citoplasma, una especie de gelatina que tiene sobre todo agua, sales y un montón de cosas más, como los orgánulos y diferentes moléculas, como proteínas o azúcares.

Los **orgánulos*** son como los tropezones de frambuesa que te encuentras en una gelatina casera de esta baya. Los más relevantes son:

- **Las mitocondrias:** son las fábricas de energía de la célula. No podemos estar sanos si nuestras mitocondrias están pochas, por eso los científicos andan siempre en busca y captura de cosas que generen nuevas mitocondrias. Hay algo supereficaz para mejorar la salud mitocondrial: el ejercicio físico.
- **Los ribosomas:** fabrican las proteínas.
- **Las vacuolas:** son como saquitos para guardar cosas de la célula, como proteínas o grasa. Un ejemplo: el adipocito blanco, la célula principal del tejido adiposo, es básicamente un saco de grasa, ya que tiene una vacuola gigante llenísima de grasa y poca cosa más.
- **El aparato de Golgi:** es como una especie de polígono industrial donde se procesan las proteínas fabricadas antes por los ribosomas. También procesa grasas y azúcares.

Componentes de la sangre

Tenemos billones de células en el organismo, aunque hay algunos componentes en la sangre que no son células completas. Los **glóbulos rojos** humanos no tienen núcleo ni mitocondrias, y las **plaquetas** son simples trozos de citoplasma que derivan de la fragmentación de una célula más grande.**

Las células que nos interesan cuando hablamos del sistema inmunitario son los glóbulos blancos, también denominados **leucocitos**. Este término, de origen griego, significa célula blanca, y se llaman así porque si coges un tubo de sangre y lo metes en un aparato centrifugador (mejor que no lo hagas en la lavadora de casa) en un laboratorio, se forman varias capas en ese tubo.

Una capa es roja y son los glóbulos rojos. El color es por el hierro de la hemoglobina, ya que cuando el hierro porta oxígeno, adquiere ese color. Por eso la sangre arterial, tras pasar por los pulmones, es

* Significa «órgano pequeño».

** La célula de la que surgen las plaquetas se llama megacariocito.

de un color rojo intenso. Luego, los glóbulos rojos van soltando gran parte del oxígeno conforme pasan por los tejidos del cuerpo.

En ese tubo centrifugado también se forma una capa amarillenta, más grande que la roja, que es el **plasma**, que contiene sobre todo agua, el principal componente del ser humano. ¡Somos como pepinos estresados!* Además, en el plasma hay proteínas, grasas, glucosa, vitaminas, hormonas y algunos gases como oxígeno, dióxido de carbono y nitrógeno, junto a productos de desecho.

Curiosidad - La hematopoyesis

¿Cuáles son las células que vamos a ver y qué hacen? ¿Y de dónde vienen? El sistema inmunitario tiene muchos tipos diferentes de células, y todos proceden de las células madre hematopoyéticas que están en la médula ósea. Esto quiere decir que esas células madre son multipotenciales, es decir, pueden dar lugar a diferentes tipos de células hijas.

Una de esas células hijas se llama precursor común mieloide, y de ella se generarán los megacariocitos, cuyos fragmentos son las plaquetas, y los eritroblastos, de los que surgirán los glóbulos rojos. Además, de esta misma célula derivan los mastocitos y el mieloblasto, que es la madre de todos los glóbulos blancos salvo de los linfocitos (figura 8).

Por otro lado, esa célula madre da lugar también al precursor común linfoide, que es la madre de los linfocitos.

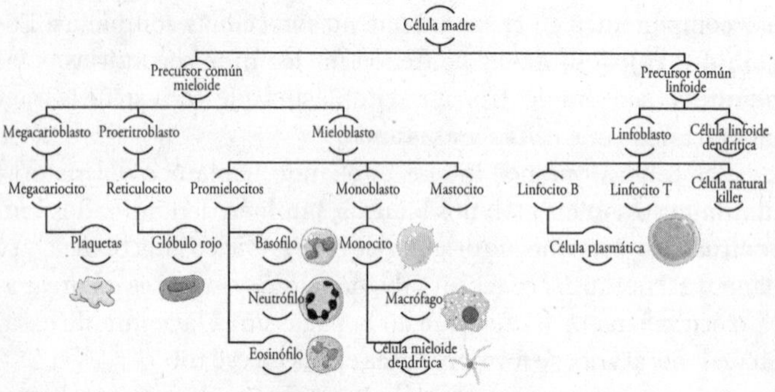

Figura 8. Hematopoyesis. No se incluyen todos los tipos celulares intermedios. *Fuente*: ilustraciones de Servier Medical Art.

* Originalmente se habla de «pepinos con ansiedad», aunque desconozco quién acuñó esa expresión.

A modo de curiosidad, cuando hay mucha grasa en la sangre, se puede ver una capa de grasa flotando encima de todo el resto de las cosas. Da muchísima grima. Una vez tuve un paciente cuya sangre contenía 12 gramos de grasa por cada 100 ml. Acabó en la UCI con una pancreatitis horrible.

Entre la capa roja y la capa amarillenta traslúcida del plasma queda una capa delgadita que se llama **capa leucocítica**, en inglés *buffy coat*. Buffy Cazavampiros es una hermosa muchacha de instituto que se dedica a, como su nombre indica, cazar vampiros, de la misma manera que los leucocitos se dedican a cazar patógenos. *Spoiler*: los vampiros siempre pierden (seguramente por déficit de vitamina D y cronodisrupción, como he comentado antes).

Ahora es cuando me dices... «Pero vamos a ver, los leucocitos se conocen desde hace mucho y ¡*Buffy Cazavampiros* es una serie de la década de 1990!».

Es verdad, me has pillado. En realidad *buff* es, en inglés, el color del ante de búfalo sin teñir. Por lo tanto, *buffy coat* se refiere a la capa de ese color, que está formada por los leucocitos.

Pero ¿no eran blancos? Bueno, aunque el color sea más bien amarillento, si lo comparas con los glóbulos rojos, de un color intenso, o la gran capa amarilla del plasma, bien puede parecer blanca la parte de los leucocitos. Quizá fue un hombre el que miró los colores primero y dijo: «Rojo, blanco y amarillo», aunque se matizara luego esa percepción para hablar de *buffy coat*. Si hubiera sido una mujer —sabemos por la ciencia que las féminas en general podemos identificar muchos más colores que los hombres—, quizá nuestras células se llamarían *borgoñocitos* y *buffycitos*. No queda muy claro cómo se pasó de lo *buffy* a lo blanco. Otra versión de la historia dice que el nombre se debe a que los leucocitos se ven blancos al microscopio si no están teñidos.

Me gustaba más la explicación de la cazavampiros, la verdad, porque nos podemos imaginar a nuestros glóbulos blancos, con su capa blanca, una estaca de madera y una ristra de ajos, dando patadas a diestro y siniestro a la bacteria de las anginas, al virus de la gripe o a cualquier otro intruso que nos quisiera fastidiar.

Si miramos estas células por el microscopio, lo habitual es verlas de mi color favorito, esto es, diversos tonos de violeta, porque las muestras de sangre se tiñen con hematoxilina-eosina. La primera colorea las cosas básicas, como el núcleo, de violeta, y la eosina tiñe todo lo ácido de rosa. Mirar una muestra de sangre por el microscopio es como sumergirse en un mundo extraterrestre lleno de bultos más o menos circulares de diversos tamaños y con núcleos de diferentes tamaños y formas.

NEUTRÓFILOS: HACEDORES DE PUS

Los neutrófilos son las **células blancas más abundantes que detectamos en una analítica de sangre**. También se llaman polimorfonucleares, porque su núcleo tiene varios lóbulos. Son las divas (veremos que trágicas) de la inflamación aguda.

Los neutrófilos están llenos de gránulos con **sustancias supertóxicas** para los gérmenes. Sería como un aerosol que tuviera la capacidad de disolver a los cacos, o al menos de dejarlos ciegos, aunque la Guardia Civil no porta este tipo de arma.

Además, los neutrófilos tienen un superpoder: la **fagocitosis**. *Fago* viene del griego y significa «comer», y ya sabes que *cito* significa «célula». Es decir, un fagocito es una célula que come. Pero ¿qué comen los neutrófilos? Pues bichos malos, sobre todo bacterias y hongos. El neutrófilo rodea con unos pseudópodos al microbio, se lo mete para dentro y lo rodea con un trozo de membrana. Así, el bicho se queda metido dentro de ese saquito (figura 9).

Imagínate una bacteria mala, como un estafilococo, temerosa no ya de enfrentarse a un agente de la ley y el orden con su capa blanca, sino DENTRO de ese agente, metida en una bolsa oscura, y que, de repente, le echan encima agua oxigenada —esto es literal,

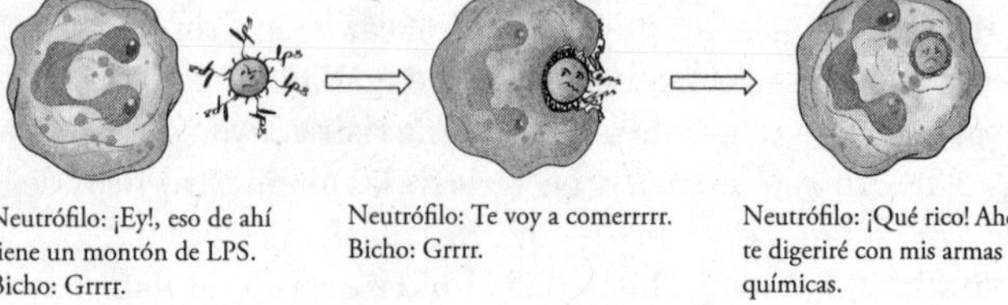

Neutrófilo: ¡Ey!, eso de ahí tiene un montón de LPS.
Bicho: Grrrr.

Neutrófilo: Te voy a comerrrrr.
Bicho: Grrrr.

Neutrófilo: ¡Qué rico! Ahora te digeriré con mis armas químicas.

Figura 9. Fagocitosis. © Axier Uzkudun.

pues los neutrófilos fabrican agua oxigenada y otras moléculas destructivas—, óxido nítrico y ¡lejía!

Si tú fueras un caco y te metieran en un saco oscuro para luego bañarte en lejía, ¿cómo te lo tomarías? Las bacterias, fatal. Si nosotros usamos agua oxigenada y lejía para esterilizar cosas, es por algo. Lo de la lejía también es literal, ya que los neutrófilos tienen una enzima* que actúa sobre el peróxido de hidrógeno (agua oxigenada). Si hay cloro pululando por ahí, ¡cha-chán!, hipoclorito, que es el ingrediente activo de la lejía.

Pero hay un problema, y es que estos tóxicos, aparte de dañar a los bichos malos, también pueden fastidiar a nuestras propias células. Por suerte, tenemos algunas sustancias que los contrarrestan, pero no siempre en suficiente cantidad, por eso en muchas enfermedades inflamatorias el daño se debe a nuestras propias células, que nos lesionan por el arsenal de guerra química que portan.

Esto que hacen los neutrófilos es cansado no, lo siguiente. Los pobres, una vez que han acabado con la tarea, no dan para más. Cuando han destruido suficientes bacterias —o células propias, no lo olvidemos— mueren. Su muerte tiene un nombre poético en esta situación, apoptosis. Digo poético porque, como tantas otras cosas en medicina, esta palabra viene del griego y significa «caída, desprendimiento». Vaya, que los neutrófilos son todos unos héroes kamikazes dispuestos a morir por la causa. ¡Así arda Troya! Cuando mueren grandes cantidades de neutrófilos, y con ellos microorganismos a cascoporro, ¿sabes lo que obtenemos? **PUS**.

¡Puaj!, qué asquito sólo de pensarlo, ¿verdad? El pus es ese mejunje espeso, normalmente verdoso o amarillento, que contiene neutrófilos y microorganismos muertos, además de líquido del que normalmente está entre las células.

Como has visto, me gusta eso de la etimología de las palabras. Podría saltarme la de pus, porque es muy desagradable, pero no está de más saber que en esta ocasión nos remontamos al latín *pus* («suciedad y pus»), procedente de una raíz más antigua, *pu*, que en latín da el superlativo *puter*, que significa «pútrido», o el verbo *putere*, «estar podrido».

* Se llama mieloperoxidasa (MPO).

Siempre me acordaré del oscuro salón de actos del Hospital Universitario Virgen de la Arrixaca, con sus roñosos asientos rojos, donde nos dieron clase en cuarto de carrera de Medicina. Teníamos un magnífico catedrático de Cirugía, el doctor Parrilla, todo un clásico de la edad moderna. Lo recuerdo bramando «*Ubi pus, ibi evacua!*», que quiere decir «Donde hay pus, hay que evacuarlo».

No queda muy claro de dónde procede este aforismo, pero lo cierto es que si hay pus en alguna parte del organismo, hay que sacarlo. Si una bolsa de pus revienta por su cuenta, las consecuencias pueden ser graves. Es lo que sucede, por ejemplo, en una apendicitis cuando provoca una peritonitis. Imagínate una bolsa de pus reventando dentro de tu tripa. Pues eso. Los modernos anglosajones lo traducen como *If there's pus about, let it out* («Si hay pus... sácalo *p'afuera*»).

LINFOCITOS: UNIDADES ESPECIALES

Los linfocitos son el segundo leucocito más abundante que aparece en el análisis de sangre. Hay muchos tipos de linfocitos diferentes. Estas células son las responsables de que tengamos inmunidad adaptativa, de la que hablaremos luego. De momento te adelanto que gracias a los linfocitos tenemos **memoria inmunológica**.

Por el microscopio, los linfocitos parecen todos bastante iguales, por eso, para distinguirlos, hay que recurrir a complejas técnicas de biología molecular. Los subtipos básicos de linfocitos son los B y los T.

Linfocitos T

Los linfocitos T se llaman así porque terminan de madurar en un órgano denominado timo —que empieza por la letra «T»— que tenemos dentro del tórax, por delante del corazón. Es un órgano del sistema inmune que está muy activo al poco de nacer y antes de la adolescencia. Después de los años de la locura adolescente, se atrofia y se reemplaza por tejido adiposo, aunque mantiene una actividad residual también en la edad adulta. De los 30-40 gramos que llega a pesar, se queda en unos escasos seis gramos en la ancianidad.

Su nombre se debe a los griegos: *thymos* significa «corazón, alma, deseo, vida», aunque quizá el nombre también tenga que ver con que se parece a un manojo de tomillo. No fue hasta la década de 1960 que se descubrió su importancia. Por cierto, el timo del cordero y la ternera es lo que se conoce como mollejas. Las mollejas de las aves son distintas, ya que es un músculo del estómago con el que muelen la comida.

En el timo, los linfocitos T aprenden a reconocer lo que es propio para no atacarlo. A veces, algunos linfocitos se pueden confundir y volverse contra nuestras propias células; son los linfocitos T autorreactivos. Si todo va bien, el organismo se encarga de eliminarlos o hacer que no puedan atacarnos, pero si algo falla, puede aparecer una enfermedad autoinmune.

A su vez, estos linfocitos T se dividen en diferentes subtipos, que puedes ver en la tabla 3 si te interesa. Lo cierto es que hay otros muchos tipos de linfocitos T, pero para continuar no es ni mucho menos necesario que te los cuente todos en detalle.

Tabla 3. Principales tipos de linfocitos T

Los principales son los ***helper***, que ayudan a otras células del sistema inmune. También se llaman CD4, por el tipo de marcador que tienen en la superficie. Estos «ayudantes» son de muchos tipos. Por ejemplo, los Th1 luchan contra los patógenos que están dentro de las células, los Th2 atacan a los parásitos y los Th17 son especiales contra las bacterias y hongos extracelulares. Conviene decir que continuamente se publican artículos con nuevos tipos celulares descubiertos
Los linfocitos T **citotóxicos** o CD8 se dedican a aniquilar a las células infectadas con virus y también a las tumorales
Un tipo muy importante son las células T **reguladoras**. Son como los de Asuntos Internos en la Guardia Civil. Si algún agente hace cosas indebidas, llegan los de Asuntos Internos y le dicen: «Eh, tú, que esto que has hecho no está bien». En general, si la cosa es grave, puede suponer incluso la expulsión del cuerpo o al menos una amonestación. De la misma manera, los linfocitos T reguladores, llamados también Treg —a pesar de su nombre, no tienen nada que ver con el *Tyrannosaurus rex*—, se encargan de controlar al resto de células del sistema inmunitario y, cuando éstas hacen algo indebido, las suprimen o las dejan fuera de juego
También encontramos un tipo de linfocitos con un nombre que da un poco de miedo, los ***natural killer*** o asesinos naturales, los cuales hacen un montón de cosas, pero sobre todo destruyen células infectadas y cancerosas

Linfocitos B

¿Y qué pasa con los linfocitos B? ¿Dónde maduran? En los humanos, en la médula ósea. En las aves lo hacen en la bolsa de Fabricio, y ahí fue donde se descubrieron por primera vez. Dos científicos, Chang y Glick, seguramente dijeron algo así: «¡Eureka! Como estas células están en una bolsa (*bursa*), las llamaremos células B». Lo entiendo, poner nombre a las cosas no es fácil. Estos científicos publicaron sus hallazgos sobre esta bolsa y los anticuerpos en una revista sobre la Ciencia de los Pollos.*

Los linfocitos B producen los anticuerpos, de los que te hablaré más adelante. Aunque los anticuerpos ya se conocían en la década de 1890, no fue hasta la década de 1960 cuando se terminaron de describir los linfocitos B.

Los linfocitos son unidades de élite

¿Qué pinta tienen los linfocitos? En la figura 10 puedes apreciar cómo se ven por el microscopio. La mayoría no son muy grandes, un poco más que los glóbulos rojos, y tienen un gran núcleo que ocupa casi toda la célula, el cual apenas deja un poco de espacio a las mitocondrias (que dan energía), los ribosomas (que sintetizan proteínas) y el aparato de Golgi (que hace de todo un poco).

Aproximadamente un 10 por ciento de todos los linfocitos son más grandes, tienen un núcleo más pequeño y contienen más ribosomas y más mitocondrias. Éstos suelen ser linfocitos activados. Pero ¿esto qué quiere decir?

En general, la respuesta inmunitaria es un proceso que requiere de mucha energía, por eso la mayoría de los linfocitos que van por la sangre están en un estado tranquilito, «apatrullando la ciudad», como diría el Fary, pero sin gastar energía ni recursos en exceso. Son como los guardias civiles de seguridad ciudadana que van en su Nissan Patrol vigilando que no haya incidencias que requieran de su acción en un tranquilo pueblo de Zamora.

* En realidad, *Poultry Science* («La ciencia de las aves de corral»).

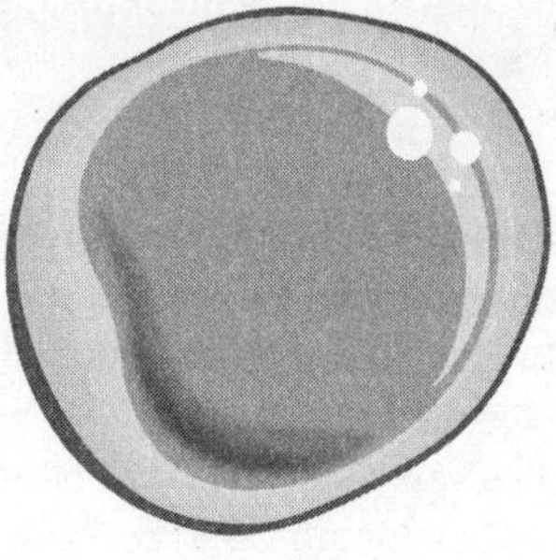

Figura 10. Linfocito.

Sin embargo, cuando de repente sucede algo, entran en acción. El jefe de patrulla agarra las transmisiones y avisa al Centro Operativo de Servicios de que hace falta dar caña porque, por ejemplo, unos peligrosos narcotraficantes se han atrincherado en una casa y están pegando tiros a otros malos que se refugian detrás de un muro. Entonces, acudirán un montón de unidades de élite, como el GRS, el GAR o la UEI,* que están siempre preparadas para actuar de forma específica en situaciones muy concretas. Sus integrantes, ágiles y musculados, están armados con un arsenal imponente para hacerse cargo del peligro. De la misma manera, los linfocitos activos son más grandes y tienen la capacidad de fabricar diversas sustancias para montar una respuesta inmunitaria en condiciones, por eso necesitan más hueco para los orgánulos. Ya sabes, como dice José Mota: «Dame hueco, que habiendo hueco, hay alegría».

EOSINÓFILOS, BASÓFILOS Y MASTOCITOS

Ya te he hablado de los neutrófilos, los hacedores de pus, y te he comentado que dentro tienen unos gránulos repletos de sustancias. Las células que tienen gránulos dentro se llaman granuloci-

* Grupos de Reserva y Seguridad, Grupo de Acción Rápida y Unidad Especial de Intervención, respectivamente.

tos. Los más abundantes son los neutrófilos, pero hay otros, también muy importantes:

- Los **eosinófilos*** tienen como función principal defendernos de parásitos como los gusanos. Como en nuestra sociedad prácticamente ya no estamos expuestos a gusanos, andan aburridos, los pobres. Aumentan en situaciones como las alergias, el asma o la urticaria.
- Los **basófilos** están cargaditos de **histamina**, una sustancia responsable de los síntomas de la alergia cuando la sufrimos, aunque también hace muchas más cosas en otros órganos. Contra la histamina actúan los medicamentos antihistamínicos para paliar los síntomas de una alergia, aunque no solucionan la causa de ésta.
- Los **mastocitos**, que ya te he mencionado antes, están en un montón de sitios del cuerpo, pero ¡ojo!, no deberían estar en la sangre. Sirven para defendernos de bacterias, parásitos y tóxicos diversos. Dentro tienen un montón de histamina, por lo que se parecen a los basófilos, pero además contienen heparina. ¡Sí!, esa sustancia anticoagulante que te pinchan en la tripa cuando ingresas en el hospital para una operación o si tienes la mala fortuna de acabar con una pierna escayolada. Estas células también son importantes en la inflamación aguda, y se llaman mastocitos o células cebadas porque, cuando Ehrlich las observó, pensó que habían comido un montón de nutrientes. Por eso las bautizó en alemán como *Mastzellen* («células que se han cebado, que han comido mucho»).**

* Se llaman así porque los gránulos que contienen se vuelven naranjas con la tinción de la eosina. Su núcleo tiene dos lóbulos.

** Aunque a este verdadero padre de la inmunología se le atribuye el descubrimiento de los mastocitos, parece que antes que él ya los había observado Von Recklinghausen.

CONTROL DE FRONTERAS Y SEGURIDAD INTERIOR

Ya hemos repasado los neutrófilos, los linfocitos, los eosinófilos y los basófilos, que aparecen en una analítica de sangre, y los mastocitos, que están en los tejidos.

Si ahora miras tu última analítica, verás que aparece un tipo más de leucocitos, los **monocitos**, llamados así porque tienen un solo núcleo. ¡Vaya!, igual que las demás células, aunque otras parece que tienen varios, por sus característicos lóbulos. Hay diferentes tipos de monocitos en la sangre, los cuales, al igual que los neutrófilos, comen microorganismos y otras partículas. Pero lo fascinante de los monocitos es que pueden transformarse en macrófagos y células dendríticas. Pero ¿y éstos quiénes son?

Los **macrófagos** son células presentes en muchos tejidos del cuerpo: el hígado, el intestino, el páncreas, el tejido adiposo..., por todas partes; incluso en el cerebro tenemos macrófagos modificados, de los que ya te hablé (la microglía). Como su propio nombre indica, los macrófagos son «grandes comedores».

Las **células dendríticas**, en cambio, se llaman así porque tienen una especie de ramificaciones y están presentes sobre todo en los sitios en contacto con el exterior, como la piel y las mucosas de la nariz, los pulmones o el intestino. Se dedican a «comerse» cosas que aparecen en estas superficies para procesarlas y después enseñan cachitos de esas cosas (por ejemplo, trozos de una bacteria que hayan comido) a otras células.*

Son como los guardias civiles cuya labor nos muestran en el programa televisivo *Control de Fronteras*. Imaginemos que a la frontera llega una furgoneta que ha entrado a España en un ferri. El afanoso guardia civil la considera sospechosa y decide examinar la carga. Y ahora imagina que hay un paquete misterioso, y que tampoco queda muy claro si el conductor es trigo limpio.

Seguramente, el guardia cogerá el paquete y pedirá el permiso de conducir y el pasaporte al conductor, y lo mostrará todo a otros guardias civiles. Si resulta que ya conocen al conductor de otras ocasiones, y es buena gente, y el paquete contiene cinco

* Por eso se llaman también células presentadoras de antígenos.

kilos de cuscús, dejarán pasar la furgoneta sin más historias. Sin embargo, si el conductor tiene antecedentes por otras fechorías y además el paquete contiene rastros de marihuana, se pondrá en marcha la maquinaria policial y judicial necesarias para actuar. Y si se trata de un grupo de delincuencia organizada, se puede montar un operativo más completo, solicitando ayuda a otras unidades del cuerpo benemérito, para acabar con los criminales.

Del mismo modo, las células dendríticas están en nuestras fronteras (las barreras) captando todo lo que pasa, por lo que es importante que enseñen los trocitos de lo captado a otras células, además de mandar mensajes sobre qué tal está el ambiente. Si hay un ambiente lleno de patógenos y toxinas en la barrera, es muy probable que aquello que ha fagocitado la célula dendrítica provoque una respuesta inflamatoria por parte del sistema inmunitario por si acaso, incluso aunque no sea nada malo.

Es como si en un paso fronterizo concreto se concentrara de repente la entrada de un montón de narcotraficantes, falsificadores, contrabandistas y otros indeseables. Los guardias civiles de control de fronteras escalarían esa información y les mandarían refuerzos de diferentes unidades para hacer frente a todos los malos.

Por otro lado, tenemos macrófagos en los diferentes órganos, porque ni la barrera ni el control de fronteras son perfectos, y a veces pueden entrar «individuos» que no deberían, como esos mercenarios de la microbiota cabreada, por ejemplo. En el cerebro y el hígado, por ejemplo, los macrófagos ejercen labores de vigilancia y fagocitan cosas: desde microorganismos hasta partículas extrañas, pasando por restos de células muertas. De nada sirve tener un estupendo control de fronteras si no controlamos también a los elementos delictivos que tenemos dentro, independientemente de su procedencia, ¿verdad?

SISTEMA LINFÁTICO Y OTROS ÓRGANOS INMUNITARIOS

Ese garbancito en el cuello...

Todas estas células que hemos repasado, así como las diversas moléculas del sistema inmunitario, están en diferentes fluidos del cuerpo, sobre todo en la linfa y la sangre. Todos sabemos ya lo que es la sangre, y que podemos analizar su composición, y las células y moléculas, con una analítica. Pero **la linfa** es la gran olvidada, salvo cuando provoca problemas. La palabra *linfa* procede del latín y significa «agua». Este fluido, como cualquier otro líquido de nuestro organismo, está constituido en gran parte por agua. Los pequeños vasos sanguíneos llamados capilares sacan el exceso de líquido al espacio entre las células. De ahí es recogido por los capilares linfáticos, que se convierten en **vasos linfáticos** más gruesos hasta llegar al tórax y vaciarse en unas venas grandes (las subclavias).

La linfa no tiene glóbulos rojos, pero sí leucocitos. La linfa que procede de los brazos y las piernas es prácticamente transparente, mientras que la que viene del abdomen es blanquecina. Como no tenemos un corazón que tire de la linfa o la impulse, los tres litros de linfa que producimos al día circulan por el cuerpo a una velocidad muy lenta.

En su camino hacia las venas subclavias, los vasos linfáticos atraviesan los ganglios linfáticos, donde un montón de linfocitos captan lo que lleva la linfa, como, por ejemplo, microorganismos. Además de esta función defensiva, la linfa transporta el líquido intersticial (el que está entre las células) y las grasas de la dieta a la sangre, por eso la linfa que viene del intestino tiene grasas que le dan un aspecto lechoso blanquecino.

Como he comentado antes, sólo nos acordamos de la linfa cuando algo falla. Es muy típico el linfedema (hinchazón por el acúmulo de linfa) en un brazo que sufren las mujeres operadas de un cáncer de mama si las vías de drenaje de la linfa se han trastocado. También existe una enfermedad muy desgraciada, la elefantiasis, que aparece cuando un gusano obstruye la circulación de la linfa, que se acumula en las piernas e incluso en los genitales, aumentando así su volumen de forma desproporcionada, lo que da como resultado un aspecto de patas de elefante. Es una enfermedad olvidada, a pesar de que afecta a unos ciento veinte millones de personas y más de mil doscientos millones están en riesgo de padecerla. Se están haciendo esfuerzos por erradicarla, pero como pasa a menudo con las enfermedades que afectan a países en vías de desarrollo, los progresos son muy lentos.

De lo que seguro que sí eres consciente es de los **ganglios linfáticos**, los cuales forman racimos en el trayecto de los vasos linfáticos. Miden unos pocos milímetros, aunque a veces alcanzan los dos centímetros, como los de la zona de la ingle; tienen forma de riñón o haba y están por todo el cuerpo. Piensa ahora en alguna ocasión que hayas tenido un catarro o una amigdalitis... ¿Ya? Pues ese bultito doloroso que te salía en un lado del cuello era un ganglio en plena batalla defendiéndote de los bichitos malos.

Vídeo: ¿Por qué los ganglios a veces aumentan de tamaño?

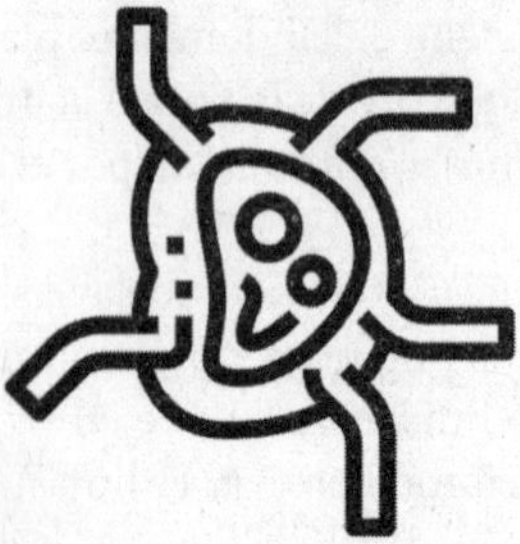

Un ganglio grande, que duele al tocarlo y blandito, normalmente es señal de un problema infeccioso en un lugar del cuerpo más o menos cercano. Sin embargo, a veces el ganglio está duro como una piedra y pegado a los tejidos circundantes, lo cual es una mala señal, ya que puede indicar la presencia de un tumor maligno. Otras veces es el propio ganglio el que está repleto de bichos. Un ejemplo típico es la escrófula tuberculosa, una infección en la que un ganglio se pone enorme e incluso llega a reventar para expulsar hacia fuera su contenido. Otra infección, muy «famosa» en las novelas y películas históricas, que afectaba a los ganglios, era la peste bubónica. En ella, la bacteria *Yersinia pestis* inflamaba los ganglios de forma muy dolorosa, provocando la aparición de bubones, que es como se llama a los bultos que aparecen cuando el ganglio aumenta de tamaño de forma muy visible.

Bazo y médula

Otros órganos del sistema inmunitario son el bazo, la médula ósea y el timo.

El **bazo**, además de ser el lugar de producción de glóbulos rojos en el feto y el cementerio de los glóbulos rojos viejos, es un verdadero órgano inmunitario. Los antígenos (es decir, sustancias o microorganismos que generan una respuesta del sistema inmunitario) también llegan al bazo y, entre otras funciones, se producen un tipo de anticuerpos, de los que ahora hablaremos. Además, en el bazo se producen sustancias fundamentales para aniquilar a las bacterias que se protegen con cápsula. Por eso, aunque podemos vivir sin bazo, cuando a una persona le falta este órgano (por ejemplo, por un accidente o traumatismo que obligue a su extirpación), debe vacunarse contra las infecciones por ese tipo de bacterias, como el neumococo o el *Haemophilus*.

La **médula ósea** cumple muchas funciones, pero una muy importante es la producción de las células del sistema inmunitario. ¡Todas proceden de aquí!

Del **timo** —el órgano, no lo de la estampita— ya te he hablado al tratar los linfocitos T.

Además, también forman parte del sistema inmunitario estructuras como las barreras, de las que ya te hablé, y otras como las amígdalas, las placas de Peyer (cúmulos de tejido linfoide presentes en el intestino delgado), los folículos linfoides (acúmulos de linfocitos que están por todas partes) e incluso el apéndice.

LA IMPORTANCIA DE COMUNICARSE

> Para comunicarnos efectivamente, debemos darnos cuenta de que todos somos diferentes en la forma en que percibimos el mundo y usar ese conocimiento como guía para comunicarnos con otros.
>
> TONY ROBBINS

Como has podido comprobar, hay muchas células diferentes. Sobre algunas, como los fagocitos, tenemos claro cómo nos defienden: directamente se zampan a los patógenos. Pero ¿cómo nos defienden las que no se dedican a comerse lo primero que pillan? y, por otro lado, ¿cómo saben las células lo que hacen las otras?

¿Te imaginas que en la Guardia Civil no hubiera coordinación? Si cada unidad trabajara por su cuenta, sin comunicarse con otras unidades, no podrían realizar sus funciones con eficacia. Cuando se produce una desaparición y el posterior desgraciado hallazgo del cadáver, un investigador con su ayudante, digamos un sargento y su cabo, por sí solos no van a poder resolver el caso. En las novelas de Lorenzo Silva, por ejemplo, los protagonistas son el sargento Bevilacqua y la cabo Chamorro, pero siempre los apoyan otros muchos efectivos: necesitarán ayuda técnica, ya sea del laboratorio de criminalística o, en los tiempos que corren, de ingenieros especializados en analizar cualquier equipo informático o dispositivo de telefonía móvil; otros tendrán que preguntar a los vecinos y ciudadanos en general si vieron u oyeron algo; en el caso de tener que buscar pruebas en el mar o el río, habrá que echar mano de las unidades con embarcaciones y quizá de los buzos... Pero ¿te imaginas que no hablaran entre ellos? ¿Cómo podrían coger al malo y entregárselo a la justicia?

Pues el sistema inmunitario funciona igual. Las células necesitan comunicarse las unas con las otras, pero también se tienen que comunicar con el resto de las células de nuestro organismo para inducir, por ejemplo, una conducta determinada. Pero ¿esto qué significa?

Piensa en la última vez que cogiste la gripe, el COVID o un catarro. ¿Qué es lo que más te apetecía hacer? Probablemente meterte en la cama durante unos días y descansar. Esto forma parte de la conducta de enfermedad, y es algo que tu sistema inmunitario provoca para que ahorres energía para que él pueda dedicarse a tu curación.

Además, el resto del organismo también se comunica con el sistema inmunitario: el cerebro tiene información que transmitirle, por ejemplo, sobre las condiciones ambientales; los músculos, el intestino, el tejido adiposo... se comunican con nuestras defensas.

No es que hablen por teléfono ni se mandan wasaps, aunque no estaría mal, ¿verdad? De hecho, más o menos así nos lo contaban en *Érase una vez la vida*, donde unos mensajeros de pies veloces llevaban rollos de papel con las instrucciones para cada situación. En el siglo XXI la conversación podría ser algo así:

Intestino: ¡Ey, chicos, dentro tengo un montón de comida! ¿Podéis poneros con lo vuestro?

Cerebro: YA LO SÉ. Sabía antes que tú que iba a haber comida. Dime, ¿ya estás lleno?

Intestino: Yo me noto lleno, pero me siguen metiendo más comida.

Sistema inmunitario: Voy a echar un ojo a ver qué es lo que tienes.

Hígado: Cerebro, ¿por qué el humano sigue llenándose de fructosa? Ya he fabricado mucha grasa y me siento como un fuagrás. Dile algo. Además, que esto no son horas, ¡hace mucho que se puso el Sol!

Cerebro: Lo siento hígado, ya sabes que aquí arriba somos varias partes y a algunas lo de la fructosa líquida les encanta, y comer de noche ni te digo. Estamos haciendo un maratón de Netflix.

Hígado: Ni Flix ni Flox. Esto no hay quien lo aguante. Voy a petar, y no mañana, ¡hoy!

Sistema inmunitario: Pues aquí hay más fructosa, cachos de gluten, un montón de azúcar y unas cosas que no sé muy bien lo que son, pero, por si acaso, me voy a inflamar un poco. No tienen buena pinta, ¿vale, cerebro?

Cerebro abandonó la conversación.

Sistema inmunitario: Vaya, ya le dio la niebla mental… Últimamente anda falto de energía.

¿Cómo se comunica el sistema inmunitario?

Las células del sistema inmunitario se comunican fundamentalmente de dos formas.

Una es **por contacto casi directo**. En su superficie, todas las células tienen diferentes **moléculas en su membrana**, las cuales pueden tener muchas funciones; una consiste en comunicar a las otras células quiénes son.

De la misma manera, cuando un guardia civil va de uniforme, los otros guardias civiles pueden saber a qué unidad pertenece y cuál es su jerarquía simplemente por el tipo de uniforme, las marcas del rango, los distintivos y las medallas. Esto mismo pasa de forma extensa en nuestra sociedad con los profesionales sanitarios, el personal de un supermercado, los jardineros..., que en muchos casos llevan uniformes que nos permiten saber a qué se dedican. Incluso en nuestro tiempo libre vamos uniformados, ya sea porque pertenezcamos a una tribu urbana, como los cada vez más escasos *heavies* o los ya casi pasados de moda hípsteres, o porque vivamos en una sociedad donde los vaqueros y la camiseta son los chivatos de «soy occidental». En consecuencia, por el aspecto podemos deducir mucho sobre otras personas.

Además de estas moléculas de la membrana, existen unas proteínas fabricadas por las células inmunitarias, entre otras, como el adipocito o las células del músculo, que permiten la comunicación entre las diferentes células. Estas proteínas se llaman citocinas o **citoquinas**, término que etimológicamente significa «sustancia que mueve a las células». Una citoquina determinada no puede actuar sobre cualquier célula, sino sólo sobre aquellas que tengan el receptor adecuado, de la misma manera que una llave maestra sólo abrirá aquellas cerraduras para las que esté adaptada. No puedes abrir las puertas del instituto de secundaria con la llave maestra del colegio de primaria e infantil del otro lado de la calle.

Así, diferentes células pueden fabricar diversas citoquinas, las cuales, a su vez, podrán actuar sobre unas células u otras.

Tabla 4. Clasificación de las citoquinas

Por su lugar de actuación:

- Endocrinas: a distancia
- Paracrinas: sobre otras células cercanas
- Autocrinas: sobre la propia célula

Por quién las produce:

- Músculos: mioquinas
- Hígado: hepatoquinas
- Tejido adiposo: adipoquinas
- Linfocitos: linfocinas
- Monocitos: monocinas
- Muchas células diferentes: interleuquinas, interferones, factor de necrosis tumoral

Por los receptores que activan

Por sus funciones

¿Qué tipos de citoquinas hay?

Podemos clasificar las citoquinas de diferentes maneras, como vemos en la tabla 4.

¿Qué hacen las citoquinas?

Sinceramente, resultaría más fácil preguntar qué es lo que no hacen, ya que cumplen cientos de funciones diferentes.

Por ejemplo, las interleuquinas, que quizá te suenen, se nombran con un número: IL-1, IL-2, IL-3, IL-4 y así sucesivamente. Nuestro genoma codifica para más de cincuenta interleuquinas diferentes (que se sepa). En la tabla 5 vemos algunas importantes, además de otras citoquinas de diferentes tipos. No es una lista exhaustiva, sino que sólo la incluyo a modo de curiosidad.

Es un follón, lo sé, no te lo niego.

Pues piensa ahora que cada una de estas proteínas es producida por un gen concreto, que se producen en muchas células diferentes y que actúan sobre otras, y que en cada sitio en el que actúa una citoquina puede tener funciones diferentes. Por otro lado, puede que existan alteraciones genéticas que provoquen que no se fabriquen de forma adecuada algunas de las citoquinas, lo cual puede condicionar una enfermedad genética.

Además, su producción también depende de aspectos como el estado de nutrición, la situación de la microbiota, que haya un ambiente inflamatorio en el organismo, la presencia de sustancias extrañas como los disruptores endocrinos o los metales pesados, o incluso nuestro estado de ánimo. Sabemos que las emociones positivas se relacionan con la producción de citoquinas con una función antiinflamatoria, y que las emociones negativas van a hacer que en una situación de inflamación se produzcan más citoquinas proinflamatorias. Por ejemplo, la soledad o el *bullying* pueden tener efectos muy negativos sobre nuestro sistema inmunitario. La disciplina que estudia el efecto de lo neuropsicológico en el sistema inmune se llama psiconeuroinmunología.

Muchos fármacos que actúan sobre el sistema inmunitario bloquean de forma muy específica algunas de estas sustancias.

Han supuesto un cambio importante en el tratamiento de enfermedades que antes eran difíciles de controlar; sin embargo, no van a la raíz del problema.

Tabla 5. Tipos de citoquinas y sus funciones

Interleuquinas:

- IL-1: activa a linfocitos y macrófagos, e induce fiebre e inflamación. En el hígado hace que se comiencen a fabricar proteínas de fase aguda.
- IL-6: también induce inflamación, fiebre y proteínas de fase aguda. Además, provoca que los linfocitos B se activen y empiecen a proliferar.
- IL-17: induce la producción de otras citoquinas proinflamatorias.
- IL-10: es una interleuquina «de buen rollo», habitualmente con funciones más bien antiinflamatorias y relacionadas con la inmunotolerancia.

Otras:

- Interferón alfa y beta: ambas estimulan la actividad antiviral.
- TNF-alfa: hace que los linfocitos T *helper* se diferencien al tipo Th17, activa a los neutrófilos (los hacedores de pus), produce inflamación en los vasos sanguíneos, provoca la producción de proteínas de fase aguda en el hígado y genera citotoxicidad sobre muchísimas células. Podríamos decir que es una de las moléculas reina de la inflamación. No es sorprendente, pues, que haya fármacos que se dirijan específicamente contra esta citoquina, proinflamatoria por excelencia.
- IFN-gamma: hace que los Th pasen al tipo Th1, que aumente la producción de un tipo de moléculas que se llaman MHC y activa a los macrófagos.
- TGF-beta: es otra de las citoquinas «de buen rollo» y participa en la inhibición de un exceso de inflamación.

Citoquinas hematopoyéticas: estimulan la producción de nuevas células en la médula ósea. Son sustancias como el G-CSF, que quiere decir *granulocyte colony stimulating factor*; es decir, generan la producción de más granulocitos.

Quimiocinas: son citoquinas que atraen a otras células. Son muchos tipos de sustancias diferentes con nombres de letras y números, como CCL2, CXCL1, XCL-1, etc.

Por ejemplo, aunque haya producción de TNF-alfa, la artritis reumatoide no es causada por ese TNF-alfa, sino que éste constituye el último paso de esa enfermedad. Antes de que aparezca la patología, tienen lugar otros fenómenos, como la existencia de una predisposición genética sobre la que actúan diversos factores ambientales, junto a una disbiosis tanto intestinal como oral, que finalmente llevan a la inflamación y a una respuesta autoinmune. Además del fármaco, ¿no sería mejor actuar también sobre las causas de la artritis reumatoide, es decir, sobre esos factores que han disparado la predisposición genética? ¡Pues claro que sí!

Otras sustancias importantes

Además de estas moléculas de señalización, hay otras muchas sustancias importantes para una buena respuesta del sistema inmunitario. Algunas de las más importantes son las que se indican a continuación, aunque en el vídeo profundizamos más sobre ellas:

- **Proteínas de fase aguda:** se producen en el hígado; son sustancias como la proteína C reactiva o la ferritina.
- **Histamina:** aumenta en las alergias. Tener mucha no es bueno, pero no tener nada sería incompatible con la vida por sus funciones en todo el cuerpo.
- **Sistema del complemento:** elimina bacterias (¡perforándoles agujeros!) y estimula la respuesta inflamatoria.

Vídeo: Otras sustancias importantes: proteínas de fase aguda, histamina y complemento

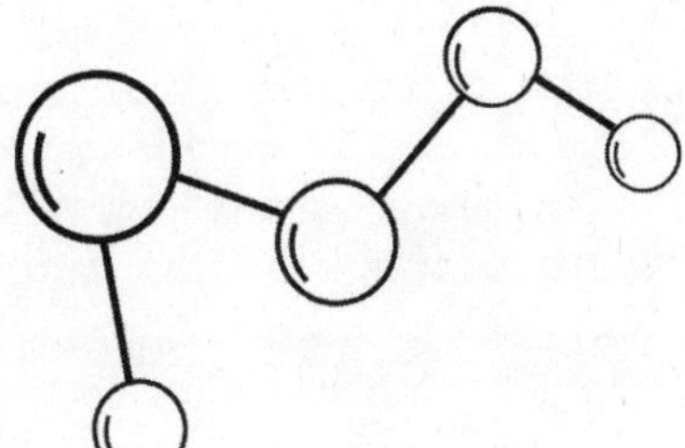

RESUMEN

- Las barreras son la primera línea de defensa del cuerpo humano. Que nuestra piel, intestino, boca... estén sanos y con una microbiota en equilibrio es importante para que el sistema inmunitario funcione correctamente.
  - —La producción de moco, saliva, lágrimas..., con cientos de sustancias defensivas diferentes, es una parte fundamental de esta primera línea de defensa.
- Hay muchas células diferentes en el sistema inmunitario, cada una con sus funciones, pero destacan:
  - —Los fagocitos, que comen microorganismos, células muertas y otras partículas.
  - —Los linfocitos, que son responsables de la memoria inmunológica y de la inmunidad adaptativa, que explicaremos a continuación.
- Las células del sistema inmunitario están presentes en muchos tejidos y órganos, en la sangre y en las barreras.
- Las células del sistema inmunitario se comunican entre sí y con otras células del organismo.

4

Acción inmunitaria

Trata de tener siempre una respuesta preparada, aunque poco después cambies de opinión.

RICHARD GRANT

RESPUESTA INMUNITARIA: DE LO INNATO A LO APRENDIDO

Ya hemos repasado las células, los órganos y algunas de las moléculas del sistema inmunitario, y sabemos cuáles son las fuerzas y cuerpos de seguridad de nuestro organismo. Pero aún no hemos hablado mucho sobre cómo nos defienden. ¿Cómo es la respuesta inmune? ¿Qué tipos hay? ¿Quién participa en cada una de las fases?

Las clasificaciones que hacemos los humanos en cualquier ámbito son siempre un poco artificiales, aunque nos ayudan a entender mejor el mundo. Por eso, en inmunidad hablamos de dos tipos diferentes de respuesta: la innata y la adaptativa. De la misma manera, los seres humanos realizamos muchas acciones innatas, como dormir, comer o hacer caca, y otras muchas que son aprendidas, como poner el despertador, cocinar o limpiarnos el culete con papel higiénico de tres capas troquelado con cachorritos y perfumado con aroma a flores.

Lo innato es rápido, y decían que desmemoriado

La primera respuesta es la **inmunidad innata**, que tienen todos los seres vivos en alguna medida, así como las plantas o las bacterias. Es una respuesta **rápida**, pues puede empezar a actuar en segundos. Se llama innata porque nacemos con ella. La respuesta que genera es **inespecífica**, es decir, que le da un poco igual el nombre y apellido del patógeno, ya que siempre va a actuar de una manera parecida. Esto se debe a que no reacciona ante sustancias concretas, sino frente a patrones moleculares parecidos en grupos enteros de microorganismos. Este tipo de inmunidad reconoce unas mil sustancias diferentes, lo cual es una variedad suficiente para protegernos de diferentes tipos de amenazas infecciosas.

Por ejemplo, las bacterias gramnegativas, como *Escherichia coli* o *Pseudomonas aeruginosa*, tienen una molécula que se llama LPS (lipopolisacárido). Pues bien, la parte innata del sistema inmunitario reconoce a ese LPS y responde de la misma manera ante cualquier bacteria con esa molécula. Como ya vimos, cuando un fagocito se encuentre con esa bacteria dirá: «¡Ey! Un bicho con LPS!». El fagocito «sabe» que el LPS es malo, por lo que se lo come, y también todo lo que venga con él (la bacteria entera); le da igual cuál es la bacteria.

Es como si de repente se pusieran de moda unos neumáticos muy chulos pero no homologados por dañar mucho el asfalto y por su llamativo color rosa fucsia, que trastorna al resto de los conductores. En cuanto la Guardia Civil de Tráfico viera un vehículo con neumáticos fucsia, lo pararía e impondría una sanción al conductor, ya fuera el supertuneador de la MTV, tu abuela o un narcotraficante. Su falta habría sido usar neumáticos no homologados, y el color fucsia es su seña de identidad.

Además de esta respuesta inmunitaria innata celular, también hay un componente humoral, es decir, sustancias diversas que nos defienden como, por ejemplo, el sistema del complemento (contra bacterias) o el interferón alfa (contra virus).

Hasta hace relativamente poco se decía que este tipo de respuesta inmunitaria no tenía memoria, es decir, que de una vez para otra el sistema inmunitario no se acordaba de que una bacteria patógena ya había aparecido para hacer el mal en otra ocasión. Sin embargo, ahora ya se habla del concepto **inmunidad entrenada**. Se ha comprobado que el sistema inmunitario innato sí puede mejorar su respuesta contra una nueva infección con un mismo patógeno o trozos de él. Es un descubrimiento reciente. Este entrenamiento sucede gracias a cambios epigenéticos y metabólicos, es decir, a cómo se expresan los genes de moléculas relacionadas con la respuesta inmunitaria innata. Así, las sucesivas respuestas frente a un patógeno serán mejoradas con respecto a la primera. Así pues, parece que esta inmunidad no es tan desmemoriada después de todo.

Lo adaptativo. «No es que sea rencoroso, pero tengo buena memoria»

El segundo tipo de respuesta es la **inmunidad adaptativa**, la cual no está presente en todos los seres vivos, sino que solamente los animales vertebrados estamos dotados de este sofisticado sistema. Consiste en una respuesta **específica** que además genera **memoria inmunológica**. Pero ¿esto qué significa?

Vayamos de nuevo con nuestro ejemplo benemérito. Imagina que hay un conocido narcotraficante, Olam Omisilam, violento y peligroso. La primera vez que lo pillen en una de sus fechorías, la Guardia Civil lo fichará, le cogerá los datos biométricos y todo lo demás. Luego, lo pondrán a disposición de la justicia y Olam quizá pase una temporada en la cárcel. Cuando salga, cada vez que la Guardia Civil se lo encuentre, podrán consultar su base de datos y sabrán perfectamente quién es él, aunque quizá tarden un rato en coger los datos y realizar la consulta. En un sistema judicial garantista no podrán detenerlo si no vuelve a delinquir, pero desde luego que lo reconocerán. El sistema inmunitario, en cambio, no es garantista con los malos.

La inmunidad adaptativa tarda unos días en ponerse en marcha. Cuando llega el patógeno, primero se producen fenómenos de la inmunidad innata, la primera en ponerse en marcha. Más tarde, las células de la inmunidad adaptativa, los linfocitos, entran en acción y participan de las defensas frente al patógeno hasta que éste es aniquilado, si todo marcha bien, lo cual no siempre se consigue.

En este proceso habitualmente se producen **anticuerpos**, unas proteínas específicas para una parte muy concreta del microorganismo que se llama antígeno. Los anticuerpos también se denominan inmunoglobulinas, y están en la sangre, en las secreciones como el moco intestinal, la saliva o el semen, y en el líquido entre las células.

Los anticuerpos nos protegen de diversas maneras. Por ejemplo:

- Reconocen y neutralizan a los antígenos.
- Activan al complemento (recuerda, eso que, por ejemplo, puede hacer agujeros en las bacterias).
- Activan a las células comedoras (los fagocitos).

¿Qué es un antígeno?

Aquí aprovecho y te cuento lo que es un **antígeno**, porque será un concepto importante a lo largo del libro. El término antígeno está compuesto por *anti-*, que significa «opuesto», y *geno*, que quiere decir «generar». Pues ya está: un antígeno es algo que genera oposición.

Un antígeno es, dicho de una forma muy simplista, **cualquier sustancia que pueda ser reconocida por los receptores del sistema inmune adaptativo y, de esa manera, generar una respuesta contra ella**. Clásicamente, se han considerado antígenos a las sustancias que provocan la formación de anticuerpos, pero esta definición moderna es algo más amplia.

Por ejemplo, la espiga o proteína S del SARS-CoV-2 es un antígeno, un trozo de un polen es un antígeno y el azúcar Neu5Gc presente en la carne de mamíferos también es un antígeno. Nuestras propias células tienen un montón de componentes que son antígenos propios, pero el sistema inmune no reacciona contra ellos en condiciones normales, porque ha desarrollado tolerancia a su presencia. Para el buen funcionamiento del sistema inmunitario es necesario que éste sepa:

- Reconocer los patógenos y toxinas como antígenos extraños y malos.
- Reconocer otras sustancias de fuera como antígenos extraños pero inofensivos, como el polen o la comida.

- Distinguir las propias estructuras del cuerpo como antígenos propios y buenos.
- Identificar cuándo un antígeno propio se ha vuelto malo, como sucede en el cáncer.

Ejemplo

Cuando nuestro cuerpo es invadido por un virus, por ejemplo, el famoso SARS-CoV-2, pone en marcha muchos mecanismos de defensa. Pero ¿cuáles son los de la inmunidad adaptativa?:

- La **activación de los linfocitos T**, que básicamente matarán a las células infectadas, además de echar una mano a los linfocitos B.
- Los **linfocitos B se transforman en células plasmáticas y comienzan a fabricar anticuerpos**, que inicialmente son de tipo IgM. Pasados unos días, también se fabrican otros tipos de anticuerpos, que se llaman IgG e IgA.

Si todo funciona bien, la respuesta es exitosa y se controla la infección.

Para saber más...

- Los anticuerpos de tipo IgM nos hablan de una infección relativamente reciente. En cada infección duran un tiempo variable.
- Los IgG, en cambio, aparecen más tarde y pueden permanecer durante años.
- Los anticuerpos de tipo IgA se secretan en las mucosas, donde estarán prestos a actuar si el virus vuelve a intentar entrar.
- Estos anticuerpos se fabrican contra diferentes tipos de antígenos del virus. En el caso del SARS-CoV-2, la infección genera anticuerpos contra las proteínas S, N, M y E del virus.

Que los anticuerpos no sean detectables en un momento determinado en una analítica de sangre, sea contra este virus o contra otros patógenos, no quiere decir que no haya inmunidad adaptativa contra ese patógeno. Esta **inmunidad adaptativa de tipo hu-**

moral es sólo una parte de la respuesta inmunitaria. Además, hay una **inmunidad celular, los linfocitos, que tras un primer contacto se transforman en células memoria**, de tipo tanto linfocito T como B, que recuerdan su contacto con el virus (o el bicho que sea) y la próxima vez que se expongan a él actuarán mucho más rápido.

Cada uno de estos linfocitos es específico para el patógeno concreto contra el que se ha programado. Nuestro cuerpo tiene la capacidad de tener memoria inmunológica contra millones de antígenos diferentes; sin embargo, no está fabricando anticuerpos constantemente contra todos ellos.

Los anticuerpos no son una proteína mágica que nos cure de todos los males, ya que también hay anticuerpos que no sirven de mucho. Piensa en la hepatitis C, por ejemplo. Ahora ya la podemos curar con modernos fármacos antivirales, pero la persona curada se quedará para siempre con los anticuerpos contra esa hepatitis C. ¿Significa eso que no se puede volver a infectar por este virus? Por desgracia no, pues esos anticuerpos no protegen frente a una infección. En realidad, lo mismo sucede con otros muchos virus: no todos los anticuerpos son neutralizantes. En el vídeo te cuento más cosas sobre los anticuerpos, como, por ejemplo, qué es eso de «neutralizante». En la tabla 6 verás los tipos generales de anticuerpos que hay.

Vídeo: ¿Cómo son los anticuerpos?

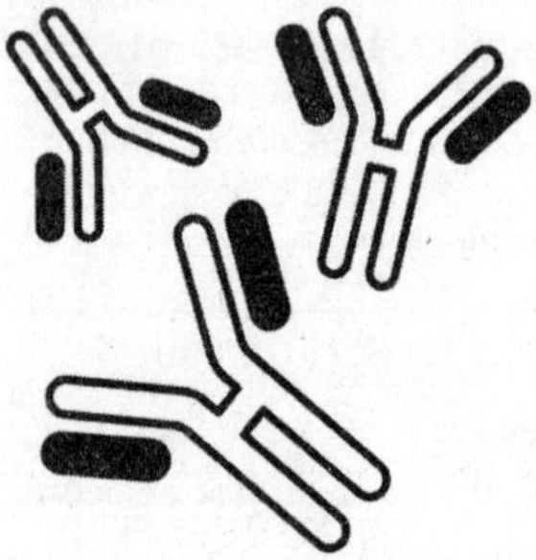

Tabla 6. Tipos de anticuerpos

Nombre	Características
IgA	Se encuentra en mucosas y secreciones Protege frente a la colonización por patógenos
IgD	Es parte del receptor del linfocito B y donde se une el antígeno para activar al linfocito B Activa a basófilos y mastocitos
IgE	Protege de los parásitos Aumenta en las alergias
IgG	La más abundante en la sangre Puede cruzar la barrera placentaria
IgM	Puede estar en la sangre o en los linfocitos B Aparece en primer lugar en la respuesta inmune adaptativa

Por eso, hay virus como el de la hepatitis C o el VIH para los que aún no hemos sido capaces de desarrollar vacunas eficaces. Las vacunas no hacen milagros, sino que estimulan a nuestro sistema inmunitario para que haga lo que sabe hacer, esto es, fabricar anticuerpos y generar células memoria. Pero si nuestra respuesta inmunitaria no es capaz de deshacerse de la infección, por mucha vacuna que metamos, será difícil que consigamos una respuesta eficaz frente a ese virus.

Confío —y todos los que nos dedicamos a esto lo hacemos— en que algún día se desarrolle una vacuna verdaderamente eficaz y protectora frente al VIH, pero está costando mucho más tiempo, dinero y esfuerzo de lo que se pensaba en la década de 1980, sin hablar de las vidas humanas que se han perdido por el camino.

Vídeo: Tipos de inmunidad adaptativa

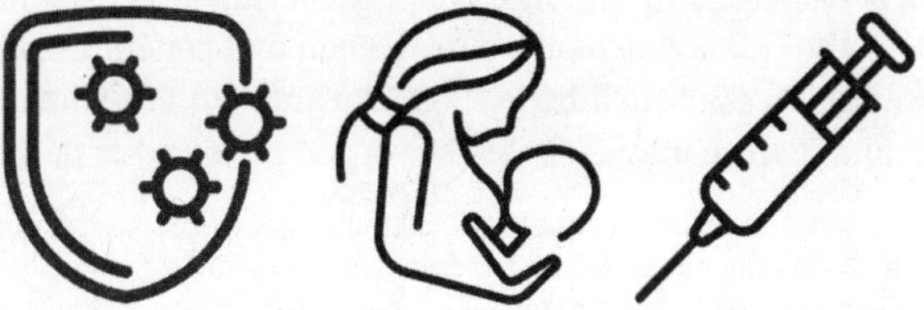

EL PASO DE LO INNATO A LO ADAPTATIVO

En el capítulo anterior te hablé de un montón de células, pero recordemos ahora unas muy concretas, las **células presentadoras de antígenos**, que actúan de puente entre la inmunidad innata y la adaptativa. Recuérdalo: son como el agente de la Benemérita que se lleva las huellas dactilares de un criminal a la Unidad Central Operativa y se las enseña a los agentes de esta unidad especializada.

En el sistema inmunitario, los linfocitos B son capaces de reconocer directamente a los diferentes antígenos; sin embargo, los linfocitos T, aunque tienen un receptor, necesitan que venga otra célula y les muestre los bichos, los trozos de polen o de comida, o lo que corresponda.

Imagina, por ejemplo, que viene un patógeno que es fagocitado por una célula dendrítica. Pues bien, esa célula dendrítica se come al bicho y lo descompone en trozos. Luego, coge algunos de esos trozos y los une a las proteínas propias fabricadas por esa célula. Esas proteínas constituyen el denominado sistema de los antígenos leucocitarios humanos (HLA).*

Así, va el cacho del bicho con su trozo de proteína HLA de la célula y sale a la membrana. Entonces, se encuentran el linfocito T y la célula dendrítica, y esta última le dice al linfocito T: «Mira lo que me he encontrado por ahí, ¡un bicho malo!». Según como sea la genética de la persona, así será su sistema HLA, y esto modificará la manera en la que el linfocito T responda a ese trozo de bicho (figura 11).

Por ejemplo, hay gente que es muy buena respondiendo frente a la bacteria de la peste. En estos casos, la célula dendrítica le enseña el trozo de la bacteria de la peste al linfocito T y la acompaña de una proteína propia con la que le dice: «¡Ozú! Mira qué bicho más malo tenemos aquí. Cárgatelo cuanto antes». Y entonces se monta la respuesta inmunitaria que salva la vida de la persona.

Pero ahora imagina a otra persona con una genética distinta. En este caso, la célula dendrítica le dirá al linfocito T: «Mira lo que tengo aquí. Parece malo, pero no sé yo, a lo mejor no es para tan-

* Se codifica por una familia de genes denominada complejo mayor de histocompatibilidad (CMH), que en los seres humanos está ubicado en el cromosoma 6.

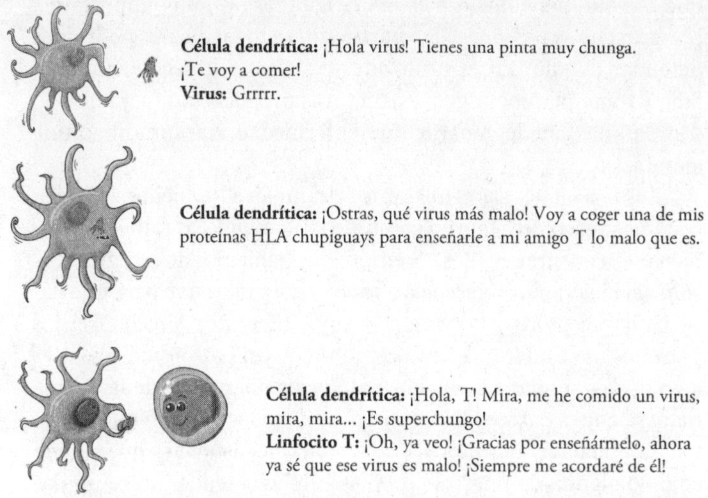

Figura 11. Sistema HLA y presentación de antígenos. © Axier Uzkudun.

to... Bueno, tú verás lo que haces». Y fin, aquí se acabó la historia, porque la persona muere de la peste.

Por eso nuestra genética determina en gran medida que podamos defendernos mejor o peor contra ciertos patógenos. El sistema HLA determinado genéticamente nos da una protección determinada contra diferentes patógenos.

Además, el sistema HLA presenta al sistema inmunitario trozos de nuestras propias células o, por ejemplo, las de un trasplante de órgano.* Este sistema es el que dice: «Esto es mío» o «Esto es extraño».

INFLAMA Y RESUELVE

¿Cómo saben las células del sistema inmunitario que algo es malo?

Imagina que a tu cuerpo entra un patógeno cualquiera. Lo primero que tiene que hacer el sistema inmunitario es RECONOCER

* La compatibilidad de esos sistemas entre donante y receptor es lo que se busca en las donaciones de órganos.

que eso que tiene delante es malo. Esta fase es muy importante, porque si no se reconoce algo patógeno como tal, no nos podremos defender de ello. En cambio, si este sistema de reconocimiento falla y toma por enemigo a estructuras propias o de fuera que no son dañinas puede generar una enfermedad autoinmune o una alergia.

Los fagocitos, esas células que se zampan a los bichos, lo hacen con unos receptores que en conjunto se llaman PRR (aunque también están en otras células). Siempre que hablamos de receptores es como si hiciéramos referencia a la cerradura que sirve para una llave. Estos receptores son de muchos tipos diferentes* y reconocen los patrones moleculares de los patógenos.** Un patrón molecular es algo que es similar en muchos patógenos diferentes, de la misma manera que se parecen los neumáticos de todos los coches.

También hay receptores que reconocen sustancias que surgen cuando alguna de nuestras propias células o tejidos sufre un daño.*** Si hay un tejido lesionado, como le pasó a Gurf cuando se hizo el esguince, el sistema inmunitario necesita enterarse de que hay un daño, inflamarse, limpiar la zona lesionada y luego repararla.

Los linfocitos también pueden reconocer a los patógenos. Los linfocitos B tienen en su membrana unos anticuerpos que van a reconocer a diversos antígenos, mientras que los linfocitos T, en cambio, y como te he comentado, lo tienen un poco más difícil, pues necesitan que otras células les enseñen trozos de los bichos malos y les digan lo que son (figura 12).

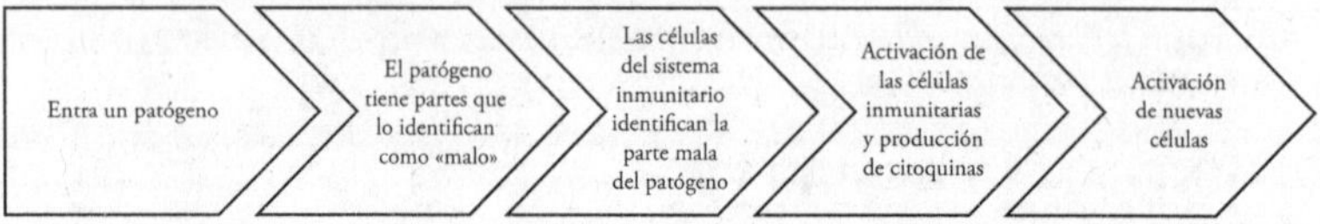

Figura 12. Reconocimiento de los patógenos y activación del sistema inmunitario.

* Tienen nombres como *toll-like receptor*, *NOD-like receptor* o receptor de la manosa, por comentar sólo algunos.

** Que se llaman *Pathogen Associated Molecular Patterns* (PAMP).

*** Estas moléculas se llaman *Damage Associated Molecular Patterns* (DAMP).

Una vez que el sistema inmunitario comprueba que se enfrenta a algo peligroso, se produce la activación de diversas células y la producción de diferentes tipos de moléculas. Y a continuación se despliega todo un conjunto de acciones defensivas.

La inflamación

Una de las acciones defensivas es la **inflamación**, un proceso inespecífico en el que se suceden diversos fenómenos cuyo fin último es destruir al patógeno, o lo que sea que haya provocado el daño, y evitar en la medida de lo posible su expansión más allá del punto de entrada.

La **inflamación se puede poner en marcha por diferentes tipos de agresiones**, no sólo por los microorganismos patógenos, aunque éstos sean el ejemplo típico. Por ejemplo, el frío o el calor pueden provocar inflamación, así como la picadura de un insecto o una toxina. Piensa en cómo se te pone la piel tras una picadura de mosquito o de avispa.

Los traumatismos (como un esguince o una fractura) también provocan inflamación, al igual que la presencia de cuerpos extraños, como cuando me clavé el pincho de zarzamora. Me acuerdo de un señor que se cayó encima de una chumbera intentando alcanzar una de sus frutas. La chumbera es un tipo de cactus y su fruto, el higo chumbo, está muy rico, pero como todos los cactus tiene muchos pinchos. Pues bien, ese pobre hombre se clavó cientos de ellos, se hizo tropecientas heridas pequeñas y muchas de ellas se inflamaron de forma notoria. El hombre estuvo con fiebre y dolores una semana. Huelga decir que no ha vuelto a comer higos chumbos desde entonces.

La falta de flujo sanguíneo en un tejido o la presencia de sustancias propias como el ácido úrico en las articulaciones en la gota también son inflamatorias. Y sí, los estresores psicosociales nos inflaman.

Y, claro, no nos podemos olvidar de la disbiosis, el desequilibrio de la microbiota. Aunque no se trata de una infección, igualmente se produce una respuesta inflamatoria, aunque sea de bajo grado.

¿Qué sucede cuando se produce una inflamación? La respuesta inflamatoria siempre es la misma, independientemente del tipo de estímulo que la provoque. Aunque sea ahora, con la ciencia moderna, cuando conocemos bien los sucesos celulares y moleculares que tienen lugar durante una inflamación, su conocimiento no es algo reciente.

Ya en la Antigüedad, tanto los egipcios como los chinos y los médicos grecorromanos conocían bien este fenómeno, y describieron claramente los signos clásicos de la inflamación, que antiguamente eran cuatro: tumor, rubor, calor y dolor.

El **tumor** hace referencia a la hinchazón de la zona inflamada. Piensa en cómo se pone un tobillo con un esguince. Hinchadísimo, ¿verdad? Pues eso es el tumor, y se debe al aumento de líquido intersticial, el que está entre las células.

El **rubor** es como se designa al enrojecimiento. Quizá no siempre sea muy aparente, pero la próxima vez que te cortes con un cuchillo mientras cocinas (¡ten cuidado!, no quiero que te pase), fíjate en cómo la herida se pone roja rápidamente. Esta coloración tiene que ver fundamentalmente con la vasodilatación. Los vasos sanguíneos de una zona inflamada aumentan de diámetro para que llegue más sangre con células que echen una mano en el proceso de la inflamación. Además, se produce un aumento de la permeabilidad de esos vasos, lo que significa que las uniones entre las células del vaso se hacen más laxas y a las células y las moléculas de la sangre (y al líquido) les resulta más fácil salir de dentro del vaso. Y, claro, como hay más sangre, **aumenta la temperatura** de la zona inflamada.

En cuanto al **dolor**, se debe a la liberación de diferentes sustancias que estimulan a los receptores del dolor. Esto tiene un sentido evolutivo muy obvio, para tener cuidado con la zona inflamada y prestarle atención. Es nuestro propio cuerpo el que nos dice: «¡Eh! Aquí algo no va bien, haz algo al respecto».

Sentir dolor ante una lesión aguda es muy importante para asegurar nuestra supervivencia. Y si no, piensa en las personas diabéticas que tienen problemas de riego en sus piernas y que además sufren de un daño nervioso y no captan el dolor de una herida en la planta del pie o entre dos dedos. Como no les duele y no se enteran de que ahí hay un problema, no se tratan la herida, que se puede infectar e incluso llegar al hueso. En casos extremos, esta situación llega a ser causa de amputaciones. Así que sí, la existencia del dolor tiene todo su sentido. Y en las lesiones agudas también es lo que nos permite modular la utilización de la parte dañada.

Hoy, gracias al médico y patólogo Virchow, además hay un quinto signo, que consiste en la **alteración de la función** de la parte inflamada. Si te haces un tajo importante en un dedo mientras preparas la cena, ya tienes una excusa para no fregar los platos: «Mira qué dice el señor Virchow, que mi dedo inflamado hace que haya perdido la función y, por tanto, no puedo fregar».

A todo esto, Virchow fue uno de esos científicos que nos aparecía en los estudios de Medicina cada dos por tres. Se le considera el fundador de la patología moderna y también de la medicina social, al comprobar que un brote de tifus se debía a las nefastas condiciones en que vivían las personas que sufrían de esta enfermedad. Además, fue quien pensó por primera vez que las enfermedades empiezan en las células. No recibió el Nobel de Medicina en ninguna de las tres ocasiones en las que estuvo nominado, pero lo merecía.

No es que acertara en todo, pues no pensaba que las bacterias pudieran provocar enfermedades, y la teoría de Darwin de la selección natural tampoco le convencía mucho. Tuvo como alumnos a personajes como Robert Koch, el de los postulados, y a Edwin Klebs, quien dio nombre a la bacteria *Klebsiella*.

Sopa inflamatoria

En definitiva, la inflamación es eso que está rojo, hinchado, dolorido, caliente y además no funciona bien. Es fácil de entender si pensamos en un esguince de tobillo, un flemón dental o un corte cualquiera, pero ¿pasa lo mismo dentro del cuerpo?

Sí, aunque no los veamos, los fenómenos celulares y moleculares que tienen lugar son los mismos. Aparecen un montón de células de la inmunidad innata, que se activan y fabrican sustancias que participan de esa inflamación, cada una con sus funciones: desde la fagocitosis que ejercen los neutrófilos hasta un suceso conocido como **estallido respiratorio**. Cuando los fagocitos se activan, captan un montón de oxígeno que genera algunas sustancias como las que comentábamos cuando hablábamos de los neutrófilos, los hacedores de pus: agua oxigenada y lejía, por ejemplo, además de óxido nítrico.

Además, se produce un daño de las células propias, ya sea por el agente dañino en sí o por la inflamación aguda. Pero también se produce algo interesante: las membranas de las células dañadas liberan ácido araquidónico, una molécula de grasa precursora de los **eicosanoides**, unas sustancias que generan los fenómenos de la inflamación aguda, como el dolor; son como hormonas inflamatorias locales.* Luego veremos cómo algunos fármacos impiden la producción de algunas de ellas para contrarrestar la inflamación.

Otras moléculas que aparecen son la anteriormente mencionada **histamina** y la **serotonina**. Esta última es más conocida por ser el neurotransmisor de la felicidad, además de tener cientos de funciones fuera del cerebro. Las plaquetas están cargaditas de serotonina, y la liberan cuando acuden a la zona inflamada. A todo este mejunje se unen las citoquinas, además de las proteínas del complemento, las de la fase aguda, etc.

Como puedes ver, se forma una verdadera **sopa inflamatoria**, donde encontramos tejido propio dañado, bichos en proceso de muerte y destrucción (o multiplicación si van ganando ellos la lucha), células inflamatorias y un montón de moléculas. Es un verdadero campo de batalla en miniatura. Es el equivalente en nuestro organismo a algo como los atentados del 11-M, el volcán Cumbre Vieja de la Palma o la respuesta frente al COVID. Acuden efectivos del ejército, la Guardia Civil, la Policía Nacional, la Policía Local, los bomberos, el SUMMA y todo el que pueda ser necesario, y hacen todo lo posible para minimizar el impacto de la catástrofe, pero a veces sus vehículos pueden dañar el terreno.

Después de la batalla

Tras arreglar la causa de la inflamación, toca limpiar la zona y resolver la inflamación. Este proceso se llama **resoleómica** y es mucho

* Son sustancias como las prostaglandinas, los tromboxanos, los leucotrienos y las lipoxinas.

menos conocido que la inflamación. No se suele hablar de él ni de su importancia; sin embargo, resulta crucial. Una inflamación es dañina, y si dura mucho tiempo o se extiende de una forma amplia, puede acabar generando un mayor daño que el agente patógeno o la lesión inicial, por eso la inflamación aguda tiene que parar al cabo de un tiempo. Lo ideal sería que no durase más de 2-7 días, y que al cabo de un par de días ya se empezaran a manifestar los fenómenos de resolución de la inflamación y reparación de los tejidos.

Para ello es muy importante tener suficientes ácidos grasos omega-3 en el cuerpo para generar moléculas que contrarresten la inflamación. Además, el nervio vago, el rey del sistema nervioso parasimpático, tiene un efecto antiinflamatorio (por la vía colinérgica antiinflamatoria). Recuerda que este nervio también comunica el intestino con el cerebro de manera bidireccional.

Vídeo: Cómo sucede la resoleómica

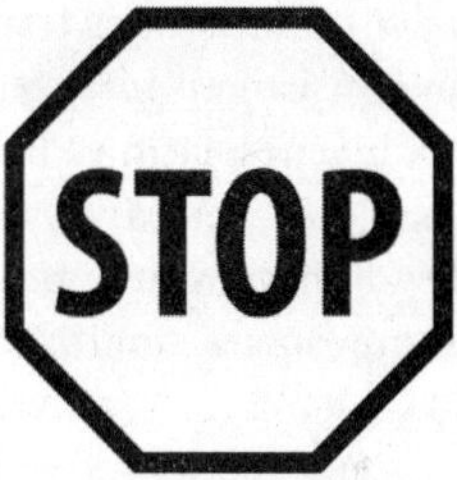

Cuando las cosas no van bien

Ahora llegamos al gran pero. Imagina que no hemos dejado que haya una potente inflamación, por ejemplo, en un esguince, porque nos hemos tomado fármacos que cortan la inflamación, como los **antiinflamatorios no esteroideos** (AINE) tipo ibuprofeno. Pues resulta que estos fármacos no sólo cortan parcialmente la inflamación, sino que también impiden que se produzcan de forma correcta los fenómenos resoleómicos.

Ahora fíjate que he comentado que hacen falta sustancias derivadas de los ácidos grasos **omega-3**. ¡Acabáramos! En nuestra sociedad tomamos muchos ácidos grasos omega-6, pero no los suficientes omega-3, y sin ellos no podemos fabricar las moléculas resoleómicas, las que resuelven la batalla inflamatoria.

Ante esta situación, bien podrías decirme: «No pasa nada, el vago, a pesar de su nombre, es el rey, así que seguro que por sí solo es capaz de resolver el embrollo». ¡Ojalá! ¿Sabes cómo tenemos el vago la mayoría de los ciudadanos de nuestras maravillosas sociedades industrializadas? Exacto, lo tenemos vago, o sea, un **vago** vago, **inhibido**. El estado de estrés crónico en el que vivimos nos deja un sistema nervioso parasimpático ramplón, que no funciona de manera óptima, y el sistema nervioso simpático, que resulta ser inflamatorio, gana la batalla.

Por otro lado, como veremos, el hecho de estar «un poco inflamados» de forma continua con la LGI (*Low Grade Inflammation*) provoca que tampoco nos inflamemos «bien» de forma aguda. Así pues, si la inflamación aguda no se produce como debe, no se resuelve como corresponde.

Y lo que no se resuelve por desgracia **tampoco se repara** como debería. La reparación consiste en intentar dejar el tejido en su estado inicial. Si se consigue, en latín se llama *restitutio ad integrum*. Pero para ello hay que fabricar cosas como colágeno, por mencionar una fibra fundamental en la reparación de los tejidos. Pero ¿sabes qué necesitamos para sintetizar colágeno? Mucha vitamina C y aminoácidos, además de grasas buenas y otros elementos. Te pregunto ahora: ¿crees que todo el mundo tiene los aminoácidos que necesita, suficiente ingesta de vitamina C, grasas buenas, vitaminas y minerales como para reparar un tejido lesionado? La respuesta es no.

Sabiendo todo esto, es fácil entender que, cuando alguien tiene una infección, no la resuelva bien; que cuando se lesiona, no se le arregle y que arrastre las consecuencias de la lesión durante meses o años; o que acabe con una inflamación crónica perenne en diferentes partes del organismo. No nos inflamamos bien, no resolvemos la inflamación crónica y tampoco nos reparamos. Y ¿cuáles son las consecuencias de esto? Pues todo lo que veremos en la segunda parte del libro. ¡Menos mal que podemos ver también todo lo que podemos hacer para echarle una mano a nuestro cuerpo!

¿Y la **tormenta de citoquinas**? Ahí sí que se produce una inflamación potente. Sí, pero descontrolada, pasada de rosca y muy peligrosa para la persona que la sufra.

En cuanto a la **inflamación crónica intensa**, no la de bajo grado, es una situación en la que, por un lado, hay daño tisular e inflamación, y, por otro, intentos de acabar con ella y de reparar el tejido. Esta inflamación persistente puede deberse a microorganismos, como sucede en la tuberculosis. También está presente en enfermedades autoinmunes como la artritis reumatoide, en la que las articulaciones se inflaman tanto que acaba por destruirse el cartílago. En otras situaciones, como el asma bronquial o la enfermedad inflamatoria intestinal, el mecanismo no es autoinmune, pero igualmente hay presencia de inflamación continuada.

La exposición a tóxicos de forma prolongada como, por ejemplo, la inhalación de asbesto o metales pesados, también puede producir una inflamación persistente más o menos intensa.

En la **inflamación crónica de bajo grado** no están presentes los signos clásicos de la inflamación. La obesidad y la resistencia a la insulina son situaciones con inflamación de bajo grado, aunque a menudo no la podemos detectar con las analíticas habituales ni tampoco están presentes los signos clásicos de ésta.

CONDUCTA Y SOCIEDAD: UN PASO MÁS EN LAS DEFENSAS

Ya estaría todo, ¿no? El sistema inmunitario son todas esas células, moléculas, ganglios y barreras que hemos revisado.

Pues no, porque hay algo más de lo que no se suele hablar cuando se habla de inmunidad: el sistema inmune conductual y la inmunidad social.

El sistema inmunitario gasta mucha energía cuando sufrimos una infección. Ya sabes, hay que montar la inflamación, generar pus, sintetizar un montón de proteínas... Además, por muy bien que funcione todo, hay infecciones que no se consiguen solventar.

¿Y si pudiéramos evitar las infecciones? Ello supondría un ahorro de energía impresionante para el organismo y reduciría el riesgo de morir o tener secuelas.

Para eso tenemos el sistema inmune conductual. El primero en exponer la teoría sobre esta inmunidad conductual fue el profesor de Psicología de la Universidad de Columbia Británica Mark Schaller. Este sistema sería algo separado y complementario a nuestro sistema inmunitario orgánico, además de complementarse con la inmunidad social. No es fácil distinguir si algunas conductas o actitudes son más propias de la conducta o lo social, pues, a fin de cuentas, somos seres sociales. La sociedad nos induce a tener determinadas conductas, y cómo nos comportamos en sociedad tiene efectos sobre nuestro devenir en cuanto a miembros de ésta.

Estas inmunidades, la conductual y social, no son algo exclusivo de los humanos. Antes de ver cómo se manifiestan en nuestra especie, veamos algunos ejemplos en animales.

Zum-zum abejita, corre corre hormiguita

El objetivo de cualquier especie en biología es perpetuar la especie. Por eso, **«nada en biología tiene sentido si no es a la luz de la evolución»**. Esta frase de Dobzhansky es de total aplicación también en la inmunidad, pues todo aquello que permite la supervivencia del individuo, su familia y la perpetuación de la especie será seleccionado de forma favorable para ser transmitido a través de las generaciones.

La inmunidad conductual y la social se han estudiado mucho sobre todo en los insectos sociales como las abejas y las hormigas. Las hormigas son unos insectos magníficos. Cada una tiene su papel bien definido y juntas cooperan para lograr un objetivo común.

Así, hay hormigas que recolectan la resina de las coníferas —contiene sustancias que las defienden frente a bacterias y hongos patógenos— para sus hormigueros, otras están especializadas en luchar contra las moscas parásitas, y las hormigas más grandes transportan hojas a sus espaldas. Además, parece ser que las luchadoras, más pequeñas, limpian las hojas de bichos antes de que llegue al hormiguero.

También hay especies de hormigas que detectan si un cadáver

de hormiga estaba infectado por una bacteria patógena y evitan acercarse a esos cadáveres si están fuera del nido. Es más, muchas especies, en cuanto detectan que hay un cadáver en el nido, lo sacan fuera y bien lejos para que no infecte a otros individuos; incluso disponen de «depósitos de cadáveres».

Por otro lado, en las abejas de la miel hay rasgos de conducta social que se pueden considerar como favorecedores de la inmunidad social.

Una es la poliandria, es decir, el hecho de que la abeja reina se aparee con muchos machos, lo cual dota a la descendencia de una diversidad genética que la hace más resistente frente a las enfermedades. El reparto de las tareas también tiene su sentido para proteger a la colonia. Las tareas se modifican con la edad: las abejas más jóvenes trabajan dentro de la colmena, cuidándola y limpiándola; más tarde pasan a ocuparse de la reina y las larvas, y hasta que no son mayores no salen a buscar néctar. Estas abejas mayores tienen poco contacto con las más jóvenes, con la intención de evitar la dispersión de patógenos traídos de fuera. Y aquí también hay abejas especializadas en ocuparse de los cadáveres.

Además, las abejas fabrican própolis, que tiene propiedades antiinfecciosas. Para ello mezclan la cera con sustancias antimicrobianas procedentes de la resina de las plantas. Asimismo, el néctar que recogen contiene muchas sustancias que combaten patógenos.

Otra conducta de las abejas es el *grooming*, que podríamos traducir como aseo o acicalamiento, que practican sobre sí mismas y sus compañeras. Y cómo no, si detectan larvas o pupas infectadas, las sacan rápidamente de la colmena y se deshacen de ellas. La fiebre social a la que recurren en ocasiones es otra forma de defensa frente a un hongo que puede infectar a las larvas. En última instancia, la comunidad entera puede abandonar la colmena si hay una infección que ponga en peligro su supervivencia.

En la naturaleza también podemos encontrar otros ejemplos similares, como las ratoncillas, que no se acercan a un ratón macho infectado con un parásito, o los chimpancés, que evitan el contacto social con otros chimpancés infectados por el virus de la poliomielitis (incluso pueden llegar a agredirlo).

El asco y la percepción de riesgos

> Las conductas humanas ligadas a la condición natural son, en el fondo, inmutables.
>
> Francisco Ayala

Los seres humanos también tenemos muchas formas de evitar las infecciones —ya sean reales o imaginarias— con nuestra conducta y normas sociales.

A nivel básico individual, la emoción que habría salvado a muchos de nuestros ancestros es el **asco**. Cuando un alimento huele mal o sabe peor, lo rechazamos gracias al asco, pues hay altas probabilidades de que ese alimento esté en mal estado, sea venenoso o peligroso. No es un sistema perfecto, ya que hay alimentos con alguna toxina sin un sabor especial y no todas las setas o plantas venenosas saben mal, pero como primera protección es bastante útil.

El asco va más allá de nuestra relación con los alimentos. Cuando una persona o cosa nos genera rechazo —incluso aunque no queramos confesar que nos da asco, porque quizá no es políticamente correcto—es porque nuestro sistema inmune conductual nos está induciendo ese rechazo.

Piénsalo ahora contigo mismo, sin enjuiciar. Imagina que vas andando por la calle, digamos por la Gran Vía de Madrid, la Diagonal de Barcelona, el Times Square de Nueva York o Los Campos Elíseos de París, o simplemente por una calle principal de tu ciudad más cercana, y ves a una persona con la ropa sucia, tirada en la calle y con aspecto de no haberse lavado el pelo ni el cuerpo desde tiempos remotos. Se rodea de sus escasas posesiones: una mochila de un color indefinido, una manta marrón con manchas y un cartel con el que pide dinero. ¿Qué emoción sentirías en primer lugar? ¿Te acercarías a esa persona? ¿Le darías un abrazo?

Cuando yo vivía en el centro de Madrid y me acercaba a Callao, cerca de uno de los cines solía estar tirado en la acera un hombre de edad indefinida: quizá tenía cuarenta años, o tal vez sesenta. Mantenía al aire una pierna con una úlcera enorme sobreinfectada, con pus. El aspecto era, con franqueza, asqueroso. La gente que pasaba a su lado lo ignoraba por norma general. Desde luego, nadie se le acercaba, aunque unos pocos le daban algo de dinero. A mí su úlcera me parecía tremebunda, y necesitaba curársela más pronto que tarde para no acabar con un problema más grave. La primera vez que lo vi me acerqué y le pregunté si quería que llamara a una ambulancia para que se lo llevaran al hospital y que se la curaran. Me miró con cara de trastornado y siguió diciendo una palabra que repetía constantemente (seta o algo así). No, no le di un abrazo, y me fui.

Cuando llegué a Madrid me perturbaba profundamente ver a las personas que viven en la calle. En Finlandia, al menos donde yo vivía, no las había, y en el pueblo donde residí en Murcia antes de trasladarme a Madrid tampoco. En Murcia capital, al menos cuando iba a la universidad, no había personas en la calle en la zona que yo frecuentaba.

La verdad es que la mayoría de las personas con aspecto sucio o desaseado no tienen ninguna enfermedad contagiosa, incluso la úlcera del pobre hombre tirado por Callao era un problema para él, no para los viandantes; sin embargo, nuestro cerebro, por si acaso, hace que rechacemos a las personas que inconscientemente catalogamos como «infecciosas». Incluso la xenofobia tiene, en parte, su base en el mismo fenómeno.

En el primer trimestre del embarazo hay un cierto grado de inmunosupresión para tolerar el feto, que a fin de cuentas en una mitad es «extraño» a la madre. En un estudio se observó que, en esos primeros meses de gestación, las mujeres tienen una tendencia exagerada a la **xenofobia** y el etnocentrismo. Por muy buena gente que seamos, esto viene de lo más hondo de nuestro sistema inmune conductual. Para nuestro cerebro las personas «exóticas» o claramente foráneas son potenciales portadores de patógenos extraños contra los que no tenemos inmunidad. Nuestro cerebro también cree que quizá tengan conductas propias de su cultura que facilitarían una transmisión de ciertos patógenos, por ejemplo, a la hora de preparar los alimentos, en cuestiones de higiene u otras conductas. En diversos estudios también se ha comprobado que, cuando una persona o grupo de personas se percibe como especialmente vulnerable a sufrir una infección, aumenta la xenofobia y el rechazo a la inmigración.

La **percepción de la vulnerabilidad** también condiciona nuestra conducta sexual y la elección de las parejas sexuales. Las personas que se sienten relativamente seguras y creen que no tendrían problemas aunque se infectaran de algo suelen tener conductas más promiscuas, y además eligen a parejas sexuales que también son promiscuas.

Por si todo esto no fuera suficiente, lo habitual también es escoger una pareja atractiva, limpia y que huela bien. Nuestro cerebro evalúa los riesgos y considera que es poco probable que ese fabuloso ligue del sábado noche sea portador de bichos indeseables. Lástima que esta percepción de riesgos no funcione tan bien, pues uno puede ser muy guapo y oler fantástico, pero la mayoría de las enfermedades de transmisión sexual son invisibles, como el VIH.

No es agradable pensar que podemos ser xenófobos de manera inconsciente, pero esto que he explicado es algo que hace nuestro cerebro desde hace milenios para mejorar nuestra supervivencia. Considero que está bien saber de dónde nos viene el asco o el rechazo hacia un alimento o persona, y luego, ya de manera consciente, podremos decidir mejor cómo actuar al respecto.

Si estás malo... descansa

> El arte de la medicina consiste en distraer a los pacientes mientras la naturaleza cura las enfermedades.
>
> Voltaire

Existen conductas determinadas por el sistema inmunitario, como la **conducta de enfermedad**, que es lo que hacemos cuando estamos enfermos, es decir, meternos en la cama, no salir de casa y descansar. Este comportamiento es normal, ya que, ante una infección, el sistema inmunitario produce una inflamación y genera esas citoquinas que hemos visto. La neuroinflamación y la carencia de energía provocan que no tengamos fuerza ni ganas de hacer nada.

Durante las últimas décadas hemos hecho cosas raras en nuestras sociedades WEIRD,* como ignorar los síntomas que nos inducían a «meternos en la cueva». Un catarro o una gripe no nos podían parar. ¿Faltar al trabajo por un catarro? ¡Nunca! Por lo que nos chutábamos lo que fuera: Paragrip, Stopcatarros, *sprays* nasales, antiinflamatorios... Cualquier cosa con tal de seguir el ritmo. Lo de contagiar el catarro o la gripe a todo quisqui era algo que se asumía sin más. Sin embargo, estábamos ignorando el sentido de la conducta de enfermedad en una infección o lesión aguda, que hace que ahorremos energía y que el sistema inmunitario pueda aprovechar esa energía y contribuir a la recuperación. Además, si tenemos una infección, permanecer aislado, sin contacto con otras personas, contribuye a no dispersarla.

Otro de los síntomas de la conducta de enfermedad es la falta de apetito, pues el sistema inmunitario no puede dedicarse a vigilar lo que entra por la boca cuando tiene que atender otros menesteres, así que eso de insistirle a un enfermo que coma sin apetito no tiene mucho sentido. Además, la mayoría toleramos un ayuno breve, de unos pocos días, que además puede acelerar la recuperación. Es mucho peor comer seis o diez veces al día, como llegaron a decir en una noticia en televisión como consejo a los infectados por COVID: mucho pan, galletas, natillas, rebozados, mermelada, azúcar, más pan... ¡y a todas horas! Es lo peor que se puede hacer si lo que se desea es recuperarse pronto.

Hoy en día, muchas personas sufren de los síntomas de la conducta de enfermedad sin una lesión o una infección aguda, esto es, falta de energía, dolores por todo el cuerpo, mareos, sensación de tener una temperatura demasiado alta o baja, ánimo abatido... A largo plazo, todos estos síntomas no ayudan a resolver el problema. Sin embargo, aparecen con mucha frecuencia, por ejemplo, en las enfermedades autoinmunes y en situaciones con inflamación crónica de bajo grado. Una cosa es quedarse en cama unos días por un problema temporal, y otra muy distinta, no tener fuerza ni para levantarse por la mañana desde hace meses o años.

* Término de la sociología que se refiere a las sociedades *western* (occidentales), educadas, industrializadas, ricas y democráticas. Además, *weird* significa «extraño, raro». El ser humano moderno es verdaderamente un animal muy extraño.

Lo social, ¿por encima de todo?

Además de esta conducta individual, como sociedad los humanos hemos desarrollado muchísimo el sistema inmune social. Pero ¿cuáles son sus manifestaciones?

En primer lugar, la **higiene**. Hemos llevado el aseo y el acicalamiento a unos niveles extraordinarios. Sin embargo, el concepto de lo que es bello y estético no siempre es necesariamente lo más adecuado en cuanto a la protección frente a las infecciones.

Desde luego que lavarnos las manos después de ir al baño y antes de comer es algo muy positivo. Cada vez que vamos al baño y nos tocamos los genitales, o si nos limpiamos la zona perianal (o sea, el culo), podemos tener gérmenes intestinales en las manos, por lo que está más que bien eliminarlos.

De la misma manera, cocinar con las manos limpias y en un ambiente higiénico evita llenar la comida de microorganismos. Y lavarnos con cierta frecuencia —no excesiva, para no dañar la microbiota— el cuerpo ayuda a mantener a raya a los microbios que podamos adquirir, sobre todo en los entornos urbanos.

Sin embargo, se ha llegado al extremo de considerar como «poco higiénico» el vello púbico, cuando es todo lo contrario. Este vello nos protege de algunas infecciones en la zona genital, a las que quedamos expuestos si lo eliminamos por completo. El blanqueamiento anal o la eliminación de los pelos de la hendidura interglútea tampoco nos sirven para protegernos de los patógenos; sin embargo, a la hora de elegir una pareja sexual hay personas que prefieren a una pareja con el ojete blanco y sin pelos, aunque ninguna de estas características exime de ser portador de una enfermedad infecciosa.

También hemos higienizado todos **los alimentos** de una forma extrema. Tanto es así que ya casi no consumimos alimentos fermentados. Antiguamente, la fermentación de los alimentos era una forma de conservarlos de forma prolongada y segura, cuando no había frigoríficos ni cadenas de transporte de frío. Esto nos ha llevado a un **empobrecimiento de nuestra microbiota**, y la pérdida de la diversidad de ésta es uno de los factores detrás de la prevalencia creciente de muchas de las enfermedades crónicas no transmisibles que sufrimos en las sociedades modernas industrializadas.

Asimismo, higienizamos las casas, los lugares donde trabajamos, las escuelas y los espacios de uso común, lo cual tiene su lado positivo, pues por donde pasan cientos o miles de personas es posible que pueda haber algún patógeno, y eliminarlos previene las infecciones. Hace milenios teníamos un contacto muy estrecho con un grupo pequeño de personas; vivíamos en una tribu con la que abrazarnos, reír, jugar y dormir. Hoy, a menudo tenemos contactos más bien superficiales, pero con cientos o miles de individuos. Muchos han perdido lo bueno de la tribu y se llevan lo malo del hacinamiento.

A la vez, hemos dejado de exponernos a los microorganismos beneficiosos presentes en la naturaleza. Además, con tanta higienización nos exponemos a diversas toxinas que no son beneficiosas para nuestra salud.

Otro ejemplo es el control de los alimentos y el agua. Hay organismos que regulan qué cantidad de distintas sustancias pueden tener los productos alimentarios. Así se evitan todo tipo de infecciones o intoxicaciones agudas, aunque no sirve para impedir la exposición crónica a productos como los aditivos, las micotoxinas, los metales pesados o los disruptores endocrinos.

> Nos hemos hecho muy buenos en evitar los peligros de la naturaleza, pero somos pésimos reconociendo como dañinas cosas que nosotros mismos fabricamos.

Como, por ejemplo, ocurrió con el insecticida DDT. Se usó a mediados del siglo XX para controlar las plagas de insectos como los mosquitos que transmiten la malaria o la fiebre amarilla, hasta que se comprobó que se acumulaba en las cadenas tróficas y que podía llegar a nuestros alimentos. Aun así, se tardó mucho tiempo en reconocer que hacía daño no sólo a los ecosistemas, sino también a nuestra salud. La talidomida también fue una catástrofe; sin embargo, aunque se sabía, se tardó años en retirarla del mercado. Y, más recientemente, muchos fármacos que han tenido más efectos adversos que beneficios han sido prohibidos años después de las primeras alertas sobre sus peligros.

Todo esto sucede porque la inmunidad social es modulada por las presiones industriales, políticas y económicas. Cuando se evalúa el balance riesgo-beneficio para usar un producto, fármaco, aditivo o sustancia, nos podemos hacer la siguiente pregunta: *Cui bono?* ¿Quién se beneficia de que se venda y utilice esa sustancia aunque existan dudas razonables sobre su inocuidad?

Si una gran corporación va a obtener beneficios importantes por mantener en el mercado un producto, los alicientes para retirarlo, aunque sea dañino, pueden ser escasos. Nuestra sociedad se ha hecho tan compleja que conocer cómo una determinada medida influye en nuestra salud puede ser difícil. Hay muchos premios en diversos formatos, sobre todo monetarios, para fomentar todo lo que es beneficioso económicamente para las entidades poderosas.

En cambio, los incentivos para potenciar las intervenciones (gratuitas y beneficiosas) para la salud de la población en general a menudo no se llevarán a cabo —o incluso se hará campaña contra ellas—, porque no sólo no reportarán ganancias para los representantes de los poderosos *lobbies*, sino que además podrían quitarles beneficios.

Macrohigiene

Además de la higiene individual y de los alimentos, que tiene sus aspectos positivos, en un sentido más amplio tenemos derivaciones de la misma, como los inodoros, las alcantarillas o el agua potable. Ya hemos visto que miles de personas mueren al día por gastroenteritis, lo cual se podría evitar en un alto porcentaje teniendo agua potable y separándola claramente de las aguas residuales. Recuerda *La vida de Brian* que he comentado en el capítulo 1, «Los romanos nos han traído las alcantarillas». Las **alcantarillas** han salvado millones de vidas humanas a lo largo de la historia.

Cuando en el Londres del siglo XIX construyeron su moderno y enorme sistema de alcantarillas (más o menos a la vez que el tren subterráneo, *The Tube*), fue porque esta ciudad estaba sufriendo miles de muertes por una epidemia de cólera. En aquella época pensaban que esta grave diarrea se debía a las miasmas, los vapores tóxicos que surgían del agua contaminada. Se comenzó con el encargo a raíz del Gran Hedor, un episodio terrible de pestilencia insoportable que hubo en el verano de 1858. El ingeniero Joseph Bazalgette fue el diseñador del alcantarillado que aún hoy se mantiene en uso y funcionamiento, y con ello salvó miles de vidas. Por cierto, es curioso, pero se empeñó en usar un tipo de cemento especial que aguantara bien el agua, en contra de la opinión de un montón de críticos. ¿Por qué será que la gente brillante y con un genio fuera de lo común a menudo es despreciada por la opinión de la masa coetánea?

¿Y qué decir de las vacunas? Las **vacunas** son otra forma de inmunidad individual, pero también social.

Aunque el mérito de la primera vacuna se atribuye a Edward Jenner, en realidad se sabe que ya en la antigua China (tan pronto como en el siglo VI a. C.) se practicaba la inoculación o aspiración vía nasal de costras de enfermos de viruela. El griego Tucídides también escribe sobre ello. Y una monja budista del siglo XI lo deja por escrito en *El tratamiento adecuado de la viruela*. Esta técnica, llamada variolización, era muy conocida en China, y llegó a Constantinopla por la Ruta de la Seda a finales del siglo XVII.

Luego fue Jenner quien, en el paso del siglo XVIII al XIX, se llevó el mérito, aunque noventa años antes que él, la británica lady Montagu practicaba ya esta técnica, aunque no consiguió vencer la desconfianza de la clase médica. Posteriormente, expediciones como la Balmis (entre 1803 y 1806) llevaron la variolización por el Nuevo Mundo para inmunizar a la población contra la viruela, aunque previamente fray Pedro Manuel Chaparro ya había implantado la misma técnica en Chile. En muchas de estas campañas se usaron niños, a menudo esclavos o huérfanos.

La palabra vacuna deriva de *vacca*, porque Jenner utilizaba el virus de la viruela de la vaca para inocular a las personas, aunque vista la historia, las vacunas bien podrían tener un nombre chino. El traductor de Google me dice que vacuna en chino se dice *yìmiáo*. Así que, ¿cómo lo diríamos?, *¿yimiaona?*

A finales del siglo XIX surgieron muchas vacunas, pues en aquella época la mortalidad por enfermedades infecciosas era elevada, derivada a menudo por las malas condiciones de vida, el hacinamiento y la desnutrición. El cólera, la rabia, el tétanos, la difteria o la tos ferina se llevaban a muchas personas por delante, niños incluidos. Y en el siglo XX el arsenal vacunal se fue ampliando.

Un experimento de inmunidad social a gran escala

> Puede ser que seamos títeres controlados por los hilos de la sociedad. Pero al menos somos títeres con percepción, con conciencia. Y tal vez nuestra conciencia sea el primer paso para nuestra liberación.
>
> Stanley Milgram

En el último par de años hemos sido testigos, aunque quizá muchos no se hayan parado a reflexionar sobre ello, de la inmunidad conductual y social en acción. Sin embargo, considero que en ciertos aspectos nos hemos pasado de la raya.

De nuevo se ha azuzado el miedo ante un agente infeccioso hasta provocar muchas conductas que no tienen sentido desde un punto de vista racional y científico. Pero si entendemos que ese miedo es un mecanismo de protección, podremos comprender mejor algunas conductas.

Por ejemplo, llevar mascarilla en medio del campo o en un pueblo cuando uno va paseando solo o con las personas con quienes convive no resulta útil para protegerse de un agente infeccioso respiratorio; sin embargo, en el último par de años muchas personas han hecho esto alguna vez o continuamente, queriendo u obligados, por miedo a una multa.

Esta conducta no tiene que ver con el sistema inmune conductual propio, pero sí con el social. Y en parte se relaciona con el miedo al rechazo o al castigo. Por otro lado, se nos ha inducido a creer que todas las personas con las que nos cruzamos están infectadas y que todas son un peligro para nuestra salud. Ahora, para nuestro cerebro, «el extranjero exótico» no es el único que nos puede infectar, sino que para él el resto de los seres humanos son portadores de patógenos, sea cierto o no.

Y esto incluye a nuestros propios familiares. Es cierto que, inicialmente, las medidas de distanciamiento se llevaron a cabo con la intención de proteger a los más vulnerables; y esta separación de abuelos y nietos, padres e hijos, tíos y sobrinos ha sido durísima para todos. Sin embargo, como seres sociales que somos, continuar con un distanciamiento físico generalizado durante mucho más tiempo de forma prolongada tiene también efectos secundarios.

Ahora, cuando escribo estas palabras, continuamos por la misma vía. Se nos hace creer que cualquier persona es un peligro biológico por un virus concreto, salvo si está vacunada, y simultáneamente se ignora la inmunidad natural adquirida por haber pasado la infección.

En este caso concreto, como estamos comprobando en tiempo real, el documento que acredita el estado de vacunación de una persona no permite averiguar si esa persona está «sana» o no. Este documento forma parte de un sistema de inmunidad social no basado en la ciencia, sino en condicionantes políticos basados en creencias no racionales. Este certificado dice lo mismo sobre la salud y la contagiosidad de la persona que el blanqueamiento anal o quitarse los pelos del ojete. O incluso peor, porque estas medidas estéticas a lo mejor ayudan a potenciar la vida sexual, pero el documento que comento en no pocos casos ha sido, por desgracia, una «licencia para contagiar».

Recordemos que nuestro sistema inmunitario biológico no está exento de errores: tenemos enfermedades autoinmunes, alergias, no solventamos bien todas las infecciones, no detectamos a tiempo todas las células tumorales cuando falla la inmunovigilancia y no reparamos adecuadamente todas las lesiones.

Entonces, ¿qué nos hace pensar, como sociedades o como individuos, que nuestro sistema inmune conductual o social es infalible? ¿No nos habrán inducido una especie de «enfermedad autoinmune» o «alergia» a nivel social? ¿O una tormenta de citoquinas que hace más daño del que pretende evitar? ¿O una inflamación de bajo grado? ¿O un «pus» social que acabará por reventar por algún lado?

RESUMEN

En definitiva, y a modo de resumen, tenemos:

- Una capa de protección social y conductual para intentar evitar infectarnos.
- En el ámbito de nuestro propio cuerpo:
  - Las barreras como primera línea de defensa.
  - La inmunidad innata —con la que nacemos—, que es inespecífica y rápida, y que parece que puede ser entrenada.
  - La inmunidad adaptativa, que es más lenta, pero específica, y tiene memoria.
  - Ambos sistemas tienen una parte humoral y otra celular.

En la figura 13 se muestra un esquema de esta parte biológica.

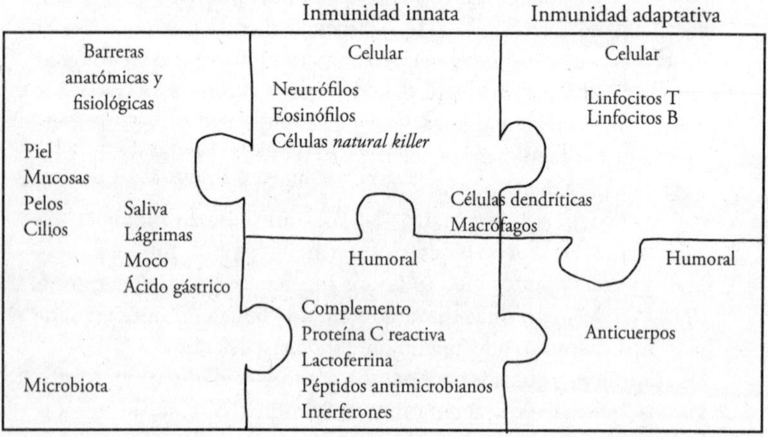

Figura 13. Resumen de la organización de las defensas.

5

Presos de la vida moderna

Respecto a las **enfermedades**, no repetiré las vanas y falsas declamaciones de las personas de buena salud contra la medicina [...] nosotros nos procuramos más enfermedades que la medicina nos proporciona remedios. La **extrema desigualdad** en el modo de vivir, el **exceso de ociosidad en unos y de trabajo en otros**, la facilidad de excitar y de satisfacer nuestros apetitos y nuestra sensualidad, los **alimentos tan apreciados de los ricos**, que los nutren de sustancias excitantes y los colman de indigestiones; la **pésima alimentación de los pobres**, de la cual hasta carecen frecuentemente, carencia que los impulsa, si la ocasión se presenta, a atracarse ávidamente; **las vigilias, los excesos de toda especie**, los transportes inmoderados de todas las pasiones, las fatigas y el agotamiento espiritual, los pesares y contrariedades que se sienten en todas las situaciones, los cuales corroen perpetuamente el alma: he ahí las pruebas funestas de que **la mayor parte de nuestros males son obra nuestra, casi todos los cuales hubiéramos evitado conservando la manera de vivir simple, uniforme y solitaria que nos fue prescrita por la naturaleza**.

JEAN-JACQUES ROUSSEAU, *Discurso sobre el origen y los fundamentos de la desigualdad entre los hombres*, 1755

No es signo de buena salud el estar bien adaptado a una sociedad profundamente enferma.

JIDDU KRISHNAMURTI

AH, CÓMO HEMOS CAMBIADO...

¿Te acuerdas de Gurf? ¿Nuestro amigo del Paleolítico que se torció el tobillo? De eso hace ya un par de semanas y ni se acuerda de lo que pasó. Ahora está más preocupado por la cagalera que cogió tras comerse unas frutas que sabían un poco raro. Gurfa, la mujer con la que suele retozar en la cueva en sus ratos libres, le ha preparado una decocción de hierbas que sabe a rayos, pero Gurf se fía de los conocimientos de su compañera. Una pequeña diarrea no podrá con nuestro héroe paleolítico.

Así transcurría la vida de nuestros ancestros, entre diferentes tipos de gérmenes en la comida o el agua, lesiones traumáticas y heridas de diversa consideración. A veces Gurf, Gurfa y la tribu entera pasaban hambre, y otras veces podían tener algo de sed. El frío y el calor se daban por sentado, pero afortunadamente el fuego y las pieles calentaban lo suficiente como para que no les diera una hipotermia, y las cuevas, otra cosa no, pero frescas son un rato cuando el calor aprieta.

Ahora, no nos tenemos que preocupar en nuestras cómodas sociedades WEIRD de la mayoría de los peligros que atormentaban al ser humano paleolítico. No necesitamos recorrer largas distancias para conseguir comida o bebida. El **agua** sale por el grifo, y si por un casual se nos acaba la **comida** en casa, podemos bajarnos una aplicación al móvil y pedir que nos traigan *pizzas*, *kebabs* o hamburguesas. Cosas que, dicho sea de paso, nuestros ancestros seguramente se hubieran comido con gusto a pesar de su extraño aspecto. Todos estos platos son muy apetitosos e hiperpalatables, para qué negarlo, tienen muchísima cantidad de energía y saben muy rico, por eso también nos cuesta dejar de comerlos.

En cuanto a la **temperatura**, la mayoría de nosotros vive en un confort térmico estable. En verano, nos emperramos en programar el aire acondicionado a 20 °C, y en invierno, cuando en la calle hace frío, la calefacción nos asegurará unos cálidos 25 °C. (Lo suyo sería que fuera al revés, si acaso.) Pasar frío o calor parece absurdo si podemos elegir una temperatura más agradable con sólo pulsar un botón de un mando a distancia, ¿verdad?

Tampoco solemos hacernos muchas **heridas** en el día a día, aunque sí hay (demasiados) accidentes laborales que pueden resultar mortales y los accidentes de tráfico aún se cobran un número de víctimas inaceptable. Pero, en general, en la mayoría de los barrios y pueblos no hay un león que nos quiera comer ni personas que nos den garrotazos. Nos podemos caer en una chumbera, como le pasó al señor que he mencionado antes, pero no es lo habitual.

Respecto a los bichos **patógenos**, no vamos a negar que nos dan algunos problemas, pero nada que ver con antaño. Ya hemos comentado cómo la higiene y las alcantarillas, además de la cadena de frío, el cocinado y los conservantes, hacen que sea más bien raro que nos infectemos con bacterias de la comida o el agua. Además, las vacunas nos protegen frente a muchos patógenos y los antibióticos curan infecciones que antes eran graves o incluso mortales.

Así, en el día a día, nuestro sistema inmunitario en general no tiene mucha necesidad de defendernos de nada extremadamente grave; sin embargo, tampoco le gusta estar ocioso. ¿Y sabes qué? Aunque no se active de manera aguda y potente con demasiada frecuencia, **está continuamente vigilando lo que nos entra** por la vía que sea. Lo que sucede es que los estímulos que lo activan son crónicos y en general poco intensos. Esto genera alteraciones en el funcionamiento del sistema inmunitario de baja intensidad de forma crónica. Ya te he hablado de ello, es la LGI o inflamación crónica de bajo grado, la cual está presente en muchas de las enfermedades que nos restan calidad de vida a los humanos modernos del siglo XXI, como veremos en el capítulo 11.

También es importante saber que **nuestro sistema inmunitario necesita una serie de elementos y condiciones para funcionar de forma óptima**, como, por ejemplo, muchos **micronutrientes.** Se sabe que los cazadores-recolectores modernos comen una gran variedad —cientos o miles— de especies de plantas, setas y animales. Así obtienen mucha diversidad de micronutrientes; no sólo vitaminas y minerales, sino también ácidos grasos de diferentes tipos, carbohidratos accesibles a la microbiota (MACs) y polifenoles. Los polifenoles son sustancias presentes en los alimentos de origen vegetal con nombres como epigalocatequina, resveratrol o miricetina. Habitualmente, los polifenoles dan el color a los alimentos vegetales y tienen múltiples beneficios para nuestra microbiota, así como también para nuestro sistema inmunitario. Los

MACs no son una hamburguesa, sino fibras prebióticas para nuestra microbiota.

En las sociedades WEIRD comemos poca variedad de alimentos, lo que provoca un déficit de muchos micronutrientes esenciales para el funcionamiento óptimo del sistema inmunitario. Por otro lado, pasamos poco tiempo al aire libre y nuestra exposición solar no es suficiente como para fabricar la vitamina D necesaria para nuestras defensas.

En definitiva, no es sólo que nuestro sistema inmunitario esté trabajando de continuo ante los estímulos perniciosos que ahora pasaremos a comentar, sino que además le falta la materia prima necesaria para llevar a cabo sus funciones de manera adecuada.

Y qué decir de la **disbiosis**, el desequilibrio de todas nuestras microbiotas: la intestinal, la oral, la gástrica, la de la piel, la urogenital... Nuestros microorganismos amigos sufren por nuestro estilo de vida, y los patógenos que forman parte de nuestra microbiota campan a sus anchas. Así pues, ¡más trabajo para el sistema inmunitario!

Pero ¿cuáles son los factores de la vida moderna que hacen que nuestro sistema inmunitario carezca de los elementos necesarios para funcionar de forma equilibrada, o que hacen que se active de una forma inflamatoria de manera crónica? Vamos a revisarlos brevemente. Básicamente son los mismos que nos producen disbiosis, que por sí misma también es perjudicial para el equilibrio inmunitario. Lo más interesante es saber cómo ponerles remedio, lo cual veremos en la tercera parte de este libro.

Esto que te he contado aquí lo exponen muchos científicos, como por ejemplo Egger, al que ya he mencionado antes (figura 14). La homeostasis es el estado de equilibrio al que nuestro organismo siempre intenta volver cuando se enfrenta a cualquier alteración.

ALIMENTACIÓN

> Qué logro tan extraordinario para una civilización: ¡haber desarrollado la única dieta que con seguridad enfermará a su gente!
>
> MICHAEL POLLAN

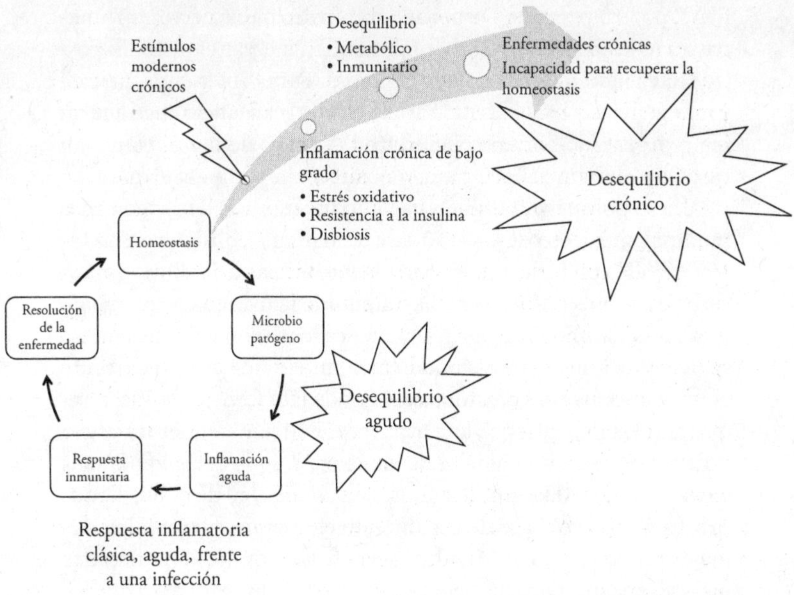

Figura 14. Teoría germinal de Egger de las enfermedades crónicas no transmisibles.
Fuente: Modificado de Egger, G., «In Search of a Germ Theory Equivalent for Chronic Disease», *Preventing Chronic Disease*, 9 (2012), p. 110301.

Resulta paradójico que, en esta época, en la que tenemos acceso a tantos alimentos que incluso tiramos toneladas de ellos cada año, padezcamos de hambre oculta por falta de micronutrientes, a la vez que estamos sobrealimentados. La mala alimentación está detrás de muchas enfermedades crónicas. Por ejemplo, se estima que en el año 2017 unos once millones de muertes se debieron a una alimentación inadecuada. La pandemia adiposa y la inflamación crónica de bajo grado están directamente relacionadas con una alimentación excesiva en energía y deficitaria en micronutrientes.

El típico día de una persona estándar de nuestra sociedad puede transcurrir así: se levanta por la mañana y toma leche de vaca desnatada y pasteurizada, junto con pan, galletas o cereales, y quizá un zumo y mermelada. A media mañana, con un hambre voraz, se come un sándwich o una barrita de cereales; quizá, con suerte, alguna fruta o un yogur. En la comida, pasta, pan o patatas, con un filete, pollo o pescado. De beber, un refresco o una cerveza. Y unas tristes hojas de lechuga iceberg pretenden alegrar el plato. El postre lácteo lleva más azúcar que otra cosa. Para la merienda, un café y más galletas u otra barrita. Para la cena, el cansancio hace que un plato preparado sea una opción fácil. Y antes de ir a la cama, un vaso de leche con galletas para «dormir mejor» remata el día.

Lo sé porque yo también hacía lo mismo. Hace muchos años mi desayuno, a eso de las 07.00 de la mañana, consistía en un tazón de café con leche, un bollo de leche, un par de galletas y unos cereales de bolsa. Apenas había empezado la mañana en el trabajo y ya tenía hambre otra vez. Cuando era médica residente, con un sueldo precario en una ciudad cara, mi comida más recurrente eran los macarrones con tomate, atún de lata y queso gouda, aunque parecía más plástico que otra cosa. Podía merendar un yogur —desnatado— o una barrita de cereales. Y en la cena comía más pasta, cereales o algo similar. También comía algo de pollo, verdura y fruta, pero la base de mi alimentación eran el trigo y los lácteos, para qué negarlo. Mi salud fue nefasta durante años, décadas incluso, en gran parte por comer así.

Si tú estás leyendo este libro, es muy posible que comas estupendamente. Tal vez hagas ayuno intermitente y quizá sólo comas dos o tres veces al día. A lo mejor no tomas trigo ni otros cereales, o si lo haces, no a todas horas. Puede que consumas pocos o ningún lácteo, o sólo los tomes fermentados de forma ocasional. Seguramente seas muy consciente de cuál es el patrón de alimentación más indicado para tu salud.

Más del 90 por ciento de la población come tres comidas al día y un 40 por ciento hace cinco comidas, y casi un 10 por ciento hace el resopón, esa segunda cena antes de acostarse que reparten también en los hospitales. En Estados Unidos, los ultraprocesados aportan el 70 por ciento de las calorías ingeridas por los niños. En España no estamos tan mal; aun así, según las encuestas entre un 24 y 37 por ciento de los alimentos que se comen son productos ultraprocesados, aunque hay grandes diferencias que dependen de determinantes socioeconómicos. Y en Latinoamérica el aumento del consumo de estos productos es galopante.

La pirámide de alimentación que aún se recomienda de forma oficial tiene un montón de feculentos en la base. Los cereales en sus múltiples formas, junto con la patata, son muy ricos sobre todo en hidratos de carbono, los cuales son ni más ni menos que **azúcares**, básicamente una glucosa detrás de otra. Esto sería tolerable si nos moviéramos mucho y lo gastáramos todo, pero no es el caso.

Pero ¿cuál es el problema de **comer muchas veces al día con mucha cantidad de hidratos de carbono**?

El principal problema es la **inflamación posprandial**. Como te comentaba, cada vez que se come se monta una pequeña respuesta inflamatoria, y muchos de estos alimentos con alta densidad de azúcares y pocos micronutrientes provocan una verdadera oleada de inflamación posprandial.

El otro problema de basar la alimentación en los feculentos es que se desplazan alimentos más ricos en micronutrientes. Si se come mucha pasta, pan y galletas, como aún se recomienda en muchos menús de entidades oficiales, se comen menos alimentos como verdura, fruta o setas.

Además, los **cereales** contienen prolaminas, unas proteínas difíciles de digerir para nuestro aparato digestivo. La prolamina más famosa y dañina es el gluten. Hay patologías directamente relacionadas con esta proteína, como la enfermedad celíaca y la sensibilidad al gluten no celíaca. E incluso en las personas no celíacas el gluten aumenta la permeabilidad intestinal.

Los **ultraprocesados** de forma amplia son uno de los elementos más dañinos de la alimentación de las sociedades WEIRD, pues contienen grandes cantidades de azúcar en diferentes formas, además de estar repletos de grasas trans y un exceso de omega-6 (esas grasas vegetales de origen incierto), y ambas son proinflamatorias. ¿Y qué decir de los aditivos? Los endulzantes y emulsionantes, por mencionar un par de los que suelen estar presentes en estos productos, dañan nuestra microbiota produciendo disbiosis.

Nuestro problema no es sólo lo que comemos, sino también lo que no comemos. El **embudo alimentario**, es decir, comer poca variedad de alimentos, provoca que muchas personas tengan **déficits de micronutrientes**. No es sólo por comer escasa diversidad de alimentos, sino que, además, en la actualidad muchos alimentos tienen menor densidad de micronutrientes que antaño, al igual que los tomates del súper no saben como los del pueblo. Por ejemplo, en un estudio se constató que hoy necesitaríamos comer ocho naranjas para obtener la misma cantidad de vitamina A que hace setenta años con una. El empobrecimiento de las tierras de cultivo y los cultivos intensivos tienen su contrapartida negativa.

En el estudio ANIBES de ingesta alimentaria realizada en la población española se ha comprobado que un alto porcentaje de la población no alcanza los requerimientos mínimos recomendados por las autoridades sanitarias de nutrientes como zinc, yodo y vitaminas C, A o E. Por otro lado, las recomendaciones diarias de ingesta de micronutrientes no están diseñadas para tener un organismo con un funcionamiento óptimo, sino para no sufrir una deficiencia grave, y tampoco tienen en cuenta las situaciones individuales; hay personas que, por ejemplo, tienen una mayor necesidad de vitamina C. Además, no conocemos la nutrigenómica o la nutrimicrobiómica de cada persona como para decir que a todos nos basta con 70 mg de vitamina C.

En los capítulos 13 y 14 hablaremos de la inmunonutrición y del efecto específico de diversos micronutrientes en nuestro sistema inmunitario. De momento, baste con decir que:

> Somos lo que la microbiota hace con lo que comemos
> y lo que luego absorbemos.

Esto, lejos de ser una mala noticia, en realidad es un mensaje de esperanza, pues podemos influir sobre lo que comemos. Podemos realizar una verdadera optimización nutricional para mejorar el funcionamiento de nuestro sistema inmunitario.

Por cierto, la buena alimentación comienza en la infancia. La leche materna, con sus cientos de especies de bacterias diferentes, los azúcares específicos para esas bacterias y todas las moléculas inmunomoduladoras que contiene, es el alimento por excelencia del bebé humano. Idealmente, la lactancia debería durar varios años, hasta que se empiezan a caer los dientes de leche. La leche materna programa el sistema inmunitario del bebé y también su microbiota. La leche artificial no puede emular las propiedades de la leche materna. Incluso nos han hecho creer que podría ser mejor, lo cual no es cierto.

SEDENTARISMO

La vida sedentaria es un arma de destrucción pasiva.

ANÓNIMO*

Hace algunos meses subí a mi Instagram una publicación. En una foto decía así: «Alucino pepinillos... cuando dicen "no camines tanto, que no hace falta"». Mi publicación venía a propósito de unas noticias en la prensa generalista en las que se afirmaba que con «caminar un poco» ya es suficiente para tener buena salud. ¡Qué indignante! ¡Qué flaco favor hacen este tipo de desinformaciones para la salud poblacional!

Somos una sociedad muy sedentaria. En España, según la Encuesta Europea de Salud del año 2020, sólo un 26,5 por ciento de las personas de más de quince años realizan actividad física regular en su tiempo libre. Y un 36,4 por ciento afirman directamente que son **«sedentarios» en su tiempo libre**.

Aun así, en otro estudio un poco más antiguo se concluyó que en España la gente se mueve más que en otros países. La media de pasos diarios de una persona que vive en España es de 5.963, mientras que la media mundial está un poco por debajo de los cinco mil **pasos diarios** (4.961). Ningún país de Latinoamérica está en el *top ten*.

Por supuesto que la media no es representativa de las conductas individuales, pues hay personas que dan sus diez mil, quince mil o incluso veinte mil pasos al día, con lo cual eso significa que hay otras muchas que no llegan ni al par de miles de pasos. Ahora, con los modernos relojes que muchos llevamos, sabemos el número de pasos diarios que damos o las horas que dormimos.

En el informe *Termómetro sobre el sedentarismo en España*, de la Fundación España Activa, se dice que casi la mitad de los españoles no practica ningún deporte ni se ejercita, y tampoco hace actividades como bricolaje, jardinería o baile en su tiempo libre.

* He buscado quién es el autor original de esta frase, pero no he encontrado la atribución. Si lo encuentras, ¡cuéntamelo!

El sedentarismo va más allá de no hacer ejercicio. Un día normal de muchas personas consiste en levantarse y desplazarse en coche o transporte público a su lugar de estudios o trabajo. Muchos trabajos (y desde luego la actividad en los centros educativos) implican estar sentados todo el día. El efecto pernicioso de las **horas acumuladas de sedestación** se podría contrarrestar con las pausas de estar sentado, pero no todos los jefes lo contemplarían con buenos ojos. En los colegios, eso de «alborotar a los niños» parece que da como miedo. Y al final de la jornada, de vuelta a casa para consumir ocio digital, mayoritariamente, de forma sedentaria. Y si a ello le sumamos las horas de dormir, ¿cuántas horas nos pasamos sentados o tumbados, y cuántas en movimiento o en posturas que no sean de descanso? Haz las cuentas un día.

Pero ¿sabes cuál es en realidad uno de los principales problemas de la contraposición dicotómica entre ejercicio y sedentarismo? Pues pensar que hacer ejercicio es una intervención o un tratamiento preventivo o terapéutico. ¡No es así! El ser humano activo, el que se mueve, el que hace ejercicio, debería ser el sujeto de referencia. El sedentarismo es lo anormal, no la posición de partida con la que nos debemos comparar.

Esta paradoja ha llegado hasta el punto de que a menudo se olvidan las adaptaciones fisiológicas que tiene un sujeto entrenado. Por ejemplo, la bradicardia sinusal de los deportistas es normal; sin embargo, a algunos se les realizan estudios complementarios por ese motivo.

¿Y cuando te duele algo con determinada actividad deportiva? Por ejemplo, si cuando sales a correr te duele la rodilla, el pie o la cadera, entonces te dicen que no corras o que correr es muy agresivo. En la prensa generalista he llegado a leer artículos titulados como «Si tienes más de cuarenta (años), ¡no hagas estos ejercicios!», refiriéndose a movimientos como los *burpees* y los *jumping jacks*.

Ante este tipo de publicaciones me indigno profundamente y exclamo: «¿Pero qué c****o me estás contando!».

El ser humano necesita una dieta variada de movimiento: saltar, correr, andar, tirarse por el suelo, nadar, trepar... ya sea en el campo, el bosque, el mar o la montaña. Estamos hechos para movernos. Si te fijas en un niño pequeño que ya sabe correr, ¿cómo se mueve? ¡Exacto! Corre por todas partes, salta, juega... Y en el momento en el que dejamos de hacerlo, porque no tenemos energía o porque somos gente muy seria que no tiene que ir saltando por ahí, estamos sentando las bases de la enfermedad.

Y no es que sea «fácil» mantenernos móviles, ya que nos ponen todos los medios para que seamos sedentarios. Por ejemplo, hace algunas semanas estuve en Vigo, una ciudad que tiene muchas cuestas. En un sitio del centro, en una cuesta muy larga, ¡han instalado unas cintas transportadoras de personas! Puedo entender que para las personas con dificultades para moverse en un determinado momento puede ser una ayuda; sin embargo, ¿sabes lo que vi? Te lo puedes imaginar, gente joven de pie sin moverse en las cintas y con la cabeza gacha consultando la pantalla de su móvil.

Pero ¿por qué es tan importante moverse? ¡Si estamos hablando del sistema inmunitario!

Existen muchísimos estudios en los que se demuestran los efectos del ejercicio físico sobre el sistema inmune. Por ejemplo, además de sus efectos beneficiosos para el sistema pulmonar y cardiovascular, **el ejercicio moviliza a las células del sistema inmunitario**. A la vez, se fabrican **mioquinas**, unas citoquinas fabricadas por el músculo. Se sabe que el ejercicio **mejora la inmunidad tanto innata como adaptativa**, y que también **aumenta la capacidad de respuesta frente a infecciones** virales y bacterianas. Por otro lado, estimula la **inmunovigilancia** frente a las células tumorales y aumenta la producción de **anticuerpos**. Y por si todo esto fuera poco, las personas que se ejercitan habitualmente y reciben alguna vacuna responden mejor a ésta que las sedentarias.

Junto a todos estos efectos directos del ejercicio sobre el sistema inmunitario, también existen los **efectos indirectos**. Por su efecto beneficioso sobre el sistema metabólico y el cardiovascular, se reduce el tejido adiposo, una fuente de inflamación de bajo grado. Asimismo, con el ejercicio se fabrican factores neurotróficos, que estimulan la formación no sólo de nuevas sinapsis, sino incluso de nuevas neuronas. Esto redunda en un buen estado de salud cerebral, lo que ayuda al equilibrio inmunitario y a contrarrestar la neuroinflamación.

Es cierto que hay un punto en el que el ejercicio muy intenso puede llegar a ser algo dañino, porque aumente demasiado la permeabilidad intestinal, por ejemplo. Así, por ejemplo, no es muy conveniente correr un maratón o hacer diez horas de bici todos los días, lo cual tampoco tendría mucho sentido desde el punto de vista evolutivo. Sobre el ejercicio físico hablaremos en el capítulo 15.

TÓXICOS

> Principio de precaución: cuando una actividad o sustancia representa una amenaza o un daño para la salud humana o el medio ambiente, hay que tomar medidas de precaución incluso cuando la relación causa-efecto no haya podido demostrarse científicamente de forma concluyente.
>
> RAFFENSPERGER Y TICKNER

A lo largo de toda nuestra vida estamos expuestos a muchas sustancias tóxicas día tras día. La exposición a algunas de ellas es voluntaria, como sucede con el alcohol y el tabaco. Sobre otras, en cambio, no tenemos mucho control, como veremos más adelante.

Que el tabaco y el alcohol dañan la salud lo sabemos de sobra. Aun así, no está de más recordar cómo, cuánto y por qué hacen daño. Me daba muchísima pena que algunos de mis pacientes con VIH acabaran falleciendo por cáncer de pulmón o cirrosis hepática. Habían sobrevivido a lo peor de la droga en la década de 1980, llegaron a tiempo a los fármacos para el VIH, muchos se habían curado de su hepatitis C con los nuevos medicamentos... Y, sin embargo, se fueron de forma prematura porque el tabaco y el alcohol les dieron un empujón irremediable. Todas las muertes prematuras son lamentables, pero las que suceden por causas evitables, mucho más.

Tabaco

> El tabaco es el mayor asesino del siglo XX, una pandemia provocada industrialmente y absolutamente prevenible.
>
> RAQUEL FERNÁNDEZ,
> presidenta de <nofumadores.org>

Hay mucha evidencia sobre los efectos que tiene el tabaco en la salud: puede causar muchas enfermedades de forma directa o indirecta (tabla 7).

Tabla 7. Enfermedades relacionadas con el tabaquismo

Tumores	Cáncer de pulmón Carcinoma renal Cáncer de vejiga Cáncer de páncreas Cáncer de mama Carcinoma hepatocelular Carcinoma esofágico escamoso Cáncer de cabeza y cuello Cáncer de estómago Carcinoma de cuello de útero Leucemia mieloide	**Enfermedades autoinmunes o autoinflamatorias**	Artritis reumatoide Lupus eritematoso sistémico Enfermedad inflamatoria intestinal Artritis psoriásica Espondilitis anquilosante Esclerosis sistémica Diabetes *mellitus* Hipertiroidismo de Graves Síndrome de Goodpasture Tromboangeítis obliterante Cirrosis biliar primaria
Complicaciones del embarazo y perinatales	Parto pretérmino Crecimiento intrauterino retardado Bajo peso al nacer Desprendimiento de placenta Placenta previa Síndrome de muerte súbita infantil	**Enfermedades orales y respiratorias**	Enfermedad pulmonar obstructiva crónica Neumonía aguda eosinofílica Asma Neumonitis por hipersensibilidad Rinitis Gingivitis y periodontitis
Enfermedades neurológicas	Alzheimer Accidente cerebrovascular Enfermedad de pequeño vaso Aneurismas cerebrales Enfermedad de Parkinson	**Enfermedades cardiovasculares**	Cardiopatía isquémica Arritmia cardíaca Aterotrombosis

Pero ¿cuál es **el efecto del tabaco sobre las células del sistema inmunitario**?:

- **Afecta de forma negativa al funcionamiento de la inmunidad innata** alterando el número o la proporción de los macrófagos, y de las células *natural killer* (NK) y dendríticas. Asimismo, su función se ve comprometida.
- La **inmunidad adaptativa** también **se trastorna**, ya que se

producen alteraciones en los linfocitos T (*helper*, reguladores y citotóxicos). Además, se altera el desarrollo y los porcentajes de los linfocitos B, disminuye la producción de anticuerpos de forma general y se deteriora la funcionalidad de la IgG.

Según datos de la Organización Mundial de la Salud (OMS), cada año más de ocho millones de personas fallecen por culpa del tabaco; 1,2 millones de estas muertes se deben a la exposición pasiva al humo del tabaco, y cada año mueren unos sesenta y cinco mil niños por ser fumadores pasivos. En el mundo hay aproximadamente mil trescientos millones de fumadores, de los cuales la mayoría viven en países de ingresos medianos o bajos.

En España, el 22 por ciento de la población fuma a diario, otro 25 por ciento ha fumado en algún momento de su vida y cada año fallecen unas cincuenta mil personas por el tabaco de forma directa.

El cigarrillo electrónico también daña la salud, ya que se producen muchos químicos tóxicos durante su consumo, con efectos perjudiciales a nivel pulmonar y cardiovascular. Además, es muy dañino para las microbiotas oral e intestinal. En los aerosoles que se generan al vapear hay cerca de dos mil sustancias químicas, de cuya presencia en su mayor parte el consumidor no es consciente ni el fabricante informa de ellas.

Alcohol

El alcohol tampoco es bueno para el sistema inmunitario ni para la microbiota. Cada año mueren en el mundo unos tres millones de personas por el consumo de alcohol, cifra que supone un 5,3 por ciento de todos los fallecimientos.

El consumo nocivo de alcohol es un factor causal de más de doscientas enfermedades y trastornos. Es una tragedia que afecta también a la gente joven, pues un 13,5 por ciento de los fallecimientos de personas entre los veinte y cuarenta años se deben al consumo de alcohol. En España se estima que más de quince mil muertes anuales se deben a esta causa, lo que lo coloca como el segundo país de la Unión Europea cuyos ciudadanos beben con más frecuencia. Esto se debe, en parte, a que en nuestro país hay muchos bares, aunque durante la pandemia el consumo de alcohol ha disminuido ligeramente.

Pero ¿cuáles son los principales efectos dañinos de esta sustancia de consumo tan habitual? Podrían resumirse en:

- El etanol daña las células epiteliales, los linfocitos y los neutrófilos del sistema gastrointestinal, provocando un **exceso de permeabilidad intestinal**. El efecto negativo del alcohol sobre el hígado también impacta de forma perjudicial en el sistema inmunitario. Además, genera disbiosis.
- El alcoholismo favorece la aparición de determinadas **enfermedades pulmonares**, como las neumonías, tuberculosis, infección grave por el virus respiratorio sincitial y síndrome de distrés respiratorio agudo. Además, el alcohol impide el correcto funcionamiento de los cilios de las vías aéreas y el de las células inmunitarias de las vías respiratorias. Y, por si fuera poco, debilita la función de barrera del epitelio respiratorio en las vías aéreas bajas.
- Incluso una **abundante ingesta puntual de bebidas alcohólicas afecta de forma negativa al sistema inmunitario**. Una intoxicación etílica impide una adecuada recuperación de traumas físicos como una quemadura, un *shock* hemorrágico o una lesión cerebral traumática.
- Seguro que no te sorprenderá saber que el cerebro es especialmente sensible a los efectos del alcohol; el etanol provoca **neuroinflamación y neurodegeneración**. Las alteraciones del sistema neuroendocrino también dañan la inmunidad periférica.
- Y, por último, el alcohol favorece el desarrollo de **tumores** por su efecto tóxico directo y por la alteración de las tareas de inmunovigilancia.

Xenobióticos

Hay otras sustancias tóxicas que no podemos evitar por completo aunque queramos, como los disruptores endocrinos, los metales pesados o la contaminación atmosférica.

No se sabe exactamente cuántas **sustancias xenobióticas** hemos fabricado.

> Un xenobiótico es una sustancia química que se encuentra dentro de un organismo que no se produce naturalmente o que se espera que no esté presente dentro del organismo.

Con esta definición, ¿a quién le gustaría tener xenobióticos en su cuerpo? ¿Por qué se tolera su presencia ubicua a pesar del principio de precaución?

Tras la obligación de registrar las sustancias que se utilizan en diferentes industrias, en la Unión Europea se declararon de forma inicial unas ciento cuarenta y tres mil sustancias. Todas pueden ser potencialmente dañinas; además, si reaccionan entre sí, a menudo generan otras sustancias nuevas.

Para saber hasta qué punto diversos xenobióticos entran en nuestro cuerpo, se han realizado estudios para examinar la presencia de contaminantes en la sangre de las personas.

Por ejemplo, en un estudio europeo se detectó que, de ciento tres contaminantes examinados, setenta y seis de ellos estaban presentes en la sangre de los sujetos de estudio. En Estados Unidos se realizó otro estudio buscando la presencia de doscientas diez sustancias tóxicas; de media, cada persona tenía noventa y una de ellas en su sangre y en su orina. De estas sustancias muchas eran carcinogénicas, neurotóxicas, disruptores endocrinos o estaban relacionadas con problemas congénitos o de fertilidad. Pero ¿qué hubiera pasado si en vez de buscar doscientas diez sustancias se hubieran buscado dos mil o diez mil?

Hay quienes afirman que no debemos tener quimiofobia, y tienen razón, no debemos temer a la química, pues **todo es química**. El oxígeno, la glucosa, el colesterol y todas las moléculas orgánicas que forman parte de nuestro organismo, de los alimentos reales que comemos o el aire puro que respiramos, son química. Pero una cosa es la química de la vida y otra muy distinta la exposición a decenas de miles de sustancias generadas de forma artificial que no tendrían por qué entrar en nuestro organismo.

Nos exponemos a todas estas sustancias tóxicas por el aire que respiramos, el polvo que inhalamos, por su presencia en los alimentos que ingerimos, el agua que bebemos, las superficies que tocamos, la ropa que nos ponemos o los cosméticos que nos aplicamos. Ni siquiera somos conscientes de este problema, pues en general son sustancias que no huelen a nada, no se ven y no tienen sabor.

La cantidad tan elevada de xenobióticos en el ambiente puede llegar al extremo del **síndrome del edificio enfermo**, que según la OMS afecta a un 30 por ciento de las edificaciones. Esto no se debe sólo a las sustancias tóxicas presentes en los materiales, sino que también se relaciona con una ventilación escasa y la mala calidad del aire interior.

En el síndrome del edificio enfermo, un porcentaje variable de las personas que pasan muchas horas dentro de esos edificios presentan síntomas como sequedad de las mucosas, irritación ocular, cansancio y fatiga mental, junto con dolores de cabeza, problemas respiratorios con infecciones virales o hiperreactividad bronquial, molestias digestivas y, en general, un mal estado de salud.

Esta realidad, de la que se ocupa la medicina ambiental, es negada sistemáticamente por los estados y las grandes corporaciones. Nos dicen que no se permite el uso general de sustancias tóxicas que nos pudieran dañar y que hay organismos reguladores que velan porque la comida, el agua, los cosméticos y otros productos sean inocuos.

Cuando se evalúa una sustancia, en general se examina si hace daño a unas células, o bien qué cantidad de esa sustancia hace falta para matar una cantidad determinada de animales de experimentación, pero no se suele evaluar su **efecto sumatorio con otras sustancias** ni cómo afecta a nuestra microbiota.

Tampoco se valora el efecto en nuestros sistemas inmunitario, endocrino y nervioso de la **exposición crónica y continua**, aunque sea a bajas dosis, de cada sustancia o combinación de sustancias. Sin embargo, cantidades muy bajas de disruptores endocrinos ya causan problemas de funcionamiento de nuestro sistema hormonal. Uno de los principales problemas es que no se piensa en que la exposición a estas sustancias es mantenida durante años o décadas, de forma conjunta a todas ellas. Por otro lado, no todas las personas tienen la misma capacidad para evitar el daño producido por ellas: la capacidad de desintoxicación no es la misma en un niño, una embarazada, un anciano o un adulto sano.

Son sustancias como los bisfenoles, dioxinas, percloratos, perfluoroalquilos, ftalatos, xenoestrógenos, parabenos, bifenilos o benzopirenos, que se han relacionado con la diabetes, patologías cardiovasculares, diversos tumores, obesidad, además de alteraciones del sistema inmunitario con una reducción de la capacidad para hacer frente a diversas infecciones. Incluso se ha planteado la hipótesis de que una mayor exposición a estas sustancias puede predisponer a sufrir una infección por el SARS-CoV-2 más grave porque causan disfunción inmune.

Por otro lado, los xenobióticos, al igual que muchos aditivos de los productos ultraprocesados, pueden producir alteraciones de la microbiota, siendo ésta otra vía más por la que se produce una desregulación del sistema inmunitario.

¿Y qué decir de los metales pesados? Ninguna cantidad de mercurio, arsénico, cadmio o plomo debería ser tolerable. España es el país europeo cuya población tiene más mercurio en su organismo. Esto se comprobó en un estudio de 2019, en el que se concluyó que el 5 por ciento de las personas tenían una cantidad de mercurio que podía darles problemas de salud y el resto tenía niveles considerados «aceptables» por la OMS.

Este tema daría de sí para un libro entero. Por eso, si te interesa, te recomiendo que leas, por ejemplo, los libros *Libérate de tóxicos*, del catedrático de la Universidad de Granada, Nicolás Olea, u *Hogar sin tóxicos*, de Carlos Prada.

ESTRESORES MODERNOS

> No es el estrés lo que nos mata,
> sino cómo reaccionamos ante él.
>
> HANS SELYE

Estrés crónico

El término estrés se suele utilizar para denominar aquello que nos estresa. Esta definición no es del todo correcta, aunque se haya establecido ese significado por el uso. Estrictamente hablando, una cosa son los estresores y otra distinta el estrés.

El estrés es una constelación de eventos, consistente en un estímulo (el estresor) que precipita una reacción en el cerebro (percepción de estrés), que activa los sistemas de lucha o huida en el cuerpo (respuesta de estrés).

Los **estresores** pueden ser psicosociales, fisiológicos, físicos, químicos, térmicos... Todos activan respuestas biológicas de estrés que activan al sistema nervioso y liberan factores hormonales a la circulación sistémica. Los estresores sacan a nuestro cuerpo de su estado de equilibrio,* y la respuesta de estrés busca recuperar ese estado.

Las principales hormonas de la respuesta de estrés son la adrenalina, la noradrenalina y el cortisol. En las células de nuestro cuerpo hay receptores para estas hormonas para que los tejidos puedan responder a la presencia del estresor de una manera adecuada. El sistema inmunitario también responde a ellas, generando inicialmente inflamación con todos sus fenómenos y procesos: movilización de células de la inflamación aguda, fabricación de citoquinas... Una vez solventado el estresor, el propio cortisol tiene un papel clave para volver a la normalidad.

Pero ¿qué provoca una respuesta de estrés? Pues muchas cosas, como que venga un león que nos quiere comer, un examen —hayas estudiado o no—, ver el informativo del mediodía con un montón de noticias alarmantes, tener hambre..., incluso eventos placenteros como una boda o una fiesta.

En general, la respuesta ante el estrés induce movimientos para que solucionemos lo que nos ha desequilibrado, salvo cuando es por una infección o lesión, ya que entonces nos genera la conducta de enfermedad para descansar. Para el resto de los estresores, el cerebro trabaja con el músculo y el resto del cuerpo en equipo para que nos movamos y resolvamos el problema.

Sin embargo, en la sociedad moderna la mayoría de los estresores no se resuelven con movimiento. **«Los peligros sin movimiento nos enferman», y el estrés crónico junto al sedentaris-**

* La palabra para definir el estado de equilibrio es homeostasis.

mo es una combinación patógena que provoca inflamación, enfermedad y sufrimiento.

A corto plazo, una respuesta de estrés agudo puede ser beneficiosa para aumentar la eficacia de la vacunación, favorecer la curación de heridas o lesiones, y mejorar la resistencia a infecciones o procesos cancerosos. Sin embargo, las situaciones de estrés agudo en un contexto de activación inmunitaria por un antígeno propio o un alérgeno pueden conducir a enfermedades autoinmunes o situaciones inflamatorias crónicas.

Hoy en día estamos, en general, más sometidos a estresores crónicos de tipo psicosocial, más que los fisiológicos que nuestro cuerpo conoce bien. Los atascos, la hipoteca, un trabajo estresante, el consumo continuado de contenidos de redes sociales... Todo ello nos estresa de forma crónica. ¿Y cuáles son **las consecuencias del estrés crónico**?:

- En una persona sana puede disminuir el número y la función de los glóbulos blancos y acelerar el envejecimiento inmunitario. Esto disminuye la resistencia a las infecciones o al cáncer, la eficacia de una vacunación o la curación de las heridas o lesiones.
- En las personas que ya sufren de alguna enfermedad previa, el estrés crónico además puede conducir a respuestas proinflamatorias y alteradas que favorecen la aparición de enfermedades autoinmunes o inflamatorias crónicas.

En nuestra sociedad se tiene tanto miedo a pasar un mal rato que **vivimos en un confort extremo**; nos gusta estar cómodos. Es una pena, porque un estrés agudo ocasional fisiológico que nuestro cuerpo conoce bien en realidad no es malo. Al contrario, es beneficioso y una de las mejores medicinas para no sucumbir al estrés crónico. ¿Suena paradójico?

Pasar de vez en cuando un poco de hambre o sed, exponerse al frío o al calor, y hacer ejercicio físico, es muy beneficioso para nuestros sistemas inmunitario, nervioso y endocrino. Eso sí, hace falta que entre un evento estresante agudo y el siguiente exista suficiente tiempo para la recuperación. Estar estresados de continuo impide obtener beneficios o adaptaciones de esos estresores, y no nos deja tiempo para recuperarnos entre un estresor y otro. Veremos cómo podemos estresarnos de una forma aguda, evolutiva y beneficiosa sin dañarnos en el capítulo 16.

Factores psicosociales

A menudo se desprecia la importancia de los factores psicosociales en el funcionamiento del sistema inmunitario; sin embargo, sabemos que la soledad, por ejemplo, se asocia a una disminución de la inmunidad celular.* Además, la soledad se asocia a peores respuestas de los anticuerpos, por ejemplo, frente a la vacunación de la gripe. Y hay quien sugiere que las respuestas inmunitarias antitumorales podrían alterarse en las personas que se sienten solas.

En muchos estudios se ha mostrado que el aislamiento social predice el riesgo de muerte. Por ejemplo, en un estudio con seis mil quinientos británicos, el aislamiento social incrementó el riesgo de morir en los siguientes diez años en un 25 por ciento. En un famoso artículo estadounidense se constató que la muerte de la esposa aumentaba el riesgo de muerte del viudo en el futuro inmediato en un 18 por ciento (la cifra para las mujeres era del 16 por ciento). En este caso, la tristeza también tendría que ver.

También se ha comprobado que si tus amigos íntimos sufren de obesidad o depresión, es más probable que a ti también te pase. Lo bueno es que la felicidad también es contagiosa; si tienes amigos felices viviendo cerca de ti es más probable que tú seas feliz. De hecho, tener buenos amigos de verdad refuerza el sistema inmunitario. Se estima que la gente que tiene entre trece y veinte amigos de verdad y pasa tiempo con ellos tiene un sistema inmunitario más robusto y equilibrado que los que tienen menos.

Es importante tener contacto cercano con la familia y los amigos. Tocarnos, abrazarnos... genera endorfinas y otras sustancias beneficiosas. También otras actividades como reír, cantar, bailar o festejar genera sentimiento de pertenencia. Para los bebés y los niños pequeños en particular es muy importante el contacto físico con sus padres y familia, los abrazos, la cercanía...

* Se traduce, por ejemplo, en una menor actividad de las células *natural killer*.

Además, el estrés causado por factores sociales dañinos puede desencadenar respuestas inflamatorias. Por ejemplo, las personas que sufren *bullying* o *mobbing* tienen neuroinflamación.

Estar solos o que nos traten mal nos enferma. Las experiencias adversas de la infancia, que son vivencias muy graves que se sufren en los primeros dieciocho años de vida, programan nuestros ejes de estrés y nuestro sistema inmunitario para enfrentar un mundo que se percibe como hostil. Cuantas más sean las experiencias adversas que se hayan padecido en la infancia, más probable es sufrir enfermedades en la edad adulta, como las autoinmunes, el asma o trastornos ansioso-depresivos. En las lecturas recomendadas del capítulo 16 incluyo alguna recomendación específica sobre este tema.

Tener miedo o ansiedad de continuo es una forma de estrés crónico que produce inmunodepresión y nos hace más propensos a sufrir infecciones. Somos superorganismos, y el contexto psicosocial debería ser tenido en cuenta en todos los procesos de salud y enfermedad, para buscar soluciones completas e individualizadas para cada persona.

Egger incorpora muchos de estos elementos en su lista de determinantes de enfermedad antropógenos (tabla 8).

Tabla 8. Determinantes antropógenos de enfermedad

Nutrición • Exceso de energía en la comida, alta carga glucémica • Ultraprocesados, grasas trans y azúcares • Alcohol • Carnes procesadas • Falta de micronutrientes	Inactividad • Sedestación • Trabajo sedentario • Falta de ejercicio físico	Estrés, ansiedad • Sobrecarga • Indefensión aprendida • Experiencias adversas de la infancia • Consumo de drogas y alcohol	Relaciones • Soledad • Aislamiento o rechazo social • Conflictos interpersonales • Falta de soporte parental, familiar, social
Tecnopatología • Uso de maquinarias • Televisión y pantallas pequeñas • Dependencia de las redes sociales • Acciones repetitivas • Ruido • Armas	Descanso inadecuado • Trabajo por turnos • Ocio excesivo • Trastornos del sueño • Dispositivos digitales en el dormitorio	Ambiente • Estructuras sociopolíticas • Contaminación • Disruptores endocrinos • Déficit de verde	Falta de sentido, alienación • Desempleo • Aislamiento social, discriminación • Pérdida de función social • Falta de propósito
Pérdida de cultura e identidad • Guerra, dominación por invasores • Pérdida de tradiciones	Ocupación • Turnos de trabajo • Estrés laboral crónico • Riesgos laborales • Conflictos laborales	Sobre- e infraexposición • Clima • Sol (poco o demasiado) • Oscuridad diurna • Sequedad o humedad extremas • Radiaciones • Frío o calor	Inequidad social • Desigualdad • Pobreza • Falta de estado de bienestar • Inseguridad económica

Fuente: Adaptado de Egger, G., «Healthy Living», *Australian Family Physician*, 46 (1) (2017), pp. 10-13.

Un mundo ruidoso, gris e insomne

> El aislamiento de la naturaleza ha sido un precio demasiado caro que hemos pagado la humanidad.
>
> Jordi Pigem

En el mundo actual, uno de los aspectos que más nos estresa es vivir en entornos urbanos, contaminados y sin zonas verdes. **El ser humano necesita tener contacto con la naturaleza todos los días.**

Cuando se han estudiado los efectos de la exposición a la naturaleza sobre el sistema inmunitario, se han examinado sobre todo los baños de bosque, así como la exposición a cataratas de agua y la inhalación de fragancias y de compuestos orgánicos volátiles. La naturaleza nos brinda efectos antiinflamatorios, antialérgicos y antiasmáticos, y puede aumentar la actividad y el número de células *natural killer*.

No es que haya centenares de estudios de este tipo, pues no se pueden patentar los baños de bosque; sin embargo, no tienen efectos adversos y sí impactos positivos sobre el estado de ánimo, el tono del nervio vago (recordemos que es antiinflamatorio) o la salud cardiovascular.

Una parte de los efectos beneficiosos de estar en contacto con la naturaleza se debe al enriquecimiento de nuestra microbiota. Además, en un bosque se respiran sustancias inmunorreguladoras secretadas por las plantas,* las cuales regulan la producción de citoquinas inflamatorias, mejoran el estrés oxidativo, pueden inducir fenómenos de autofagia...

Piensa ahora en un bosque, quizá con un arroyo o un lago. Imagínate respirando el aire fresco, los aromas a pino, a setas... Escucha, ¿qué se oye? El canto de unos pájaros, el zumbido de algún insecto, el viento en las copas de los árboles, el murmullo del arroyo... Todos ellos son sonidos calmantes.

Lo que no debería haber en un bosque es **ruido**, otro factor perjudicial para el sistema inmunitario, pues lo altera, y que inclu-

* Son compuestos orgánicos volátiles biogénicos (BVOC), como terpenos y terpenoides.

so puede causar pérdida auditiva por un mecanismo autoinmunitario. Además, la exposición crónica al ruido se ha relacionado con trastornos del sueño, enfermedades cardiovasculares y endocrinas, entre otros problemas, y genera activación crónica del sistema nervioso simpático. La exposición de una embarazada de forma persistente a mucho ruido puede ser perjudicial para el desarrollo del sistema inmunitario del feto en desarrollo. En cambio, la música y los sonidos de la naturaleza mejoran la función del sistema inmune y alivian, en parte, los efectos negativos causados por el ruido.

En nuestra sociedad no somos conscientes del daño que nos hace el ruido. Vivimos rodeados de él en nuestras ciudades. Incluso existe una entidad, la enfermedad vibroacústica, en la que la exposición a los sonidos de baja frecuencia no audibles y ciertos ruidos genera alteraciones neurológicas e inmunitarias, con síntomas inespecíficos cuya causa puede ser difícil de dilucidar.

Una persona muy cercana sufrió, hace ya un tiempo, las obras en casa de su vecino durante más de un año. Todos los días, a todas horas, sábados y domingos incluidos. Debido a determinadas circunstancias, esa persona pasaba mucho tiempo en su casa, también durante el día. En el tiempo en que duraron las obras perdió años de salud, ganó canas, no dormía, tenía muchos síntomas digestivos, le dolía la cabeza... Estaba al borde de un ataque de nervios continuamente. Tardó años en recuperarse de los daños que le causó el ruido constante. Y si no, que le pregunten a cualquiera que tiene un bar con horario nocturno debajo de casa si el ruido fastidia la salud o no.

En Finlandia yo vivía en una casa al lado de un bosque. Empezaba a unos tres metros de mi casa, así que estábamos rodeados de bosque, que podíamos ver desde todas las ventanas. No había día que no fuera al bosque. Es algo que echo mucho de menos. Ahora, el único lugar donde me siento de verdad bien, en paz, en calma, es en el bosque, en sitios verdes.

Esto mismo lo he comprobado en varios de mis pacientes con cuadros complejos de dolor crónico, neuroinflamación, problemas intestinales o enfermedades autoinmunes. Habían ido a muchos médicos y terapeutas; se habían hecho muchas pruebas, e incluso llegaron a tomar fármacos y suplementos de todo tipo. Pero ¿cuándo mejoraron? Pues cuando se mudaron a un pueblo, a un sitio tranquilo, sin ruidos, con mucho verde cerca, se sincronizaron con los ciclos naturales de la luz y la oscuridad, y dejaron de estar conectados a internet a todas horas.

Porque ése es otro de nuestros problemas: pasamos mucho tiempo **conectados a un mundo virtual a través de pantallas con luz azul**. El uso constante de dispositivos electrónicos es un factor estresante crónico, es un flujo constante de nueva información que mantiene nuestro cerebro activado a todas horas. Y esto sin hablar de lo frustrante que es pretender tener la vida perfecta que nos muestran nuestros contactos de las redes sociales.

Otro problema que surge con el abuso de estas tecnologías está relacionado con la **cronodisrupción**. Pasamos poco tiempo al aire libre como para que nuestro cerebro capte suficientes horas de luz solar. Por el día, estamos metidos en la cueva, y, por la noche, nos exponemos a un exceso de luz artificial para lo que nuestro cerebro espera. Nuestros ritmos circadianos se trastocan también por trasnochar o levantarnos muy tarde. Los horarios de las comidas también configuran nuestros relojes biológicos, y, por ejemplo, cenar tarde, cerca de la hora de irnos a dormir, altera nuestros ritmos.

¿Y qué decir de los trabajos a turnos? Un colectivo al que he visto sufrir mucho por ello es el de los profesionales sanitarios. Yo misma estuve dieciocho años haciendo entre cuatro y seis guardias de veinticuatro horas al mes. A menudo, después de la guardia se prolongaba la jornada hasta sumar treinta o más horas seguidas trabajando. ¿Sabes cómo te sientes cuando llevas ese tiempo sin dormir (o con suerte, haber descansado un par de horas) y trabajando sin descanso?

El saliente de guardia es un estado mental y físico. Estás hecho polvo, pero a la vez el sistema nervioso simpático está disparado. No tienes claridad mental. Te comerías cualquier cosa, y, si te vas de tiendas, no tienes filtro y cuando recobras tu ser te hará preguntarte ante tus compras de dónde ha salido todo eso.

Eso es malo, pero los supuestos «turnos antiestrés» del personal que trabaja a turnos es mucho peor desde el punto de vista de los ritmos circadianos. Trabajar dos turnos de mañana, luego dos de tarde y después dos de noche, para después tener tres días de descanso, impide totalmente que los ritmos circadianos estén sincronizados. Supuestamente es el modelo «menos lesivo», pero te aseguro que la experiencia de muchas personas que sufren esos turnos es... que no hay modelo que no sea lesivo.

Pero nuestra sociedad necesita a personas trabajando cuando otras duermen. Enfermeras y auxiliares, policías y bomberos, celadores y técnicos, vigilantes y personal de limpieza, panaderos y trabajadores de los mercados de alimentación mayoristas, médicos y locutores de radio, taxistas y camareros, *disc-jockeys* y recepcionistas... Unos están obligados a trabajar de noche, mientras que otros trasnochan de forma voluntaria, sacrificando horas de sueño y potencial de salud al altar de las nuevas tecnologías.

Uno de los componentes de la cronodisrupción es que **dormimos poco y mal**. Ya Aristóteles, en el siglo IV a. C., escribió un libro sobre el sueño y el insomnio. Este filósofo griego decía que el sueño se inducía por «unos vapores calientes que subían desde el estómago durante la digestión» y que los pacientes con fiebre tenían similares respuestas de sueño. En el siglo XX se pensaba que existía una sustancia llamada hipnotoxina que inducía el sueño y que se «limpiaba» cuando dormimos. Y en la década de 1980 se creía que la hipnotoxina era un componente bacteriano que procedía del intestino y que activaba sustancias como el TNF-alfa y la IL-1beta.

Hoy sabemos que no iban muy desencaminados, ya que existen unas **relaciones bidireccionales entre el sueño y el sistema inmunitario**. Te lo cuento en el vídeo, aunque te avanzo que la activación del sistema inmunitario altera el sueño y que la falta de éste, o su mala calidad, favorece a su vez la alteración del sistema inmunitario.

Vídeo: Relaciones entre el sueño y el sistema inmunitario

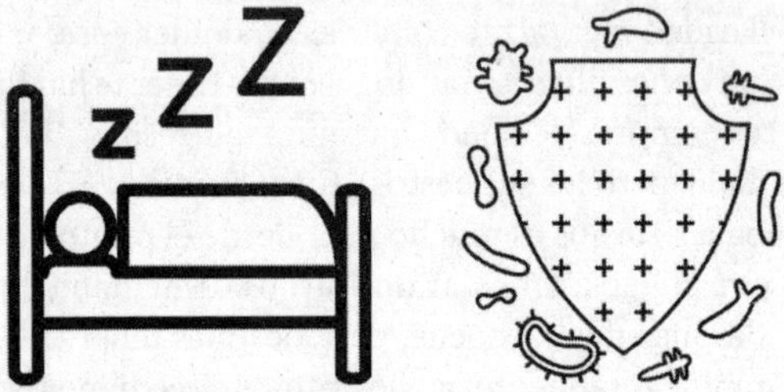

Es interesante saber que para tener una adecuada respuesta a una vacuna se debe haber dormido bien en los días o semanas previas, y que después de la vacunación es especialmente importante cuidar la higiene de sueño. Además, el sistema inmunitario tiene sus ciclos, por lo que no da igual a qué hora se administre una vacuna. Instalar vacunódromos que funcionan las veinticuatro horas del día no es lo más adecuado si queremos optimizar la respuesta de todas las personas a su vacuna.

Cuidar del sueño es especialmente importante durante una infección. Si alguien ingresa en un hospital es fundamental que pueda dormir bien, pero por desgracia en los hospitales hay rutinas que no favorecen el descanso nocturno de los pacientes. El resopón de la medianoche sobra. A menudo hay demasiada luz o ruido. Hay interrupciones para administrar la medicación o sacar analíticas a deshoras. Si la habitación no es individual, el paciente de la cama de al lado puede hacer imposible el descanso de su compañero de cuarto.

No dormir bien, ya sea en casa o en el hospital, es un problemón. Por poner un ejemplo, en sólo una semana de sueño insuficiente cambia la expresión de más de setecientos genes relacionados con el metabolismo y el sistema inmunitario.

El sueño no es una conducta pasiva en la que nuestro cuerpo simplemente reposa, sino que el cerebro y el cuerpo están muy activos durante ese estado. Por otro lado, el sistema inmunitario está activo por la noche. Por ejemplo, la limpieza de determinados metabolitos tóxicos de la función cerebral se realiza por parte del sistema inmune fundamentalmente durante el descanso nocturno.

En una persona con problemas con el sueño y una enfermedad crónica, ¿qué fue primero, el huevo o la gallina? ¿La persona duerme mal porque tiene una enfermedad y la alteración del sistema inmunitario hace que tenga neuroinflamación y le interrumpe el sueño? ¿O acaso la patología ha surgido por un estilo de vida que incluye una mala higiene del sueño y esto ha favorecido la enfermedad?

Sea como fuere, los ritmos circadianos son un aspecto crítico de nuestra salud. A pesar de que no se les presta demasiada atención, su ajuste es fundamental en cualquier alteración del sistema inmunitario.

DISBIOSIS

«Todas las enfermedades empiezan en el intestino...»

La microbiota y sus desequilibrios es un tema tan amplio que daría para varios libros,* por lo que ahora vamos a revisar sólo algunos conceptos básicos. La disbiosis no es un factor del estilo de vida en sí, sino un mecanismo de acción intermedio provocado por los mismos factores que nos trastocan también el funcionamiento de nuestro sistema inmunitario.

Seguro que ya sabes que **la microbiota cumple muchas funciones** en nuestro organismo. La intestinal —la más conocida— tiene entre sus funciones principales las siguientes:

- Nos ayuda a hacer la **digestión**.
- Fabrica **vitaminas** y otras sustancias importantes, como los ácidos grasos de cadena corta.
- Nos **protege** frente a microorganismos patógenos.
- Nos ayuda a mantener la integridad de la **barrera** intestinal.
- Es crucial para la **programación del sistema inmunitario**.

Este último punto es el que nos interesa ahora. Si tenemos una microbiota equilibrada, con muchas bacterias buenas, señalizará a nuestro sistema inmunitario de una forma antiinflamatoria. Además, así mantendremos la integridad de la barrera intestinal.

Sin embargo, el desequilibrio de la microbiota, o **disbiosis, tiene muchas consecuencias negativas para la salud intestinal y el sistema inmunitario**:

- Se altera la producción de **moco**.
- Se daña la barrera intestinal favoreciendo el exceso de **permeabilidad**.
- Esto provoca que los microorganismos que deben estar lejos del epitelio sean captados por el sistema inmunitario, o que incluso **atraviesen la barrera**.

* Por eso escribí sobre ella en *¡Es la microbiota, idiota!*

- Se favorece un **perfil proinflamatorio** en el sistema inmunitario.

En la figura 15 vemos lo que sucede en las situaciones de una microbiota equilibrada y otra desequilibrada.

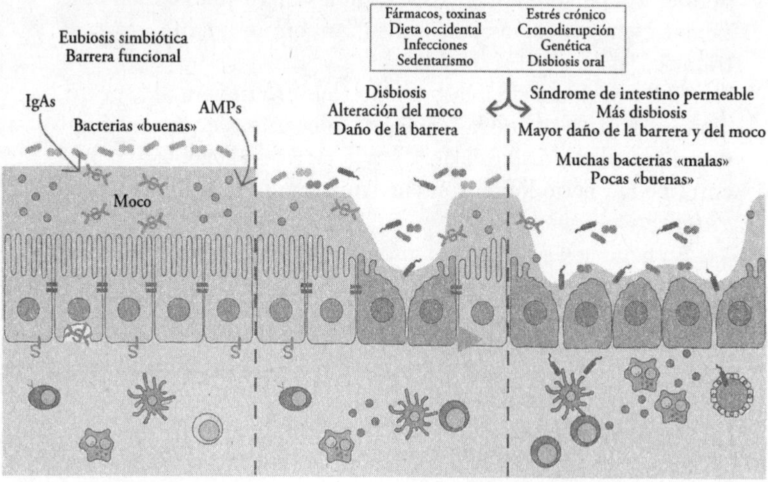

Figura 15. Eubiosis y disbiosis. Consecuencias sobre el sistema inmunitario.
Fuente: Adaptado de Kinashi, Y. y Hase, K., «Partners in Leaky Gut Syndrome: Intestinal Dysbiosis and Autoimmunity», *Frontiers in Immunology*, 12 (2021), p. 673708.

«... y el intestino empieza en la boca»

La disbiosis oral también genera inflamación, siendo particularmente peligrosas la **enfermedad periodontal** y la gingivitis.

Se desconoce la cifra exacta de personas afectadas por problemas de salud periodontal, pero los porcentajes de afectados oscilan desde el 10 y hasta el 50 por ciento de la población. En España, las cifras más conservadoras nos hablan de que un tercio de la población adulta sufre de enfermedad periodontal. La gingivitis, el paso previo a la periodontitis, afecta a nueve de cada diez adultos. Es una desgracia que la mayoría de las personas desconozcan el peligro oculto en sus bocas. La atención odontológica no está financiada por la sanidad pública, y precisamente los factores socioeconómicos desfavorables predisponen a una peor salud periodontal. Las personas que más sufren de enfermedad periodontal tienen menos recursos para consultar con un odontólogo para tratarse.

En la periodontitis, la boca no siempre tiene mal aspecto, aunque el sangrado de las encías es frecuente, siendo una señal de inflamación y disbiosis oral. Las bacterias relacionadas con la enfermedad periodontal son particularmente fastidiosas y peligrosas.*

En la tabla 9 se muestran los factores de riesgo para la enfermedad periodontal.

Tabla 9. Factores de riesgo para la enfermedad periodontal

- Higiene oral inadecuada
- Tabaquismo
- Consumo de alcohol
- Resistencia a la insulina, diabetes y obesidad
- Cambios hormonales (embarazo, menopausia)
- Falta de micronutrientes (vitamina C, omega-3, vitamina D,...)
- Estrés crónico
- Falta de recursos económicos
- Envejecimiento inflamatorio
- Enfermedades sistémicas autoinmunes, metabólicas, neurodegenerativas
- Infecciones crónicas (VEB, VIH)
- Consumo de medicamentos que disminuyen el flujo salival (ciertos antidepresivos, antihistamínicos, betabloqueantes, fenitoína, ciclosporina, nifedipino)
- Predisposición genética

* Destacan *Porphyromonas gingivalis*, *Aggregatibacter actinomycetemcomitans*, *Prevotella intermedia*, *Tannerella forsythia*, *Eikenella*, *Capnocytophaga* y *Fusobacterium nucleatum*.

Uno de los científicos que más ha estudiado la relación entre la enfermedad periodontal y la salud sistémica es George Hajishengallis. Este científico griego de la Universidad de Alabama nos explica cómo las bacterias presentes en la enfermedad periodontal se diseminan a la circulación sistémica, además de pasar a las vías digestiva y respiratoria.

La **inflamación sistémica** que se produce como consecuencia de una periodontitis se ha relacionado con múltiples alteraciones fisiopatológicas en el organismo: disfunción endotelial, alteraciones metabólicas, inflamación crónica de bajo grado, respuestas de fase aguda, alteración de la producción de células inflamatorias e incluso alteración de los precursores de los osteoclastos* en el hueso.

En consecuencia, es fácil entender que en muchas enfermedades sistémicas la enfermedad periodontal participe de su génesis. Son ejemplos típicos la enfermedad de Alzheimer, las neumonías por aspiración, la esteatosis hepática no alcohólica, la artritis reumatoide, la esclerosis múltiple, las enfermedades cardiovasculares —incluidos los infartos—, los problemas metabólicos como diabetes y obesidad, el cáncer colorrectal y otros tumores, y ciertos problemas en los embarazos.

Es un escándalo que, siendo tan frecuente esta enfermedad oral y teniendo tanto impacto en la salud sistémica de millones de personas, no se hagan potentes campañas de concienciación sobre la importancia de los cuidados de la salud periodontal, tanto dirigidas a la población general como a todos los profesionales de la salud. Además, la atención odontológica debería incorporarse a la sanidad pública, pues, aunque inicialmente supusiera un gasto económico, a largo plazo se ahorrarían miles de millones de euros por la prevención de muchas de estas enfermedades.

En el capítulo 15 veremos cómo podemos cuidarnos la microbiota.

* Los osteoblastos producen nuevo hueso y los osteoclastos eliminan tejido óseo liberando minerales. En la periodontitis se estimulan los segundos y se produce una pérdida de hueso.

RESUMEN

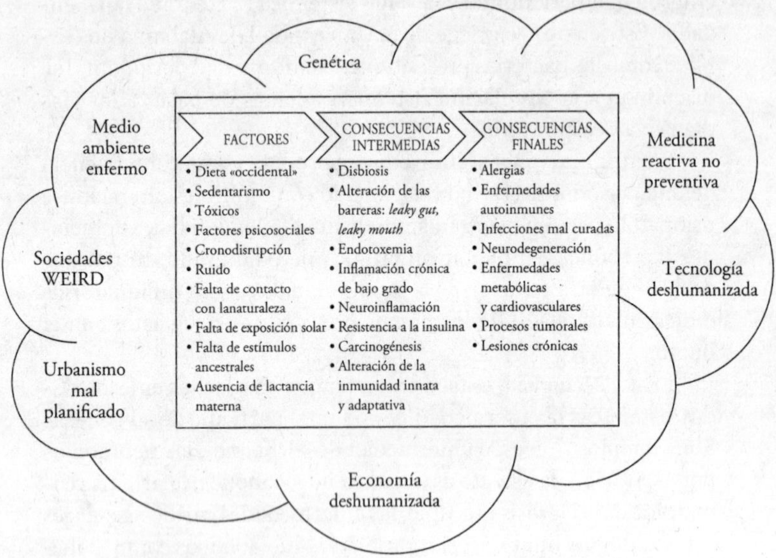

Figura 16. Causas y consecuencias de las alteraciones del sistema inmunitario.

Segunda parte

DESAJUSTES Y DESARREGLOS (O QUÉ PASA CUANDO ALGO FALLA)

Introducción

Hasta ahora hemos revisado cómo funciona el sistema inmunitario y cuáles son los factores que interfieren en su correcto desempeño. En esta segunda parte del libro veremos qué sucede cuando esos factores llevan a nuestro sistema inmunitario a un desequilibrio.

Cuando el sistema inmunitario ataca antígenos inocuos, aunque sean ajenos a nuestro cuerpo, surgen las **alergias y otros cuadros de hipersensibilidad**, que trataremos en el primer capítulo de esta parte.

Si el error consiste en atacar antígenos propios, estaremos ante la **autoinmunidad**. Sobre las enfermedades autoinmunes hablaremos en el capítulo 7, «Horror autotóxico». Veremos también qué es la autoinflamación, un concepto menos conocido, pero muy importante. Aunque muchas enfermedades autoinflamatorias son muy raras y de tipo hereditario, otras son tan frecuentes como la enfermedad inflamatoria intestinal. Las enfermedades autoinmunes y autoinflamatorias constituyen un espectro de patologías, en la mayoría de las cuales hay características de ambos extremos.

En el capítulo 8, «Defiéndete como puedas», trataremos el tema de las **infecciones.** Cuando se produce una inmunodeficiencia, el sistema inmunitario no nos puede defender bien de los patógenos; la más conocida es la infección por el VIH, que dejada a su evolución conduce al síndrome de inmunodeficiencia adquirida. Por otro lado, hay personas cuyo sistema inmunitario no consigue controlar microorganismos como el virus del herpes simple, el virus de Epstein-Barr o la *Borrelia*, aunque no tengan una inmunodeficiencia grave, pero sí una respuesta inadecuada o defectuosa frente a antígenos extraños dañinos.

A continuación repasaremos algunos conceptos básicos sobre la **inmunovigilancia** y otros mecanismos frente a nuestras propias células cuando se vuelven malignas. Si estos mecanismos fracasan en su función, puede aparecer un cáncer.

¿Quién no ha tenido alguna vez una **lesión osteomuscular o articular que le cuesta recuperar**? ¿Por qué pasa esto? ¿Cómo podemos recuperarnos de un esguince de manera óptima sin arrastrar secuelas que nos impidan rendir en nuestro deporte favorito? Todo esto lo veremos en el capítulo 10, «Ponte en pie y camina».

Antes de finalizar esta parte conoceremos las consecuencias de un mal común de nuestro tiempo, **la inflamación crónica de bajo grado junto a la inmunosenescencia y el *oxi-inflammaging*.**

Y, por último, veremos **otros aspectos de nuestro sistema inmunitario** que también son interesantes. El día 29 de abril se celebra el Día Mundial de la Inmunología. ¿Qué análisis nos permiten saber cómo está nuestro sistema inmunitario? También veremos qué fármacos se usan para modular la respuesta inmunitaria.

Cualquiera de estos capítulos podría constituir un libro en sí mismo. De hecho, hay libros completos sobre subtemas de los que hablaremos. Por ejemplo, la tiroiditis de Hashimoto es una enfermedad autoinmune muy frecuente, y por ello hay libros que hablan de forma específica única y exclusivamente de esta enfermedad. La inmunología es una ciencia muy amplia, como podrás comprobar. Yo te daré una visión general y te recomendaré algunas lecturas adicionales y otros recursos si te apetece profundizar en un tema en concreto, ya sea por interés personal o por pura curiosidad. Además, hay contenidos muy específicos que por motivos de espacio no puedo incluir en el texto, por eso te hablaré de algunos de ellos en los vídeos de realidad aumentada.

¿Por qué María tiene una enfermedad autoinmune y su novio sufre de tendinitis que no se curan? ¿Qué provoca que el padre de Sergio tenga el inicio de una demencia, y su madre, un cáncer de mama? ¿Qué lleva a Daniel a la alergia y a Ana a una reactivación del VEB? La abultada barriga de Luis, ¿por qué es problemática?

La inmensa mayoría de las enfermedades surgen por la acción

de los factores ambientales (que acabamos de repasar en el capítulo 5) sobre una predisposición genética determinada. Cada persona tiene sus propias características, pero el conjunto de todo lo que nos sucede determina el resultado final, aunque los factores sean similares en unas personas u otras.

Como las causas son similares, también las soluciones para los problemas más frecuentes son muy parecidas en cualquiera de las situaciones. En general, con el estilo de vida, la inmunonutrición y otras soluciones que comentaremos en la tercera parte del libro no buscamos realizar acciones inmunoestimulantes o supresoras, sino inmunomoduladoras. Lo que nos interesa es recuperar el equilibrio del sistema inmunitario, y esto se puede lograr de una manera muy similar en la mayoría de las situaciones patológicas que revisaremos. Por supuesto que hay problemas graves que requieren de fármacos para salvar la vida o la función de un órgano, pero incluso entonces la base del tratamiento sigue siendo el estilo de vida.

6

¡Achís!

> Las alergias no son sólo síntomas molestos que puedes atenuar con medicamentos. El medio ambiente está alrededor y dentro de nosotros. Al igual que nuestro medio ambiente, nuestro cuerpo también está en desequilibrio.
>
> Dr. Leo Galland y Jonathan Galland

UN SUSTO GORDO

Los bosques y lagos de Finlandia son lugares preciosos. Son mi hogar espiritual y los visito siempre que puedo. Por desgracia, no es muy a menudo.

Pero no todos los recuerdos que tengo son positivos. Hace unos cuantos años estábamos veraneando en familia en un hotelito rural a las orillas del lago Saimaa. Yo llevaba unos días pachucha. Tenía unos dolores abdominales rarísimos y era incapaz de saber a qué se debían. Evito en general tomar fármacos, pero para aguantar el ritmo del viaje necesité tirar de ibuprofenos y otros analgésicos. Por si fuera poco, comencé con la menstruación.

Esa mañana desayunamos en el hotel. Ya no recuerdo bien lo que tomé, aunque seguro que algún lácteo y puede que algo de avena. Estos componentes no forman parte de mi dieta habitual, pero en los viajes me permito alguna que otra licencia.

Luego fuimos al bosque, en familia. En verano Finlandia es espléndida, pero tiene un inconveniente, variable según la zona y las condiciones de humedad, sobre todo. En Laponia lo llaman la «fuerza aérea lapona», y en un viaje allá hace muchos años unos amigos lo denominaron «aeroplancton». Son los mosquitos. Hordas de mosquitos que te pican. Lo del «aeroplancton» es porque, en verano, en Laponia hay tantísimos que si vas en bicicleta o caminando con la boca abierta, se te puede llenar de estos dípteros, cual ballena desubicada.

En la zona del Saimaa el asunto *mosquitil* no es tan exagerado como en Laponia; aun así, si no quieres acabar donando parte de tu sangre a la perpetuación de varias especies de mosquitos, es conveniente llevar manga larga y aplicarse repelente. Y así lo hicimos antes de comenzar a recoger bayas. Había arándanos y también fresitas silvestres. Si alguna vez tienes ocasión de comer bayas silvestres, te lo recomiendo: su sabor y color son supremos, mucho más intensos y delicados que los de los frutos cultivados.

Cuando recojo bayas, siempre voy comiendo alguna. En mi cabeza me imagino como una recolectora ancestral. Y en esta ocasión no fue diferente. De repente, al cabo de un rato empecé a moquear muchísimo. En un par de minutos noté que me picaba la garganta. Y al hablar mi voz se oía ronca. Incluso me costaba respirar. Me di cuenta de que estaba sufriendo una reacción alérgica llamativamente intensa y rápida. Le dije a mi familia que me iba al hotel —que estaba muy cerca, a menos de cien metros en ese momento— para buscar un remedio. Fui lo más rápido que pude y me tomé una pastilla de corticoide y un antihistamínico. Disponía de ambas cosas por la costumbre de llevar un botiquín básico en los viajes.

Sin embargo, no noté ninguna mejoría. Al contrario, por momentos iba empeorando. Al rato llegaron mi pareja y mi hija, que no habían entendido muy bien qué me pasaba. Yo no me lo quería creer, pero me daba la impresión de que estaba sufriendo una alergia extrema. Si no buscaba ayuda médica de forma inmediata, las consecuencias podían ser graves. La suerte estaba de mi lado, pues muy cerca del hotel estaba el centro de salud del pueblo, y como era jueves por la mañana, estaba abierto. Llegamos ahí en un periquete, y nada más verme y escucharme, la estudiante de medicina de guardia* corrió a buscar una inyección de adrenalina para administrármela en el muslo.

* En Finlandia, los estudiantes de Medicina hacen prácticas casi como si fueran residentes y cobran por ellas.

El hospital más cercano estaba a unos cincuenta kilómetros. En ese momento, en esa zona sólo había una ambulancia para atender a un área geográfica enorme. En el centro de salud me insistieron en que debía ir al hospital para que me observaran y que debía hacerlo en ambulancia. Yo me resistía. Como médica, soy pésima paciente, y además no quería ocupar la ambulancia. En cualquier caso, finalmente me dejé llevar y acabé ese día en observación de urgencias del mismo hospital en el que nací muchos años atrás. Estuve tirada en un pasillo en una camilla, observando a los jóvenes médicos yendo de un lado para otro. Una señora chillaba en una silla de ruedas por una lumbalgia. Recuerdo vivamente cómo maldecía a uno de los médicos. Vino a verme mi cuñada Mirja, que trabaja en el mismo hospital, en administración del Departamento de Oncología. Fue un alivio ver una cara familiar.

Comenté mi dolor abdominal de los días anteriores, así que me hicieron una ecografía, no fuera a ser que tuviera un «quiste del perro»* roto en el hígado. Confieso que la ecografía la solicitaron porque yo misma sugerí esta posibilidad.

Al final del día, tras pasar el rato en ese pasillo, me dieron el alta con una receta para comprar adrenalina y llevarla encima por si acaso. De vuelta al hotel, una bruma misteriosa emergía del lago y envolvía los abedules bajo la tenue luz de la noche nórdica. Y yo no dejaba de darle vueltas a lo que me había sucedido.

Cuando volví a España, me realizaron un estudio muy completo en alergología, con los fármacos que había tomado, los mosquitos e incluso el repelente. Nunca llegamos a saber por qué sufrí ese episodio de alergia tan peligroso. Probablemente fue un acúmulo de diversos factores: lo que sea que me pasara en el intestino esos días provocándome esos dolores; la menstruación (los cambios del ciclo menstrual tienen su impacto sobre el sistema inmunitario); el haber estado tomando diversos fármacos, como el ibuprofeno, que pueden facilitar una reacción alérgica cuando concurren varias circunstancias o, tal vez, llevarme repelente a la boca de mis

* También llamado quiste hidatídico. Lo causa un gusano que se llama equinococo. En los perros no produce quistes, sino que éstos sólo lo transmiten, pero a los humanos y otros animales sí. Si un quiste de éstos se rompe, puede causar una reacción alérgica grave.

manos cuando comí las bayas; o ¿me picó algún insecto raro sin que me diera cuenta?

UN POCO DE HISTORIA

Afortunadamente, la mayoría de las alergias no son tan graves como para generar una inflamación de las vías aéreas que ponga en peligro la vida de la persona que la sufre; sin embargo, sí son muy frecuentes. Se estima que en la actualidad entre el 20 y 40 por ciento de las personas de todo el mundo tiene alguna alergia, y que esta cifra será del 50 por ciento para el año 2050. En España, entre un 25 y 30 por ciento de las personas padece alguna alergia, pero es muy posible que la cifra sea mayor.

Pero **¿qué es una alergia?** En griego, *allos* significa «otro», y *ergia*, «energía o acción». Esta palabra la acuñó a principios del siglo XX un pediatra austríaco junto con un colega húngaro, Béla Schick. Clemens von Pirquet observó que algunas personas que habían recibido suero de caballo o la vacuna de la varicela tenían reacciones más graves ante una segunda inyección.

Pirquet tuvo otra ocurrencia revolucionaria: que **los signos y síntomas de las enfermedades no se deben sólo a la acción de los microorganismos y sus toxinas, sino también a la respuesta del cuerpo frente a ellos.** De aquí surgió la hipótesis de que existía la posibilidad de que algo que nos tiene que proteger nos puede llegar a dar problemas.

En un principio, desarrolló estas ideas a fondo en 1903, en un documento que mandó guardar en un sobre cerrado en la Academia Imperial de Ciencia en Viena. Y fue en 1908 cuando se hizo una reunión en la Academia y se leyó el documento. ¡La ciencia entonces tenía otros tiempos! Hoy quizá hubiera divulgado sus descubrimientos en Twitter antes de madurarlos a fondo. Antes de eso, en 1906, ya había publicado una comunicación de dos páginas, que tituló «Allergie».

A raíz de todo ello, muchos colegas contemporáneos a Pirquet se lanzaron a realizar investigaciones en este campo. En esos momentos iniciales de la alergología, Richet y Portier, en Francia, administraron una toxina de un animal marino a perros. Los que no se morían con la primera inyección recibían una segunda, y entonces sufrían muertes horribles que consistían en lo que llamaron **anafilaxis** (antitético a *phylaxis*, que significa «protección»). A Richet le otorgaron el Premio Nobel por sus estudios sobre la anafilaxia.

En esos años se tendía a considerar que anafilaxia y alergia era lo mismo, aunque Pirquet también incluía en su concepto trastornos como la fiebre del heno o el asma. Pasó un tiempo hasta que se intentó poner un poco de orden en este ámbito. Entonces, dos estadounidenses, Coca y Cooke, propusieron el término **hipersensibilidad**. Ellos sugirieron también el empleo de la palabra **atopia**, que significa enfermedad desubicada o infrecuente, para el asma y la fiebre del heno. Más tarde, hubo quien habló de «alergia atópica».

Entonces, cuando hablamos de alergia, ¿a qué nos referimos? ¿Alergia, atopia e hipersensibilidad son lo mismo? ¿E intolerancia? ¿Siempre que algo te sienta mal es una alergia? En realidad, no es raro que haya confusión entre los términos, pero a continuación vamos a ver que, examinando lo que sucede en el organismo en estas situaciones, podemos comprender mejor estos términos.

SENTIDO Y SENSIBILIDAD

En la actualidad lo más correcto es hablar de **reacciones de hipersensibilidad**. En estas situaciones, las reacciones de nuestro sistema inmunitario son similares a las que tienen lugar cuando se enfrenta a un microorganismo patógeno. Sin embargo, en las reacciones de hipersensibilidad lo hace de forma equivocada, en el sentido de que no hay necesidad de montar esa batalla contra una sustancia que, si bien es extraña a nuestro organismo, no es dañina.

Una característica importante de estas reacciones es que **la primera vez** que tenemos contacto con un antígeno que posteriormente nos provocará la reacción no sucederá nada. Es decir, ante el primer contacto no nos enteramos y, sin embargo, **nos podemos sensibilizar**. Será **ante una nueva exposición** cuando **surgirán los síntomas**. Cuando se produce ese primer contacto —o incluso varios contactos—, el sistema inmune adaptativo, es decir, los linfocitos B y T, generan una memoria frente a ese antígeno. Luego, con cada nueva exposición, si nada lo remedia, puede ir aumentando el número de linfocitos de memoria.

Hay una clasificación antigua, de la década de 1960, sobre este tipo de reacciones y que aún sigue vigente. Según esta clasificación, se distinguen cuatro tipos de reacciones de hipersensibilidad.

Para saber más: otras reacciones de hipersensibilidad

Además de la reacción de hipersensibilidad de tipo I que veremos a continuación, hay otros tipos de reacciones de hipersensibilidad menos frecuentes. Las reacciones de hipersensibilidad de tipo II y III son diferentes, en el sentido de que aquí el anticuerpo que se produce no es IgE, sino IgG.

- En la tipo II, el antígeno se une a la superficie de las células o la matriz que hay entre éstas; el ejemplo típico es la anemia hemolítica por penicilina. La reacción que se produce cuando se realiza una transfusión de sangre de forma incorrecta en cuanto al grupo A, B o O, también es de este tipo.
- En la tipo III se forman inmunocomplejos, en los que el antígeno se une a la IgG y luego ese complejo se deposita en algún lugar del organismo. Un ejemplo es el pulmón del granjero por un hongo que hay en la paja.
- En la tipo IV, que también se llama hipersensibilidad tardía, la respuesta que encontramos es de los linfocitos T; es decir, la producción de anticuerpos no participa. Entra una sustancia extraña y se une a nuestras propias proteínas y las modifica. Las dermatitis de contacto frente al níquel suelen suceder por este mecanismo.

La alergia «de verdad»

Lo que en general se entiende como alergia es la reacción de hipersensibilidad de tipo I, que también se llama **atopia o hipersensibilidad inmediata**. En esta situación, un alérgeno provoca que el sistema inmunitario produzca un tipo de inmunoglobulina, la IgE, específica contra ese alérgeno, y además se activarán los mastocitos. ¿Los recuerdas? Son esas células presentes en los tejidos que liberan histamina.

¿Cuáles son los alérgenos más frecuentes? Sin pretender elaborar una lista exhaustiva, una reacción alérgica se puede producir frente a:

- Los **pólenes** de muchas plantas.
- Las sustancias emitidas por hongos de tipo **moho**. En muchas casas puede haber mohos en las paredes que ni siquiera son aparentes, y, sin embargo, los alérgenos que generan se dispersan por el aire, a menudo causando síntomas misteriosos a los que nadie sabe dar una explicación.
- Las **proteínas** de origen animal como las del pelo o las plumas de animales, o de alimentos como la leche de vaca, los huevos o el pescado. También pueden ser proteínas de alimentos de origen vegetal, como la soja o el cacahuete. La alergia al cacahuete tiene tendencia a ser particularmente grave, ya que puede provocar una anafilaxia mortal en pocos segundos incluso con una exposición mínima.
- Otras proteínas como las de los **ácaros** que están en el polvo de nuestras casas o las de algunos insectos como la cucaracha.
- El **veneno de las avispas o las abejas** es otro alérgeno que puede producir reacciones muy graves.
- Muchas **sustancias químicas, fármacos o metales** pueden actuar como alérgenos.

Curiosidad: ¿qué células y sustancias intervienen en las alergias?

En condiciones normales no deberíamos tener estas reacciones; sin embargo, las personas atópicas, es decir, predispuestas a desarrollar reacciones de hipersensibilidad, se pueden sensibilizar a estos alérgenos con mayor facilidad, sobre todo si sufren de disbiosis y permeabilidad de barreras. Entonces, sus linfocitos T de tipo CD4 se transforman en los subtipos Th2 y Thf. Esto hace que los linfocitos B se pongan a fabricar anticuerpos contra el alérgeno. Ante el siguiente contacto, se pondrá en marcha la memoria inmunitaria, que dirá: «¡Ey!, aquí hay un alérgeno. Venga, linfocito B, fabrica IgE». Esa IgE estimula al mastocito, que libera histamina. Esta parte de la reacción es muy rápida. Por otro lado, los linfocitos T estimulan a los eosinófilos, aunque esto tarda más. Además, también se activan otras células como los basófilos (que también llevan histamina), monocitos y linfocitos. Y todas ellas se van al sitio por donde entró el alérgeno; la vía aérea o digestiva son de las más habituales.

Hay una primera reacción alérgica inmediata en la zona de entrada del alérgeno, con estornudos, conjuntivitis, tos, secreción de moco e incluso vómitos o diarrea. En la reacción más tardía se produce una inflamación más generalizada.

La reacción que se produce es la misma que serviría para defendernos de los gusanos parasitarios. Sin embargo, como ya prácticamente no estamos expuestos a estos gusanos, en su lugar el sistema inmunitario nos da la alergia.

La rinitis y la conjuntivitis alérgicas son ejemplos de este tipo de reacción, así como el asma alérgica y la urticaria.* Si el alérgeno es ingerido, suele haber náuseas, vómitos o diarrea, aunque si el alérgeno pasa a la sangre, los síntomas surgen allá donde se activen los mastocitos, como la piel (con urticaria) o la vía respiratoria (con síntomas de asma).

La **anafilaxia** es una reacción muy intensa con síntomas graves como bajada de la tensión arterial o inflamación de la vía respiratoria. En los casos extremos es mortal si no se trata a tiempo, aunque afortunadamente no es muy frecuente. Ocurre, por ejemplo, si se inyecta un medicamento intravenoso al que se es alérgico, si se entra en contacto con un alimento como el cacahuete, si se es alérgico, claro, o si a un alérgico a las avispas le pica uno de estos insectos.

Alguna vez habrás oído decir cosas como: «Mi alergia es genética, porque mis padres también eran alérgicos a X cosa». Una alergia concreta no se hereda, pero sí la predisposición a desarrollarlas. Aun así, nuestros abuelos no sufrían de tantas alergias como nosotros.

Las causas del aumento de la incidencia de las alergias tienen mucho que ver con nuestro estilo de vida. Unos de los principales factores son la disbiosis y el exceso de permeabilidad intestinal. La falta de lactancia materna también favorece el desarrollo de alergias, así como la ausencia de contacto con los *old friends* microbianos. Los niños que crecen en entornos naturales, sobre todo en granjas con mucho contacto con diversos animales, están relativamente protegidos frente a la atopia. Por otro lado, la contamina-

* La urticaria consiste en la aparición de un sarpullido con ronchas rojizas que pican mucho. Se llama así porque se parece a las lesiones que salen cuando te pica una ortiga.

ción atmosférica también es un mecanismo importante. Por eso, muchas personas con alergia en primavera están peor en una ciudad que en el campo, donde en realidad hay muchas más plantas que en la ciudad. El déficit de vitamina D pandémico es otro factor causal que contribuye a las alergias.

Una intolerancia no es una alergia. Por ejemplo, la intolerancia a la lactosa consiste en que falta la enzima intestinal, la lactasa, para descomponer la lactosa. Esta falta puede ser genética o secundaria a causas como el SIBO o una gastroenteritis reciente. La intolerancia a la fructosa o el sorbitol son similares en este sentido. Cada vez se diagnostican con más frecuencia, pero tienen que ver con una alteración de la microbiota, no con una reacción de hipersensibilidad de nuestro sistema inmunitario. Por otro lado, la celiaquía tampoco es una alergia, sino una enfermedad autoinmune provocada por el gluten. Esto no significa que no haya alergias alimentarias; claro que las hay, pero el mecanismo que hay detrás es diferente, y no siempre es fácil diagnosticar ni unas ni otras.

Muchos problemas de intolerancia a ciertos alimentos que generan un exceso de histamina en el cuerpo o el síndrome de activación mastocitaria tampoco son reacciones alérgicas. Hoy, cada vez más personas tienen problemas con la histamina relacionados con alteraciones en las enzimas que la descomponen, desequilibrios de la microbiota o disfunciones hormonales con hiperestrogenismo, entre otros factores. En el vídeo te hablo un poco más sobre la intolerancia a la histamina.

Vídeo: Intolerancia a la histamina

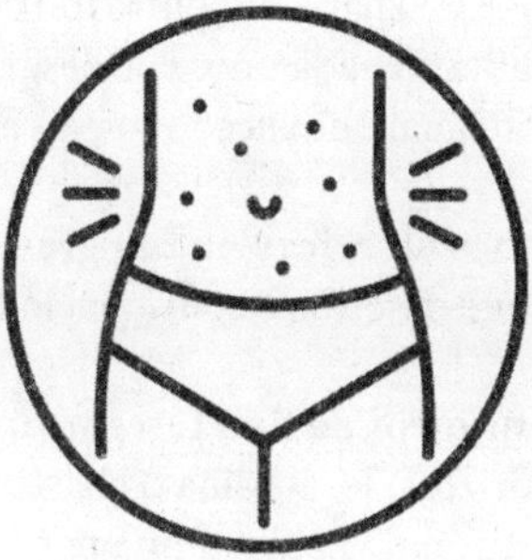

Sobre el níquel

El níquel es particularmente fastidioso. Es un metal ubicuo presente en muchas aleaciones y que además se encuentra en muchos alimentos. Puede dar problemas por al menos dos tipos diferentes de reacciones. La alergia a este metal es muy frecuente en España, sobre todo entre las mujeres, y a veces se puede manifestar en forma de mucositis intestinal por la exposición al níquel de los alimentos. Sus síntomas se pueden confundir con un síndrome de intestino irritable. No se suele pensar en que el níquel de los alimentos sea tan problemático. El cuadro conocido como síndrome de alergia sistémica al níquel también se ha relacionado con trastornos como la fibromialgia, las endometriosis que no responden al tratamiento o un reflujo gastroesofágico que no hay quien lo solucione.

¿QUÉ NOS OFRECE LA MEDICINA SI PADECEMOS DE UNA ALERGIA?

Ante una **alergia grave** no nos la podemos jugar, por lo que debemos evitar la exposición al alimento, fármaco... a toda costa. La alergia al cacahuete o la de los himenópteros es particularmente grave y puede ser mortal. En los comedores escolares se debe tener un cuidado especial con las alergias. Si una persona tiene una alergia que le puede producir una anafilaxia, lo adecuado es que lleve siempre un autoinyector de adrenalina encima para poder administrársela si la necesita. Yo lo he llevado durante muchos años. La angustia ante la idea de que te puedas quedar sin aire es poca broma. Se estima que en España hay entre mil quinientos y quince mil episodios de anafilaxia cada año. Por desgracia, la frecuencia de estas reacciones, al igual que sucede con las alergias en general, está aumentando.

Para las **reacciones alérgicas no tan graves** se usan algunos fármacos, como los que describo a continuación:

- Los **antihistamínicos de tipo 1**: seguro que te suenan nombres como cetirizina, loratadina o ebastina. Estos fármacos evitan la liberación de la histamina por los mastocitos para paliar los síntomas de la alergia. Hay otro tipo de antihistamínicos, los de tipo 2 (como la ranitidina), que actúan sobre los receptores de la histamina de tipo 2 en el estómago y hacen que se libere menos ácido.

- Los **corticoides**: tienen un inicio de acción más lento y actúan sobre la inflamación de fondo. Sin embargo, cuando se toman por vía oral tienen muchos efectos adversos y no solucionan las causas de la alergia. Se usan sobre todo en el asma alérgica de forma inhalada. Su aplicación en *spray* nasal permite aliviar los síntomas de moqueo constante en la rinitis alérgica, con pocos efectos sistémicos.

Como una solución de fondo para muchas alergias se han desarrollado las **vacunas para la alergia**, que consisten en dar dosis muy pequeñas de la sustancia que produce la alergia para inducir de nuevo la tolerancia del sistema inmunitario a esa sustancia. Es una estrategia muy interesante, y desde el punto de vista evolutivo tiene muchísimo sentido. Se practica, por ejemplo, para los pólenes y el huevo. Es un proceso delicado en el que hay que vigilar con cuidado al paciente para que no aparezca una reacción grave. Ya se están investigando, desde hace años, vacunas novedosas para alergias graves como la del cacahuete. Por ejemplo, en una de estas estrategias se está diseñando la vacuna uniendo fragmentos de cacahuete a una partícula que se parece al virus del mosaico del pepino. Sin duda, solucionar esta grave alergia sería un alivio para muchos padres de niños que sufren de este cuadro, aunque aún falta desarrollar mucho estas estrategias para que sean seguras. Por otro lado, ya se han realizado estudios con inmunoterapia oral y administración de probióticos para esta alergia con resultados más que positivos. Esperemos que en los próximos años veamos avances en este campo.

Sin embargo, aparte de todo esto, también podemos **usar probióticos, cuidar de nuestra microbiota y optimizar nuestro estado micronutricional para mejorar nuestras alergias**, y así incluso es posible pasar de tomar antihistamínicos y corticoides nasales durante muchos meses al año a no necesitar prácticamente ningún fármaco para el control de la alergia.

No es que la alergia se «cure», sino que se puede volver a tolerar aquello frente a lo que reaccionamos, al menos en el caso de las tan frecuentes asma o rinoconjuntivitis alérgicas. En el capítulo 1 te hablaba de Daniel y sus alergias. Poco después de nuestra reunión, Daniel se mudó al pueblo de origen de su familia para teletrabajar, empezó a comer productos de la huerta de su tío abuelo Robustiano y a salir a correr por la sierra casi a diario. Mejoró mucho de su alergia. Y sólo cuando se acerca a Madrid toma algún que otro antihistamínico.

Algunos **puntos básicos de autocuidado para las alergias** son:

- Equilibrar la microbiota intestinal y tratar el exceso de permeabilidad intestinal (capítulo 15).
- Asegurar la optimización metabólica para un funcionamiento correcto del sistema inmunitario. Son interesantes sobre todo las vitaminas C y D, el magnesio, el zinc y la quercetina, entre otros (capítulo 14).
- Ventilar la casa a menudo (salvo en la época de polinización de aquello a lo que se sea alérgico) y limpiarla con productos no tóxicos. Cambiar las sábanas de manera regular y no usar ropa de calle en casa.
- En las rinoconjuntivitis los lavados nasales con suero fisiológico un par de veces al día pueden ayudar.
- Aunque parezca paradójico, tener más contacto con la naturaleza, con todas sus plantas, es mejor que la ciudad, pues la contaminación empeora las alergias. Dar un paseo a la orilla del mar también ayuda. Si estás en pleno brote alérgico, no te metas en medio de un prado en ese momento. Esta estrategia es a largo plazo, no para el momento agudo.
- El ejercicio físico a largo plazo también es beneficioso para mejorar las alergias.

PARA SABER MÁS

Si quieres conocer más sobre las alergias, te recomiendo:

Libros:

- El libro imprescindible: Galland, L. y Galland, J., *Adiós a las alergias*, Grijalbo, libro electrónico, 2017.
- Sobre alergias alimentarias, un libro que no está traducido al castellano: Nadeau, K. y Barnett, S., *The End of Food Allergy*, Vermilion, libro electrónico, 2020.
- Otro libro que profundiza más en los mecanismos de la alergia: Cisteró, A., *Combatir las alergias, RBA Libros, libro electrónico, 2019.*

En internet:

- Algunas cuentas de Instagram con alergólogas que divulgan sobre alergias: @dra.anadeprato, @alergiafacil, @dra.paularibo.alergia.
- La Sociedad Española de Alergología e Inmunología Clínica tiene en su web una sección con información para los pacientes. Disponible en: <https://www.seaic.org/pacientes>.

7

Horror autotóxico

> Sin la tolerancia, nuestro mundo se vuelve un infierno.
>
> FRIEDRICH DÜRRENMATT

UN CUERPO EN GUERRA

La peor de las guerras

Todas las guerras son un horror. Pero las guerras civiles son de las peores, porque se produce un derramamiento de sangre entre hermanos, tíos, padres, hijos... Una guerra civil deja heridas difíciles de curar. En España, más de ochenta años después del final de la Guerra Civil, ésta aún genera debates encendidos en los que parecen difíciles las posturas de reconciliación.

En Finlandia también tuvimos una guerra civil, a principios de 1918. Afortunadamente duró «poco», unos tres meses y medio, recién ganada la independencia el 6 de diciembre de 1917. Digo «poco» entre comillas porque un solo día de guerra, del tipo que sea, ya es demasiado.

Las guerras no deberían existir. Todos los seres humanos somos familia. Nuestros genes se parecen, nuestra sangre es roja si nos cortamos y nuestras emociones básicas son las mismas. Amamos a nuestros hijos y nos gusta reír, bailar y la música. Nos une más de lo que nos separa. Albert Einstein dijo: «Cuando me preguntaron sobre algún arma capaz de contrarrestar el poder de la bomba atómica, yo sugerí la mejor de todas: la paz».

Sin embargo, la guerra existe. No debería, en un mundo ideal, pero parece que es difícil que todos convivamos en paz, a pesar de la voluntad de la mayoría. Como escribió Paul Valéry: «La guerra es una masacre entre gentes que no se conocen, para provecho de gentes que sí se conocen pero que no se masacran».

De la misma manera, uno de los padres de la inmunología, Paul Ehrlich, consideraba que el organismo tenía miedo de hacerse daño a sí mismo con «las balas mágicas» que podían dañar a los patógenos. Llamaba a este temor *horror autotoxicus*. No concebía posible el ataque del sistema inmunitario al propio organismo y le parecía inviable la existencia de las enfermedades autoinmunes.

Y, sin embargo, existen, como también las guerras, incluidas las civiles.

CLASIFICACIÓN DE LA AUTOINMUNIDAD

En las enfermedades autoinmunes, el sistema inmunitario se confunde y ataca a estructuras de nuestro propio cuerpo. En concreto, el ataque lo perpetran los linfocitos T y B, es decir, el sistema inmunitario en su parte adaptativa. Cuando el sistema inmunitario innato es el que realiza el ataque, hablamos de enfermedades autoinflamatorias. Como te comentaba en un pie de página al inicio del libro, en conjunto se consideran enfermedades inflamatorias inmunomediadas (IMID).

Los mecanismos por los que esto sucede son complejos. Hay quien clasifica a la autoinmunidad como un tipo de reacción de hipersensibilidad; es decir, como si hubiera una «alergia» a las estructuras del propio cuerpo.

Otra forma de clasificar las enfermedades autoinmunes es según lo que atacan: pueden afectar a un **órgano concreto** o ser **sistémicas**. Esto último sucede cuando se atacan estructuras que están en muchas células diferentes, como sucede, por ejemplo, en el lupus eritematoso sistémico.

¿Alguna vez has visto la serie *House*? Sí, la del médico cascarrabias y faltón, pero hábil y perspicaz. Ya que estamos con *House*, te diré que me cuesta creer que en algún sitio de verdad se pueda trabajar así.* A pesar de que otras series médicas me han encantado, como, por ejemplo, *Urgencias* (la más realista de todas las que he visto), o *New Amsterdam*, nunca me gustó mucho *House*. Nos pretendían hacer creer que un equipo de cinco o seis médicos se dedicaban durante días a un único paciente de forma exclusiva. Éstos lo mismo metían un tubo en algún orificio corporal para una endoscopia que montaban complicadas técnicas de biología molecular. Incluso iban a casa de sus pacientes a buscar pistas sobre la misteriosa enfermedad de cada episodio. Entre medias, a veces el doctor House pasaba consulta ambulatoria para atender a pacientes con cuadros más banales.

Los episodios se presentaban siempre con un caso difícil y raro, con un paciente al que nadie más podía averiguar qué le pasaba, y casi siempre se incluía el lupus en el diagnóstico diferencial. Recuerdo incluso que sacaban un anuncio de la serie con la bola símbolo de la cadena de televisión saltando y cacareando «Lupus lupus lupus». A pesar de la eterna sospecha, la presencia del lupus se confirmó sólo en un par de ocasiones.

Un día, pasando consulta en el hospital, una de mis nuevas pacientes era una muchacha joven. Tenía fiebre, le dolían las articulaciones y había perdido peso. Como yo pasaba consulta de infecciosas, me la mandaron a mí, pues con esos síntomas bien podía tratarse de un cuadro infeccioso. Sin embargo, en la analítica tenía algunas alteraciones muy típicas del lupus, y una eran cifras altas de anticuerpos antinucleares. Le hice la historia clínica completa y me dije, como House, pero sin acólitos a mi alrededor ni música de tensión cinematográfica: «Esta paciente tiene lupus». Tan segura estaba que solicité algunos estudios más y la cité directamente con el reumatólogo. Los reumatólogos son quienes atienden a las personas con enfermedades autoinmunes sistémicas (además de las que afectan a las articulaciones), junto con otros colegas según cuáles sean los órganos más afectados en cada caso.

* En Estados Unidos sí tienen un equipo multidisciplinar en los Institutos Nacionales de Salud para casos muy complicados, pero sólo pueden evaluar unos cien casos al año.

Antes ya te he hablado del núcleo, ¿verdad? Es como el sanctasanctórum de nuestras células, nuestra esencia, lo que nos define. Ahí está, en cada una de nuestras células nucleadas, (casi) toda la información sobre nosotros.* Imagínate ahora una enfermedad en la que se atacan partes de ese núcleo. Muchas de las enfermedades más graves y difíciles de controlar dentro de las autoinmunes son precisamente las que tienen estos anticuerpos antinucleares. No sólo el lupus, sino también otras como la esclerosis sistémica, la esclerodermia o la enfermedad mixta del tejido conectivo. También pueden aparecer en enfermedades autoinmunes específicas de órganos, o incluso, a títulos bajos, se dice que en personas sanas.

En la tabla 10 se muestra una lista con algunas de las enfermedades autoinmunes y autoinflamatorias. No es una tabla exhaustiva, pues hay más de cien enfermedades de este tipo.

Tabla 10. Algunas enfermedades autoinmunes y autoinflamatorias

<table>
<tr><th colspan="2">Enfermedades autoinmunes y autoinflamatorias específicas de órganos</th><th>Enfermedades autoinmunes y autoinflamatorias sistémicas</th></tr>
<tr><td>Sistema endocrino</td><td>Tiroiditis de Hashimoto
Enfermedad de Addison (suprarrenal)
Enfermedad de Graves (tiroides)
Diabetes mellitus tipo 1</td><td rowspan="6">Celiaquía
Lupus eritematoso sistémico
Artritis reumatoide
Espondiloartropatías
Enfermedad mixta del tejido conectivo
Síndrome antifosfolípido
Enfermedad autoinmunitaria asociada a IgG4
Vasculitis
Esclerodermia
Esclerosis sistémica
Polimiositis y dermatomiositis
Síndrome de Sjögren
Psoriasis</td></tr>
<tr><td>Sistema nervioso y muscular</td><td>Esclerosis múltiple
Miastenia gravis</td></tr>
<tr><td>Piel</td><td>Vitíligo
Pénfigo y penfigoide</td></tr>
<tr><td>Aparato digestivo</td><td>Enfermedad inflamatoria intestinal
Hepatitis autoinmune
Gastritis atrófica autoinmune</td></tr>
<tr><td>Sistema hematopoyético</td><td>Anemia hemolítica autoinmune
Púrpura trombocitopénica autoinmune</td></tr>
<tr><td>Pulmón/riñón</td><td>Síndrome de Goodpasture</td></tr>
</table>

En la figura 17 se muestra la clasificación de las enfermedades según cómo esté de involucrado el componente del sistema inmu-

* Digo casi porque en las mitocondrias también hay ADN.

nitario innato o el adaptativo, y en el vídeo profundizamos más sobre ello.

Vídeo: El espectro de las enfermedades inmunomediadas: autoinflamación y autoinmunidad

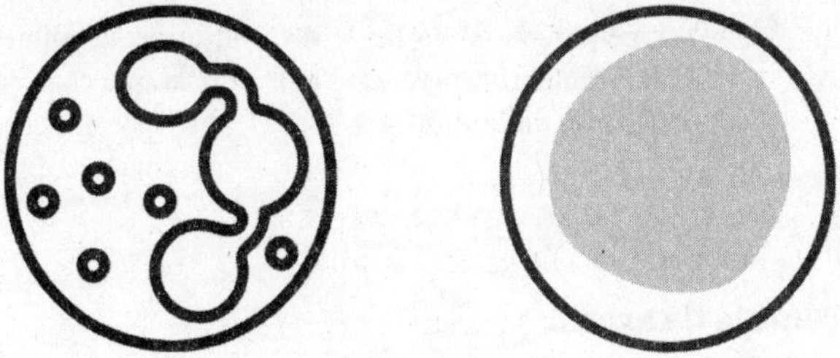

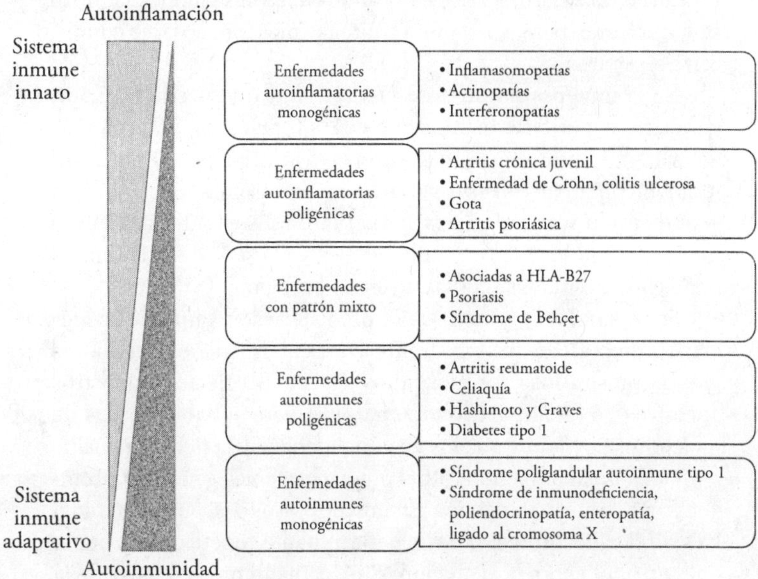

Figura 17. Espectro de la autoinflamación y la autoinmunidad.

¿POR QUÉ SE PRODUCEN LAS ENFERMEDADES AUTOINMUNES?

> El genotipo pone la pistola y el ambiente dispara el gatillo.
>
> Francis Collins

> Los genes son como las letras, son imprescindibles para formar palabras, pero es el ambiente el que construye las frases y les da sentido.
>
> Cornelia Bargmann

La ventaja de ayer...

Muchos textos médicos aún afirman que se desconoce por qué se producen las enfermedades autoinmunes. Es falsa modestia: no lo sabemos todo, pero sí bastante sobre los mecanismos que conducen a su aparición.

En la inmensa mayoría de los casos hay una **predisposición genética**, con diferentes tipos de genes (que codifican proteínas del sistema inmunitario) con diversas variaciones.* Si en algún momento aparecieron esas variaciones, es porque supusieron una ventaja evolutiva y por eso se perpetuaron. Es en nuestro mundo moderno, con los factores ambientales y el estilo de vida, que el beneficio de antaño se convierte en un problema.

Por ejemplo, sabemos que la predisposición genética a tener artritis reumatoide protege frente a dos enfermedades infecciosas graves transmitidas por mosquitos. Hace miles de años, nuestros ancestros no tenían artritis reumatoide, pero sí había hordas de mosquitos portadores de los virus del dengue y la fiebre amarilla.

De la misma manera, otras predisposiciones genéticas protegen frente a otros patógenos. En muchos casos desconocemos cuál ha sido el papel protector de un determinante genético, pero por lo que sabemos sobre la evolución, si se ha mantenido en parte de la

* Estas variaciones se llaman polimorfismos.

población, es porque en algún momento fue una ventaja para sobrevivir y transmitir esos genes a la descendencia. Si no, esa variación genética en particular hubiera desaparecido.

Veamos qué pasa con la psoriasis, que tiene una alta heredabilidad. Es decir, si uno de tus padres tiene psoriasis, es fácil que tú también la tengas. Esta enfermedad afecta, más o menos, a una de cada cincuenta personas. Parece ser que las personas que hoy sufren de psoriasis, en el pasado hubieran disfrutado de muchas ventajas; y hoy también, pero ahora no hay tanta exposición o riesgo de muerte por infecciones, así que no les dan uso a esos beneficios. Pero ¿esto qué quiere decir?

Las personas con predisposición genética a desarrollar psoriasis tienen una mayor capacidad de producir sustancias para luchar contra los microorganismos en las barreras. Sus células asesinas naturales (las NK o *natural killer*) también las protegen mejor de infecciones como el VIH. ¡No es una protección absoluta!, así que debes seguir usando preservativo en las relaciones sexuales de riesgo, por mucha psoriasis que tengas.

Por otro lado, al estudiar una población de Canadá, se descubrió que había entre cinco y diez veces más casos de psoriasis que en otros sitios. Hace tres siglos, las gentes de allá se morían a cascoporro de tuberculosis, lo cual se atribuye a varios factores. Para empezar, ahí hace un frío del que «el grajo vuela bajo» y hay poca exposición solar la mayor parte del año. Además, no era fácil ser pionero en Norteamérica, pues se padecían calamidades, hambre y hacinamiento. Los que sobrevivieron a la tuberculosis gracias a su genética eran los ancestros de los que hoy tienen psoriasis en ese pueblo. Por cierto, también están más protegidos frente a la lepra, que se produce por otra micobacteria. Hoy, en ese pueblo no tienen ni lepra ni mucha tuberculosis, pero sí cervezas, productos ultraprocesados y estrés crónico.

Por si fuera poco, la piel de las personas con psoriasis cura las heridas con mucha mayor rapidez que el común de los mortales. Seguro que el mismo Gurf que soportó estoico su esguince hubiera fardado de una herida de rápida resolución. A lo mejor el resto de la tribu le hubiera rendido pleitesía: de Gurf el torpe cazaliebres habría pasado a ser Gurf el indemne.

Sin embargo, hoy en día no nos hacemos muchas heridas y no

tenemos prácticamente lepra en nuestra sociedad. Además, nos da un poco igual si curamos las heridas de la piel rápido o lento, ya que nos las podemos cuidar con éxito gracias a la medicina moderna. Sin embargo, tenemos inflamación crónica de bajo grado y resistencia a la insulina, y en los psoriásicos, estos fenómenos son especialmente frecuentes. Lo que ayer fue una desventaja, hoy genera problemas. Es como si el sistema inmunitario dijera: «Oye, tú, psoriásico, ¡que estoy aquí! ¡Dame lepra!, ¡dame tuberculosis!, ¡dame heridas!». Pero al no recibir nada de eso, se conforma con montar una inflamación ante la entrada constante de estímulos que provocan un poquito de inflamación de forma constante, en plan: «Bueno, pues si no hay lepra, pero sí cerveza, patatas fritas y estrés crónico, te pondré unas placas descamativas en el codo, te subiré el colesterol y, ya que me pongo, te inflamo las articulaciones; y como te me pongas tonto, lo mismo te hago una colitis inflamatoria, ya puestos».

... hoy es un problema

Estos ejemplos se relacionan con el sistema HLA, del que hablábamos como un puente entre lo innato y lo adaptativo. Otros muchos genes predisponentes a enfermedad no tienen que ver con este sistema del HLA.

Un ejemplo lo tenemos en la enfermedad inflamatoria intestinal. En esta enfermedad, que insisto, es más autoinflamatoria que autoinmune, la principal manifestación suelen ser las diarreas con sangre. A veces el intestino se inflama tanto que incluso hay que operar y extirpar un segmento. Pero ¿cómo puede ser ventajoso tener genes que predispongan al sangrado intestinal? Parece extraño y enrevesado, pero así parece ser. En el vídeo te lo explico más a fondo, pero te adelanto que tiene que ver con la vitamina D y que además es la justificación por la que se ha propuesto usar algunos gusanos «inofensivos» como tratamiento para modular el funcionamiento del sistema inmunitario, para que de alguna manera recobre su «propósito vital». Sería como si el sistema inmune nos dijera: «Gracias, humano. Yo conozco a los gusanos, son majos y sé qué hacer con ellos. Ahora, mi existencia tiene un sentido. Estoy lleno de *ikigai* e IL-10».

Vídeo: La enfermedad inflamatoria intestinal: sol, gusanos y vitamina D

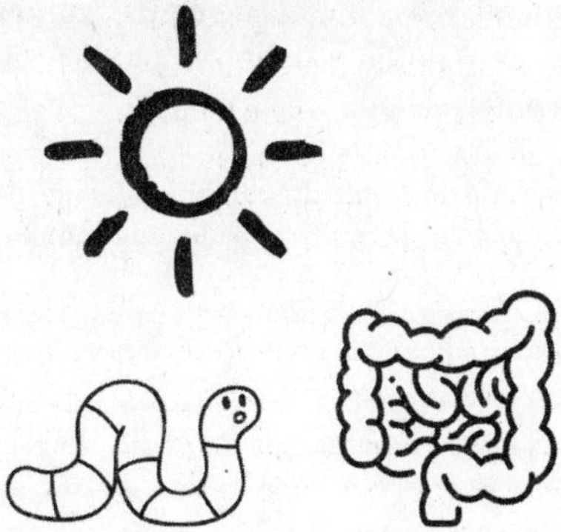

Factores ambientales

Éstos son sólo algunos ejemplos, ya que podríamos revisar la predisposición genética de otras enfermedades autoinmunes y autoinflamatorias y ver qué beneficio podía suponer en su momento.

En cualquier caso, estas enfermedades no aparecen sólo por un sistema inmunitario no ocupado con aquello para lo que está preparado genéticamente. Además, se inflama de manera inadecuada. Esa inflamación ocurre con todos los factores que te contaba en el capítulo 5, «Presos de la vida moderna». Son los factores ambientales.

Es más, en la génesis de estas enfermedades ya se considera que **la genética y los estímulos ambientales** se deben acompañar de **disbiosis y exceso de permeabilidad intestinal**, pues son condiciones sin las cuales sería difícil que aparecieran estas enfermedades.

En resumidas cuentas, si alguien tiene una predisposición genética para una enfermedad autoinmune y su estilo de vida incluye factores que se acumulan para producir disbiosis, permeabilidad intestinal y alteraciones en el funcionamiento correcto del sistema inmunitario, entonces podrá aparecer la enfermedad autoinmune o autoinflamatoria.

En la tabla 11 se muestra una clasificación de los factores ambientales relacionados con la autoinmunidad. Algunos son muy concretos y específicos. Por ejemplo, la enfermedad celíaca se desencadena solamente si hay ingesta de gluten, aunque no todas las personas que comen gluten y tienen la predisposición genética desarrollan esta enfermedad.

Tabla 11. Clasificación de los factores ambientales que participan en la generación de las enfermedades autoinmunes

Químicos	• Sílice, asbesto, metales, pesticidas, solventes, tabaco, cosméticos, tintes, fármacos…
Físicos	• Radiaciones ionizantes, rayos UV, campos eléctricos y magnéticos, ruido, infrasonidos
Biológicos	• Infecciones, alimentos y contaminantes, levaduras, micotoxinas, otras toxinas, sedentarismo
Sociales	• Patrón dietético, «estrés», estatus socioeconómico, familia, amigos, sanidad, empleo
Psicológicos	• Autoestima, autoconcepto, relaciones con familia y amigos, «estrés», creencias culturales, experiencias adversas de la infancia

Los procesos celulares y moleculares involucrados en la pérdida de la inmunotolerancia y la aparición de la autoinmunidad son complejos. Te los cuento en el vídeo, junto a conceptos como neoantígenos o mimetismo molecular.

Vídeo: ¿Por qué perdemos la inmunotolerancia?

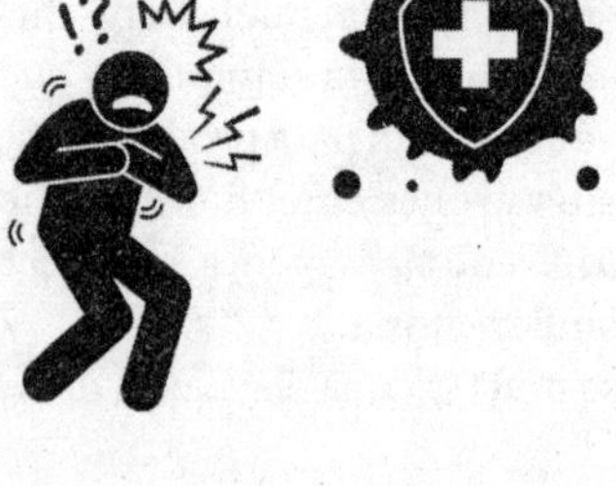

LA HISTORIA DE UNA VIDA DE AUTOINMUNIDAD

Pero ¿cómo es la secuencia de acontecimientos para que surja una enfermedad autoinmune? Para empezar, hace falta la predisposición genética concreta. Digamos, por ejemplo, que una persona nace con predisposición genética a celiaquía y Hashimoto, como María, de la que te hablaba en el primer capítulo.

María nació por parto vaginal, pero fue separada de su madre al nacer y la llevaron al nido. La madre de María no consiguió establecer la lactancia materna y ella se crió, hermosa, eso sí, con biberones. De pequeña, le introdujeron cereales comerciales con gluten a los cuatro meses y recibió antibióticos un par de veces al año hasta los seis años porque tenía muchas infecciones respiratorias.

María comía lo que todos sus amigos, comida casera y luego la del colegio. Con mucho pan y galletas con leche para desayunar. Al principio el pan era de un obrador, como el pan de pueblo, pero en poco tiempo fue sustituido por pan industrial en rebanadas.

Los padres de María discutían a menudo y su madre bebía *gin-tonics* a escondidas para aguantar el tirón. El padre de María apestaba la casa con su tabaco negro y el hermano mayor era un malaje y pegaba a María. «Cosas de niños», decía su madre.

La familia vivía en una ciudad industrial del norte y nunca salían de excursión al campo. En la adolescencia, las *pizzas* y las hamburguesas complementaban la dieta de María, aunque no le sentaban muy bien: después de comerlas, le dolía la tripa y tenía diarrea.

Sin saberlo, María llevaba años sin tener suficiente ingesta de omega-3, zinc, yodo, magnesio y vitaminas varias, y arrastraba un déficit de vitamina D de por vida. Todos los táperes que se calentaba en el microondas mientras estudiaba en la universidad la saturaron de disruptores endocrinos. María tampoco era consciente de que nunca tuvo una buena microbiota.

Todo esto dañó progresivamente el intestino y el sistema inmunitario de María. Cuando finalmente se le diagnosticó el Hashimoto, llevaba años fabricando anticuerpos contra su tiroides y siendo celíaca, sin saberlo. Tener molestias digestivas, dolores de cabeza, cansancio eterno, dolores con la regla y un ánimo depresivo le parecía lo «normal».

Y cuando ya tomaba la hormona tiroidea, María no entendía por qué no se encontraba mejor si ¡los análisis estaban bien!

María no se encontraba mejor porque su autoinmunidad seguía activa, porque no le habían diagnosticado la celiaquía y porque continuaba con su síndrome de intestino permeable, sus déficits de micronutrientes y problemas psicoemocionales que se había negado a afrontar y que hunden sus raíces en su infancia.

Pero ahora, cuando María ha descubierto (gracias a una compañera médica que le recomendé el día de la quedada de amigos) todo lo que le faltaba por saber, ha mejorado por fin su calidad de vida y está recuperando parte del daño causado a lo largo de los años. El proceso de sanación no sucede de un día para otro: lo que surge a lo largo de años o décadas no se revierte o mejora en unos pocos días.

LA AUTOINMUNIDAD TIENE NOMBRE DE MUJER

Las enfermedades autoinmunes y autoinflamatorias **son cada vez más frecuentes** en nuestra sociedad, aunque es difícil encontrar cifras exactas para todas las poblaciones. Se estima que en el mundo en general las enfermedades autoinmunes las sufren un 3-5 por ciento de las personas, y en nuestras sociedades industrializadas, hasta un 7 por ciento. En España hay estudios que indican un porcentaje más próximo al 10 por ciento.

La que con mayor frecuencia se diagnostica es la inflamación autoinmune de la tiroides, sobre todo la tiroiditis de Hashimoto. Antes era más típica de mujeres en edad mediana, pero ahora se diagnostica también en gente joven —incluso en adolescentes— y está creciendo su incidencia entre los varones. Cada enfermedad tiene sus propias cifras y todas están en aumento en los últimos años y décadas. Parece una maldición bíblica:

Te librarás de las infecciones, los gusanos y las bacterias, pero tu sistema inmunitario se aburrirá y atacará tus propias células.

Estas enfermedades son más frecuentes en el sexo femenino.

Las mujeres, respecto a los hombres, tienen seis veces más lupus, tres veces más artritis reumatoide, nueve veces más síndrome de Sjögren y dos veces más esclerosis múltiple. Sin embargo, en el caso de la diabetes *mellitus* las cifras están más igualadas, al igual que en la enfermedad inflamatoria intestinal y la enfermedad celíaca de diagnóstico infantil.

En el caso de la enfermedad inflamatoria intestinal es porque no es una enfermedad autoinmune, sino autoinflamatoria. Por otro lado, en la infancia no se han establecido tantas diferencias entre los sistemas inmunitarios entre los sexos, lo que justifica la similar incidencia de la diabetes tipo 1 y la celiaquía de diagnóstico infantil.

En definitiva, somos diferentes. Los hombres tienen más testosterona y otros andrógenos, y las mujeres, más estrógenos y progesterona. Además, las mujeres menstrúan, se embarazan y dan lactancia materna. Las hormonas sexuales tienen un efecto en nuestro sistema inmunitario.

El sistema inmunitario de los hombres funciona de una manera diferente al de las mujeres. Las mujeres responden más y mejor a las vacunas, y además aguantan mejor las infecciones. Es necesario que sea así para que la especie sobreviva. Hacen falta muchas mujeres para perpetuar la especie y para que tengan suficiente descendencia, pero no se necesitan tantos hombres. No es que sea ideal que haya pocos, por eso de la diversidad genética, pero estrictamente podríamos apañarnos con menos hombres. Si nos fuéramos en una nave espacial a un hipotético planeta B para montar una colonia, a nadie se le ocurriría llevarse a diez mujeres y cien hombres. Lo suyo sería que el número estuviera equilibrado o que hubiera más mujeres que hombres, de haber un desequilibrio. Seguro que tendríamos muchos candidatos varones para una nave llena de Evas astronautas dispuestas a colonizar la Tierra 2.*

En el vídeo revisamos algunas otras implicaciones de las hormonas en el sistema inmunitario. Lo cierto es que queda mucho camino por recorrer para entender las diferencias entre mujeres y hombres en la salud y la enfermedad, y los factores hormonales tendrán que incluirse como un factor más en la medicina personalizada del siglo XXI.

* Que no existe, así que cuidemos al planeta A, la Tierra a secas.

Vídeo: Las fases de la vida de la mujer y el sistema inmunitario

CUANDO TIENES MALA MANO EN LAS CARTAS DE LA GENÉTICA

Es un fenómeno bien conocido que una misma persona puede tener varias enfermedades autoinmunes. ¿Mala suerte? Depende de cómo definamos «suerte». La coincidencia de muchas autoinmunidades en un paciente se debe a que la predisposición genética y los disparadores ambientales son comunes entre muchas de estas enfermedades.

El ejemplo paradigmático es la enfermedad celíaca, que se asocia con otras enfermedades autoinmunes, como la tiroiditis de Hashimoto, la diabetes *mellitus* tipo 1, el vitíligo, la psoriasis, e incluso autoinflamatorias, como la enfermedad inflamatoria intestinal. Por eso es importante que en una persona con una enfermedad autoinmune se investigue siempre de forma adecuada la presencia de la enfermedad celíaca. De la misma manera, hay que evaluar a las personas con celiaquía para detectar otras enfermedades autoinmunes.

Otro ejemplo es la diabetes *mellitus* tipo 1, que se asocia también a Hashimoto o a la enfermedad de Graves (que suele generar hipertiroidismo), así como a la gastritis atrófica, la celiaquía o la enfermedad de Addison, en la que se destruyen las células de las glándulas suprarrenales que producen cortisol.

Otra enfermedad que aparece muchas veces junto a otras es el síndrome de Sjögren, en el que es característico el «síndrome seco», que consiste en tener la boca y los ojos secos por la destrucción de las glándulas que producen las lágrimas y la saliva.

Asimismo, entre las enfermedades con un componente autoinflamatorio potente también hay solapamiento. Por ejemplo, las enfermedades inflamatorias intestinales y las artritis enteropáticas están muy relacionadas unas con otras. La enfermedad de Crohn y la colitis ulcerosa, la espondilitis anquilosante, la artritis psoriásica o reactiva... tienen relaciones muy directas mediadas por un componente del sistema HLA que se denomina HLA-B27. A su vez, existe una uveítis, una inflamación de estructuras vasculares del ojo, que también se relaciona con este HLA. Estas enfermedades ya se consideran relacionadas con alteraciones de la barrera intestinal y el puente entre lo innato y lo adaptativo. Desde la década de 1970 se sabe que la presencia de una bacteria concreta de tipo *Klebsiella* en el intestino favorece la aparición de estas patologías asociadas al HLA-B27.

Padecer una de estas enfermedades no es exactamente «tener mala suerte». Por supuesto que es una desgracia, por no usar una palabra malsonante. Sin embargo, si tienes una o varias (¡espero que no sea el caso!) de estas enfermedades, es porque quizá, gracias a la predisposición genética a ella, tus ancestros sobrevivieron al cólera, la fiebre amarilla, la peste, la gripe o la tuberculosis. Sin tus genes, sean los que sean, no estarías aquí ahora leyendo estas palabras y, tal vez, frunciendo un poco el ceño.

Conozco a bastantes personas que trabajan en las Fuerzas y Cuerpos de Seguridad del Estado. Aunque llevan armas, no quieren tener que dispararlas, salvo para las prácticas de tiro periódicas. De la misma manera, en lo que a las enfermedades se refiere, lo interesante no es centrarnos en la genética —que de momento no podemos modificar—, sino lograr que esa pistola cargada de genes que predisponen a enfermedades nunca se dispare. Si la pistola ya se disparó, nuestro objetivo será reducir los daños causados.

Por eso necesitamos saber cuáles son los factores que hacen que se dispare la predisposición genética, que ya hemos revisado en el capítulo 5 y en la tabla 11. En cada persona tendrá un mayor peso un conjunto muy variable de factores, pero en general, la alimentación, los tóxicos, el estrés crónico y la exposición a ciertos patógenos están presentes en la mayoría de los casos.

Si este libro estuviera dedicado solamente a la autoinmunidad, podríamos revisar en detalle esos factores uno a uno, pero como no es el caso, te recomiendo algunas lecturas y recursos adicionales para que puedas informarte en profundidad sobre aquello que más te interese, si lo necesitas.

RESUMEN

La autoinmunidad surge cuando chocan la predisposición genética, el ambiente y además hay disbiosis y permeabilidad de las barreras, la primera línea de defensa (figura 18).

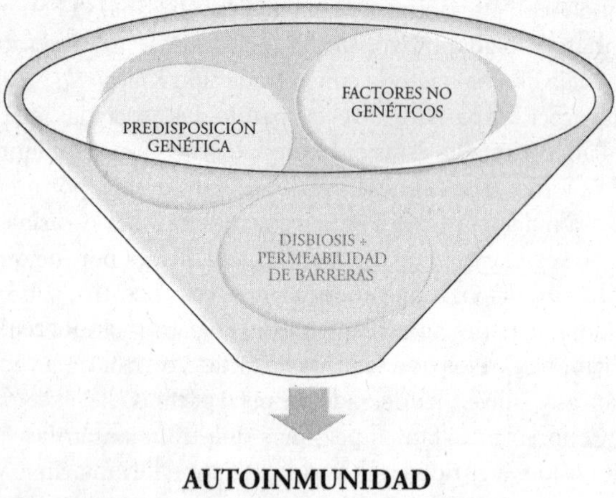

Figura 18. Factores que conducen a la autoinmunidad.

Si tienes una enfermedad autoinmunitaria (o autoinflamatoria) es importante:

- Descartar siempre la celiaquía y, en cualquier caso, adecuar la alimentación (como comentaremos en el capítulo 13) para tu situación.
- Solucionar la disbiosis, incluida la oral.
- Optimizar los niveles de micronutrientes y los de vitamina D, sobre todo.
- Llevar a cabo todas las otras medidas de la tercera parte del libro.

PARA SABER MÁS

Libros:

La autoinmunidad es un campo muy amplio, pero algunos libros interesantes son:

- Autoinmunidad en general: Myers, A., *La solución autoinmune*, Editorial EDAF, Madrid, 2015.
- Tiroiditis de Hashimoto: Wentz, I., *Tiroiditis de Hashimoto*, Gaia Ediciones, Móstoles, 2017.
- Esclerosis múltiple: Wahls, T., *El protocolo Wahls*, Gaia Ediciones, Móstoles, 2017.
- Enfermedad inflamatoria intestinal: Siscar, J., *Cómo tratar la colitis ulcerosa y la enfermedad de Crohn*, Publicación independiente, 2018.
- Lupus: Caplan, T. y Caplan, B., *The lupus solution*, Caplan Health Institute, 2019.

Otros libros interesantes, aunque no específicos sobre autoinmunidad, son:

- El doctor Sharon Moalem escribe sobre la genética y cómo influye en la predisposición a tener enfermedades. De él tienes traducido al castellano *Herencia*, Editorial Océano de México, 2016, y en inglés, *Survival of the Sickest*, Harper Perennial, 2008.
- La doctora Carme Valls-Llobet escribe sobre la salud de la mujer. En este libro habla de manera específica de los riesgos ambientales para la salud de las mujeres: *Medio ambiente y salud: Mujeres y hombres en un mundo de nuevos riesgos*, Ediciones Cátedra, libro electrónico, 2018.

En internet:

- Sobre celiaquía tienes mucha información en <https://celicidad.net/>, de la periodista Lorena Pérez, con episodios de pódcast e información escrita.
- En el pódcast «Slow Medicine Revolution» tenemos una serie monográfica sobre tiroides en general (episodios 6-10), y otra sobre gluten y celiaquía (episodios 37-39). A partir del episodio 67 comienza una serie de capítulos específicos sobre autoinmunidad. Disponible en: <https://slowmedicinerevolution.com/podcast/>.
- En un webinar que grabé para un Summit de Medicina Integrativa reviso de forma amplia la autoinmunidad. Disponible en: <https://www.youtube.com/watch?v=fH2G_9vPM6E>.

8

Defiéndete como puedas

> Y había cuatro leprosos a la entrada de la puerta, y se dijeron el uno al otro: ¿Por qué estamos aquí sentados esperando la muerte?
>
> La Biblia, 2 Reyes 7:3

ÉXITOS Y FRACASOS

Las infecciones son de las pocas cosas que curamos en medicina. El ser humano puede enfermar por traumatismos o lesiones. El zarpazo de un león, la embestida de un mamut, la mordedura de una serpiente... Si molestábamos a nuestros congéneres del mundo animal, ellos se defendían. También los insectos como mosquitos y avispas, y otros más o menos peligrosos, nos podían hacer la puñeta.

Las caídas, los golpes y las heridas estaban a la orden del día. Hoy seguimos teniendo accidentes, pero podemos solventar sus consecuencias con gran pericia. ¡Se salvan vidas de personas con fracturas múltiples tras graves accidentes! Incluso sucesos como hemorragias cuantiosas o heridas de bala o arma blanca pueden solucionarse si hay medios disponibles, siempre y cuando el daño infligido no sea mortal de necesidad. Las diversas ramas de la cirugía, junto con la anestesia y la asepsia, lo han logrado.

Las infecciones han sido nuestro segundo talón de Aquiles. Ya fuera por la presencia de gangrena o purulencia en las heridas, o bien por la presencia de gérmenes en los alimentos o el agua, estábamos muy expuestos a microorganismos que nos ponían en riesgo de enfermedad o muerte. Además, los mosquitos y las moscas que nos pican portan enfermedades como la malaria, la enfermedad del sueño o el Chagas. ¿Y qué decir de los virus humanos?, esas partículas de material genético que nos transmitimos de unos a otros. Cuanto más hacinados vivimos, más a gusto se encuentran los virus.

Este enemigo infeccioso nos ha diezmado a lo largo de la historia. La peste, la viruela y la malaria han sido los mayores asesinos microscópicos a los que nos hemos enfrentado. Y poco podíamos hacer, hasta que se inventaron las vacunas y los antimicrobianos.

Así, hoy en día, en nuestra sociedad prácticamente no existen muchas de las enfermedades que antes eran causa de muerte y sufrimiento.

Endemia: se dice cuando una enfermedad está presente de forma habitual en una determinada zona o grupo de población. Por ejemplo, la malaria es endémica en muchos países de África.

Epidemia: aparición en una zona concreta de más casos de una enfermedad de los previstos de manera normal. Por ejemplo, las epidemias de gripe en invierno.

Pandemia: afectación por una enfermedad de individuos en un área muy extensa. En general, se refiere a la propagación mundial de una enfermedad, como ha sucedido con el COVID.

Sindemia: colisión de dos o más pandemias. Así, se podría decir que la pandemia del COVID coincide con una pandemia de déficit de vitamina D, disbiosis, desigualdad y pandemia adiposa.

La viruela: un esfuerzo global sin precedentes

El virus de la viruela provocaba una enfermedad con una erupción en el cuerpo que dejaba características marcas en sus víctimas. Cientos de millones de personas han muerto de viruela a lo largo de la historia. En 1977, en Somalia, murió la última persona por viruela adquirida de forma natural; en 1978, una fotógrafa científica falleció por contagiarse de este virus en un laboratorio de investigación.

La lucha contra la viruela fue larga, con muchos esfuerzos por la vacunación, con mayor o menor fortuna. Finalmente, por un acuerdo mundial se vacunó a la suficiente gente en el planeta como para acabar de forma definitiva con el virus. Hoy, que se sepa, sólo existen dos muestras congeladas de viruela en sendos laboratorios de Rusia y Estados Unidos, y hay quien ha solicitado que se destruyan para evitar un posible accidente.

Pero no todos los científicos están de acuerdo, porque se acabó con esta enfermedad en una época en la que la tecnología era más rudimentaria que hoy en día. Si destruimos esas muestras y la viruela apareciera de nuevo, se piensa que podría costar más trabajo investigar una posible cura o vacuna de nuevo, ya que no se sabe bien cómo elaborar una vacuna eficaz y más segura que la que se fabricó hace décadas. Ahora mismo, aún quedan personas vacunadas de viruela en el mundo, pero son menos que los no vacunados.

Es más, probablemente tampoco tengamos (como especie) mucha protección genética, pues las últimas generaciones no hemos tenido que enfrentarnos a la viruela como las de antaño. Por otro lado, en un planeta con una población enorme, hacinada, con inflamación crónica de bajo grado y déficit de vitamina D y otros micronutrientes, ¿qué pasaría si surgiera de nuevo la viruela? El mayor miedo es que lo haga en forma de ataque bioterrorista, pero también cabe la posibilidad de que se descongele alguna momia del permafrost siberiano que tuviera viruela y que el virus se liberara de esa manera.

El sarampión: más fiero de lo que se cree

Ya no nos vacunamos de la viruela porque está erradicada, pero sí nos aplicamos otras muchas vacunas que han evitado de forma global muchas muertes u otros problemas. Son vacunas como la del sarampión, tos ferina, difteria, poliomielitis, rubéola...

La vacuna del sarampión se introdujo a principios de la década de 1960. Antes de eso había un par de millones de muertes al año por sarampión, y aún hoy sigue habiendo más de cien mil muertes anuales por este virus, sobre todo en niños menores de cinco años, por la falta de acceso adecuado a las vacunas. Hace veinte años aún eran medio millón de fallecimientos anuales.

Hay quien cree que esta enfermedad es benigna, pero ello depende de lo que entendamos por «benigna». En una sociedad moderna, el sarampión de por sí tiene una mortalidad de uno de cada mil infectados. El sarampión es más grave en los niños pequeños, pero también en los adultos. Y el problema es aún peor en las personas con las defensas comprometidas, por ejemplo, por desnutrición. En los países en vías de desarrollo, con poco acceso a los servicios de salud y a algo tan básico como es la comida, puede morir uno de cada diez infectados. Pero si hay problemas con las defensas, esta cifra puede subir a tres de cada diez. Y no sólo eso, hasta siete de cada mil personas pueden desarrollar una complicación cerebral muy grave, llamada panencefalitis esclerosante subaguda, que suele llevar a la muerte después de un período de mucho sufrimiento.

Si habláramos de cáncer o de infartos, quizá uno de cada mil no parecerían «muchas muertes»; sin embargo, al tratarse de una enfermedad que afecta sobre todo a los niños, y que además es muy contagiosa, la cosa cambia. Por eso causaba tantos cientos de miles de muertes antaño, al sumarse esa contagiosidad a las malas condiciones económico-sanitarias de muchos países. Además, y por desgracia, el sarampión no tiene un tratamiento específico. En cambio, la vacuna contra el sarampión es muy eficaz; tanto, que en el continente americano esta infección llegó a declararse erradicada en 2016, aunque en los últimos años ha habido algunos brotes.

¿Agente o terreno?

El ejemplo del sarampión es muy interesante, porque nos demuestra que la gravedad de una enfermedad infecciosa no es fija. Si la mortalidad de esta enfermedad vírica en nuestra sociedad es de uno de cada mil infectados, ¿por qué hay lugares en los que asciende hasta uno de cada diez? ¿Por qué de los inmunodeprimidos fallecen tres de cada diez infectados?

En el siglo XIX, Louis Pasteur decía que la enfermedad se producía por los microorganismos. Pero había otro científico, Claude

Bernard, compatriota de Pasteur, que afirmaba que las enfermedades se debían a un estado defectuoso del terreno, es decir, de nuestro organismo. Dicen que Pasteur, en su lecho de muerte, llegó a darle la razón a Bernard, con estas palabras: **«El agente no es nada, el terreno lo es todo»**.

Ambos tenían razón, pues tanto importa el microorganismo como el terreno. Es más, también hay otros elementos que influyen en el resultado final: la microbiota y el entorno. Por lo tanto, podemos hacer mucho por mejorar nuestras defensas frente a cualquier tipo de patógeno.

Una historia truculenta hacia estigmas modernos

Actualmente no podemos curar ni controlar la mayoría de las infecciones víricas que nos fastidian la existencia. Gripe, catarros por virus varios, los virus herpes, el virus de Epstein-Barr... Pero ¿cómo es posible que hayamos sido capaces de llegar a la Luna, realizar trasplantes de corazón o crear internet, y, sin embargo, no podamos curar un simple catarro?

Para algunos virus sí tenemos fármacos superefícaces, y el VIH es un ejemplo. Este virus se descubrió en 1981. Hay una película muy recomendable, *Al filo de la duda*, en la que se cuentan los primeros compases de la epidemia y cómo se investigó la cadena de contagios de los primeros casos en Estados Unidos.

La pandemia del VIH no empezó en la década de 1980, sino que su semilla se plantó años antes. Este virus es malo donde los haya. Se contagia sobre todo por transmisión sexual, pero también por la sangre, ya sea por una transfusión o por compartir jeringuillas.

Cuando una persona se infecta por este virus, no se suele enterar. Si acaso, puede pasar como una especie de gripe o tener algunas manchas en la piel por unos días. Después, se entra en una fase de la infección en la que la persona no sabe que tiene el virus, no tiene síntomas y, sin embargo, está llenito de virus y puede contagiar a otras personas, ajena a lo que sucede en su interior. Este período sin síntomas puede durar dos, cinco o diez años. Incluso hay personas asintomáticas y con cargas virales indetectables todo el tiempo de la infección, aunque es poco frecuente. A las personas cuyo sistema inmunitario controla la infección de esta manera se las llama «controladoras de élite».

Lo que hace el VIH es destruir nuestra capacidad defensiva frente a otros microorganismos. En concreto, daña sobre todo a un tipo de linfocitos, los CD4. El sida es el síndrome de inmunodeficiencia adquirida que aparece en una fase avanzada de la infección. En ese momento, microorganismos que en condiciones normales no dan problemas, provocan infecciones muy graves y que son poco frecuentes en las personas no inmunodeprimidas. Los primeros casos se diagnosticaron en la década de 1980 en Estados Unidos. Eran personas que sufrían de unas neumonías muy graves por un hongo que se llama *Pneumocystis*, o esos sarcomas de Kaposi con manchas violáceas en la piel que quizá recuerdes de la película *Filadelfia*, con Tom Hanks. Por el tiempo de latencia asintomática desde que se produce la infección hasta que aparecen estas infecciones de gravedad extrema, en realidad esos primeros afectados ya se habían infectado en la década de 1970.

El origen inicial del virus se ha podido rastrear hasta el continente africano de principios del siglo XX. En aquellos momentos se construía el ferrocarril Congo-Océano. Los trabajadores eran más bien esclavos, vivían en unas pésimas condiciones y en la zona selvática de Mayombe no había mucho acceso a comida. Se emplearon 127.250 hombres adultos, que trabajaban diez horas al día, seis días a la semana, por el uno por ciento del salario que recibían los franceses de la empresa *Chemin de Fer Congo-Océan*. En cada barracón vivían entre cincuenta y sesenta personas. Algunas intentaban escapar, pero no era fácil, sobre todo para los trabajadores venidos de lejos. Se estima que entre quince mil y veintitrés mil personas murieron durante el tiempo de construcción del ferrocarril, entre 1921 y 1934. La mortalidad llegó a ser del 49,6 por ciento en 1926.

Las muertes se debían sobre todo a infecciones como disentería, neumonías, beriberi (déficit de vitamina B1), fiebres de origen incierto y algo que llamaron «miseria fisiológica», con apatía y nostalgia, similar a un trastorno depresivo mayor.

Un par de periodistas, Gidé y Londres, publicaron artículos sobre las miserables condiciones de vida de estos hombres. Entonces, los jefazos les mejoraron un poco el salario y la higiene, y la mortalidad bajó a «sólo» el 17,3 por ciento anual. Además, les llevaron prostitutas; entonces las enfermedades de transmisión sexual comenzaron a campar a sus anchas.

En bastantes estudios se afirma que esos trabajadores, para sobrevivir, cazaban primates como chimpancés. Estos animales tienen un virus muy parecido al del VIH, el virus de la inmunodeficiencia de los simios (SIV). Se piensa que, al cortar con un machete a uno de estos animales, alguna persona se infectó con ese virus, que luego se transformó en un virus humano.

Ha habido otras teorías sobre el salto del SIV a los humanos. Por ejemplo, se llevaron a cabo experimentos en los que se inyectaba sangre de chimpancés a humanos. En teoría, esto se hizo «sólo en Europa» y a personas con demencia sifilítica, entre otras, sin su consentimiento. ¿O quizá tuvo algo que ver el par de miles de trasplantes testiculares de chimpancé a humano que llevó a cabo Voronoff? Bien es cierto que él trabajó en países europeos, y el VIH surgió en África. Además, los receptores eran sobre todo ancianos, que quizá no tendrían demasiadas parejas sexuales a pesar de sus huevos simiescos de nueva puesta. Por otro lado, supuestamente Voronoff usaba chimpancés que procedían de una parte de África donde no había SIV.

Según estudios moleculares, se estima que el paso del virus simio a los humanos se produjo en algún momento entre los años 1900 y 1930. En aquel primer tercio de siglo se llevaron a cabo campañas de vacunación con jeringas y agujas que no se esterilizaban entre unos pacientes y otros. Se considera que éste, junto con la prostitución y el hacinamiento de los trabajadores una vez terminado el ferrocarril en ciudades como Brazzaville, fue el origen de la dispersión del virus.

Ya en la década de 1930, el médico Léon Pales realizó cincuenta autopsias a personas fallecidas por la caquexia de Mayombe, que se piensa que en realidad era sida. La muestra de sangre más antigua que se conserva con evidencia de presencia del VIH es de 1959.

En aquellos tiempos, que las personas se murieran en África no inquietaba a las sociedades coloniales europeas (hoy parece que tampoco mucho). Así, el virus se pudo ir dispersando por este continente hasta que dio el salto a América, primero a Haití y luego a Estados Unidos. Como uno de los primeros casos estadounidenses fue un auxiliar de vuelo con una vida sexual promiscua, la difusión del VIH por todo el mundo fue cuestión de tiempo.

En la década de 1980, llamaban al VIH y al sida el «cáncer gay», y también se decía que lo padecían «las 4 H», esto es, haitianos, heroinómanos, homosexuales y hemofílicos. Había un estigma horroroso hacia las personas que sufrían esta enfermedad: se las rechazaba sin piedad por la masa social. Los pacientes morían por neumonías, tumores, encefalopatía, cáncer..., sin que los médicos pudieran hacer nada para evitar esas muertes. Las mujeres embarazadas transmitían el virus a sus bebés, los maridos a sus mujeres, y muchas personas se infectaron por transfusiones de sangre. En la década de 1980, en la época dura de la droga, hubo madres que enterraron a todos sus hijos porque murieron de sobredosis, hepatitis o sida.

Yo no llegué a vivir profesionalmente lo peor de esta pandemia. En 1996 ya existían varios fármacos cuya combinación permitía evitar la muerte de las personas infectadas; sin embargo, los primeros medicamentos antirretrovirales tenían muchos efectos secundarios. El tratamiento podía comprender unas veinte pastillas diarias y había que ser muy estricto con las tomas. Por desgracia, no todo el mundo que necesitaba el tratamiento tenía acceso a él.

Al principio se pensaba que pronto llegarían las vacunas; sin embargo, la búsqueda de una inyección milagrosa que evitara la catastrófica lacra que asolaba a personas de toda clase y condición fue infructuosa. Cayeron famosos como Freddie Mercury o Rock Hudson. Los infectados escondían su condición, entre la vergüenza, el miedo y el estigma. El mismo Fauci, que vemos en la televisión hablando sobre el coronavirus, en 1983 decía que «convivir y hacer vida normal con un infectado podía llegar a transmitir el virus».

Cuando yo hacía la especialidad en el Hospital Universitario de la Princesa de Madrid, a partir del año 2002, aún morían pacientes por sida. Se diagnosticaban tarde, tenían tumores, no se tomaban el tratamiento o tenían hepatitis C, que los mataba de cirrosis o cáncer de hígado. Era descorazonador ver a personas tan jóvenes consumirse sin remedio. Además, los fármacos seguían siendo muy imperfectos, aunque salvaban muchas vidas, a pesar de sus efectos adversos.

Desde mi época de residente las cosas han cambiado mucho. Fui testigo directa de la evolución de los tratamientos: surgieron nuevos fármacos, se redujo el número de pastillas diarias y cada vez tenían menos efectos secundarios. Pasamos de dar el tratamiento sólo en una fase relativamente avanzada de la infección a administrárselo a todas las personas. Era tan efectivo que, al reducir al mínimo la carga viral, se conseguía evitar el contagio de otras personas. Muchas parejas empezaron a tener hijos sanos, a pesar de que uno o los dos miembros tuvieran infección por VIH. Se redujo la mortalidad de forma impresionante. Y finalmente se llegó a una pastilla única diaria para controlar la infección.

Sin embargo, en los últimos años sólo en España cada año se siguen diagnosticando unos tres mil nuevos casos. Durante el COVID esta cifra ha bajado, aunque es difícil saber si es porque se ha diagnosticado menos o si de verdad han disminuido los casos. En el mundo, millones de personas siguen sin tener acceso al tratamiento y aún mueren centenares de miles de personas al año por este virus, a pesar de que existan fármacos eficaces y seguros para su tratamiento.

Se han realizado simulacros cuyos resultados nos dicen que, si se diagnosticara y tratara a todas las personas infectadas del mundo, se conseguiría eliminar el virus, porque no se transmitiría a más gente. Aunque el coste inicial de esta estrategia fuera elevado, a largo plazo se salvarían millones de vidas y además se ahorraría muchísimo dinero. Es incomprensible que no haya voluntad política para llevar a cabo este proyecto. Ni siquiera haría falta encerrar a nadie, cerrar fronteras ni decretar cierres de negocios. Con diagnosticar a los infectados y dar una pastilla al día (o dos o tres como mucho) a todas las personas afectadas, estaríamos cerca de solucionar una pandemia que dura ya más de cuarenta años. ¿Por qué no se hace?

Una cara muy amarga del VIH es el estigma. Muchas personas no se hacen la prueba del VIH por miedo. Esconder la cabeza no sirve de nada, pero es una reacción comprensible. Darle a una persona la noticia de que está infectada por el VIH es complicado. Para muchos suena como una condena a muerte, cuando ya no es así. Sin embargo, la carga negativa que tienen las palabras VIH o sida es inevitable. Hoy en día, este virus se transmite sobre todo por un contacto sexual no protegido. Afortunadamente, las transfusiones de sangre son muy seguras y el uso de drogas parenterales ha sido minoritario en los últimos años, aunque desde hace un tiempo hay un repunte por una práctica que se llama *chemsex*.* Los que se contagian por vía sexual llevan aparejada la vergüenza y el ostracismo, así como un rechazo real o imaginado que no es fácil de sobrellevar.

En general, las personas no sienten vergüenza cuando se las diagnostica de hipotiroidismo, diabetes, cardiopatía isquémica, lupus o enfermedad inflamatoria intestinal. Miedo, rabia, incertidumbre, enfado... sí, pero vergüenza o culpa, no. Habrá casos en los que sí, pero no es lo habitual.

Pensar en las enfermedades en términos de culpa, vergüenza o castigo es nefasto, no ayuda a nadie y, desde luego, tampoco a las personas que sufren estas enfermedades.

Por suerte, hasta hace un par de años esto no pasaba con la mayoría de las enfermedades, como la gripe. Hemos convivido con la gripe cada temporada, año tras año, y se vacuna a las personas de riesgo, a pesar de que la vacuna de la gripe es muy mejorable. (Nos lo cuenta el doctor Peter Gøtzsche en su libro sobre vacunas.) Sin embargo, esto no significa que no podamos hacer nada para mejorar nuestra respuesta a la gripe. ¡Claro que podemos! Podemos mejorar el estado de nuestro sistema inmunitario, que también nos va a servir para aguantar mejor una gastroenteritis o evitar episodios repetidos de herpes, por mencionar un par de problemas frecuentes. En definitiva, podemos cuidar el terreno del que nos hablaba Claude Bernard.

No tiene sentido recuperar la lamentable práctica de culpabilizar a alguien por infectarse por el microorganismo que sea. La compasión, la información, el amor y el respeto son mejores medicinas sociales que el castigo, la polarización y el ostracismo.

LA PIRÁMIDE DE LAS INFECCIONES

Aún quedan muchos *pasteurianos* que creen que, si te expones a un patógeno, ya no tienes nada que hacer y que sufrirás una enfermedad de forma irremediable. Los *bernardianos*, en cambio,

* En español, sexdopaje: practicar sexo con uso de drogas para rendir más y, supuestamente, pasarlo teta. Se asocia a infecciones de transmisión sexual y parenteral, como el VIH, la hepatitis C o la sífilis, además de los problemas por las drogas.

saben que esto no es así, pues el terreno importa, y también, como decíamos, el entorno y la microbiota. En la figura 19 se muestra una pirámide en la que se representan las relaciones entre el huésped —en nuestro caso el ser humano—, su microbioma, el patógeno y el ambiente. De las complejas relaciones que se establezcan entre estos elementos dependerá que la infección se llegue a manifestar como una enfermedad o no.

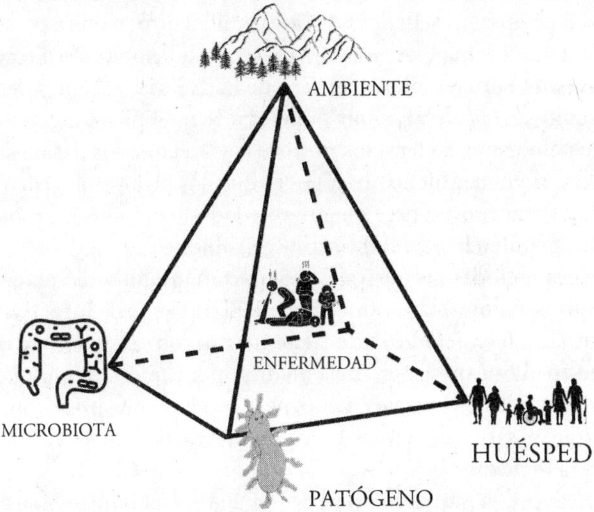

Figura 19. Las interacciones entre el ambiente, el huésped, la microbiota y el patógeno determinan la enfermedad.
Fuente: Adaptado de Bernardo-Cravo, A. P., Schmeller, D. S., Chatzinotas, A., Vredenburg, V.T., Loyau, A., «Environmental Factors and Host Microbiomes Shape Host-Pathogen Dynamics», *Trends Parasitol.* 2020 Jul;36(7):616-633.

EL PATÓGENO

El patógeno, el bicho malo, tiene unas características determinadas de las que depende que haga más o menos pupa en la persona o la población. Veamos algunos conceptos importantes.

En primer lugar tenemos **la contagiosidad**, que hace referencia a la **capacidad que tiene un patógeno de transmitirse entre los individuos**. Algunos patógenos son muy contagiosos por contacto directo entre las personas, por aerosoles, por gotas o bien porque se depositan en objetos que, al ser tocados por otras personas, las infectan.

Además, no todos los microbios se contagian con la misma facilidad. Por ejemplo, el sarampión es muy contagioso, pero otras enfermedades infecciosas necesitan que se produzca un contacto muy concreto, como, por ejemplo, las enfermedades de transmisión sexual, como el VIH, la gonorrea o la sífilis, por mencionar algunas.

Muchas enfermedades no se transmiten de persona a persona, como todas las que necesitan de un vector adicional. Pero ¿qué es un vector? Por ejemplo, en el caso de la malaria es la hembra del mosquito *Anopheles*. La muy puñetera, cuando pica a alguien que tiene paludismo, se lleva los protozoos y luego se los pasa a su siguiente víctima. Muchos artrópodos que nos pican o muerden son vectores transportadores de enfermedades, como las garrapatas, que transmiten la *Borrelia* y otros microbios.

Pero no todas las personas que portan un microbio patógeno sufren los síntomas de la enfermedad. El concepto de **infectividad** nos indica la **capacidad que tiene un microorganismo de dividirse en el huésped**, que suele medirse por el número mínimo de microorganismos que hacen falta para producir una infección. Por ejemplo, el sarampión tiene una alta infectividad, mientras que la lepra la tiene muy baja.

A su vez, la **patogenicidad** nos dirá si el bicho tiene la capacidad de provocar una enfermedad, es decir, cuántos de los infectados tendrán síntomas, y nos permite comparar diferentes microorganismos. La **virulencia** sería la cuantificación de esa patogenicidad, la agresividad del microorganismo. Es útil para comparar cepas dentro de una misma especie. Todo esto depende del patógeno, pero también de las defensas de la persona infectada.

Así, el virus de la gripe puede dispersarse entre muchas personas, pues tiene una alta contagiosidad, pero sólo produce síntomas en un 10-30 por ciento de los individuos. Incluso el ébola parece ser que podría ser asintomático, aunque la inmensa mayoría de los infectados tienen síntomas, porque el virus que provoca esta fiebre hemorrágica es muy patogénico. La variante ómicron del SARS-CoV-2 se asocia a un alto porcentaje de asintomáticos, ¿o quizá son falsos positivos? (Sobre esto hablaremos más adelante.)

También hay muchos microorganismos que no dan síntomas, como, por ejemplo, el virus de Zika, que causó mucho revuelo hace unos años, ya que provoca muchos problemas, sobre todo en las mujeres embarazadas, por sus graves consecuencias en los bebés de las madres que se infectan por este virus durante el embarazo. Sin embargo, la inmensa mayoría de las personas que se contagian de este virus pasan por la infección sin pena ni gloria, sin enterarse de nada. Por cierto, el virus de Zika se transmite por mosquitos *Aedes*, como el mosquito tigre.

De la misma manera, cuando surgió la crisis de la *Listeria* por la carne mechada contaminada, hubo casos mortales y otras personas ni se enteraron. Pero ¿por qué ocurre esto si la bacteria es la misma? La respuesta es muy sencilla: no es lo mismo infectarse con *Listeria* a los ochenta años que si estás embarazada o si eres un adulto sano de treinta años, que lo mismo ni te enteras o, como mucho, tienes diarrea un día.

Un concepto adicional es el de la **inmunogenicidad**, que es la capacidad para inducir en el huésped una respuesta inmunitaria específica y duradera. Por ejemplo, la hepatitis A o el sarampión generan una buena inmunidad de por vida, mientras que la gripe induce una inmunidad que dura poco y tampoco sirve para evitar otras cepas o variantes.

El ambiente

¿Por qué decimos que el ambiente es importante? Porque impacta en el patógeno, en la microbiota y el huésped. Por ejemplo, las condiciones de temperatura y humedad influyen mucho sobre los patógenos. Esto se aprecia muy bien con muchos virus respiratorios, a los que les encantan los ambientes húmedos y frescos. Al sol y al aire libre la mayoría no tiene nada que hacer. Muchas bacterias también se mueren con la radiación ultravioleta solar, o si no lo hacen, al aire libre tampoco podrán concentrarse como para infectar a nadie.

Por eso durante la gripe española,* que acabó con al menos

* Se llamó así no porque empezara en España, sino porque la prensa española le prestó mucha más atención que la de otros países, donde había más censura al final de la Primera Guerra Mundial.

cincuenta millones de personas después de la Primera Guerra Mundial, sobrevivieron muchos más pacientes si eran tratados al aire libre, al sol. En los cuarteles y los barcos de transporte de tropas el virus campaba a sus anchas. La terapia al aire libre se usaba, en general, como una medida de tratamiento también para la tuberculosis. En las salas de hospitalización se empleaba la ventilación cruzada y se mantenían las ventanas abiertas.

Así, el cirujano general William Brooks de la Guardia Estatal de Massachusetts decía: «La eficacia del tratamiento al aire libre ha sido absolutamente probada, y sólo hay que probarlo para descubrir su valor». Se cree que tratar a los pacientes de gripe española al aire libre redujo las muertes del 40 al 13 por ciento.

Es curioso que algo gratis y barato, el aire fresco y la ventilación, cayera en el olvido desde que surgieron los antibióticos y los hospitales modernos. Solamente en la pandemia del COVID se ha vuelto a hacer hincapié en la ventilación, pero lo del aire libre se está obviando. El sol, con sus rayos sanadores y desinfectantes, es nuestro amigo, y no sólo porque mate bichos, sino porque también nos permite fabricar la vitamina D, que tan necesaria es para nuestro sistema inmunitario.

Por otro lado, podemos hablar de «ambiente» como un contexto más amplio que determina los aspectos socioeconómicos de la salud.

Mucha gente piensa que tener salud o enfermedad depende sólo de nuestra genética o de disponer de modernos hospitales en los que administrar fármacos de última generación. Es cierto que la genética es importante y que es fabuloso que existan hospitales en los que tratarnos las enfermedades graves que antaño nos hubieran llevado al hoyo. Pero ¿son lo único que importa? ¿O acaso son lo más importante?

Hubo un ministro de salud muy apañado en Canadá, allá por la década de 1970. Se llamaba Marc Lalonde; estudió derecho, pero lo han incluido en el «Hall de la Fama Médica» de Canadá. Y ¿qué hace un abogado recibiendo honores relacionados con la medicina?, te preguntarás.

Lalonde desarrolló un modelo para explicar las circunstancias que determinan la salud. Aplicó como base el modelo holístico de Laframboise. Hay quien hoy ve un tinte negativo en la palabra holístico, lo cual es un tremendo error. Holismo es la doctrina que propugna la concepción de cada realidad como un todo distinto de la suma de las partes que lo componen, es decir, aboga por una visión global de cualquier tema.

Pues bien, Lalonde, como ministro de sanidad, elaboró un documento en el que desgranó cómo la salud se determina por cuatro tipos de factores:

- Estilo de vida.
- Biología humana, incluida la genética.
- Medio ambiente, de forma amplia.
- El sistema de asistencia sanitaria.

Lalonde era gestor, y determinó que el 90 por ciento del gasto sanitario se dedicaba... ¿Adivinas a qué? ¡Exacto! Al sistema sanitario, aunque sólo determina el 11 por ciento de la salud de las personas.

La mayoría de las muertes o los problemas de salud se ocasionan por factores relacionados con el estilo de vida (43 por ciento), la biología humana (27 por ciento) y el medio ambiente (19 por ciento). En mejorar los estilos de vida de la población se invierte en general sólo el 1 por ciento del gasto dedicado a la sanidad de un país. Se suele comentar que gracias a Lalonde se cambió el enfoque para cuidar la salud con un modelo biopsicosocial en el que prima la prevención. O eso nos dicen.

Pero ¿sabes qué? Es una mentira de las gordas. La medicina sigue siendo farmacocentrista, más reactiva que proactiva, más basada en los protocolos que en la individualidad y muy poco centrada en la prevención. Los médicos especialistas en Medicina de Familia y Comunitaria se forman en prevención y conductas de salud para toda la familia. Muchos profesionales, como las enfermeras, los nutricionistas, los profesionales de la actividad física y del deporte, los psicólogos, los odontólogos... saben mucho sobre hábitos saludables y prevención en salud. Sin embargo, ¿se los tiene en cuenta? ¿Se los escucha?

Lo hemos comprobado con el abordaje incompleto de la sindemia por el COVID-19 por parte de las autoridades sanitarias. Todo se centra en medidas dirigidas a combatir el virus y su transmisión, y además con medidas basadas en modelos que se han mostrado poco útiles para contener la pandemia vírica. Además, han empeorado muchos parámetros de la salud poblacional en cuanto a estilo de vida, salud mental y determinantes económicos y sociales de la salud.

Este enfoque cerril y cortoplacista ha provocado que ahora vivamos una verdadera crisis de salud desde múltiples puntos de vista. Solamente con enfoques holísticos, preventivos y que tengan en cuenta todos los determinantes de la salud podremos, de verdad, mejorar la salud individual y colectiva de las personas.

El huésped

Eso somos nosotros, los humanos. Es curiosa la palabra, ¿verdad? Nos hace pensar más en alguien que se aloja en una casa ajena o un hotel. Sin embargo, a la vez designa a quien hospeda a alguien en su casa, y éste es el significado que se ha trasladado a la medicina.

Pero ¿cómo nos defendemos de los patógenos?

En los países hay fronteras, como todos sabemos, pero éstas no pueden evitar el paso de todos los elementos indeseables. Por eso también hay policías en las ciudades y los pueblos, para controlar a los malos propios o foráneos que puedan causar problemas.

En nuestro cuerpo, muchas veces es suficiente con el **buen funcionamiento de las barreras**. Si tienes una microbiota en equilibrio y se segregan sustancias que impiden que el microorganismo prolifere o que penetre en el interior del organismo, no nos llegamos ni a enterar del ataque. Esto sucede continuamente, y por eso es tan importante cuidar del buen estado de nuestras barreras, tanto de la piel como de las mucosas.

Otras veces puede ser que **la inmunidad innata** se ponga en marcha y eche una mano para acabar con la amenaza. Si no fuera suficiente, se pondría en marcha todo el arsenal, con **la inmunidad adaptativa** en forma de linfocitos B y T presentando batalla. Nuestro sistema inmunitario reacciona de diferentes maneras según el patógeno al que se enfrente. Te lo cuento más a fondo en el vídeo.

Vídeo: ¿Cómo responde el sistema inmunitario frente a los diferentes patógenos?

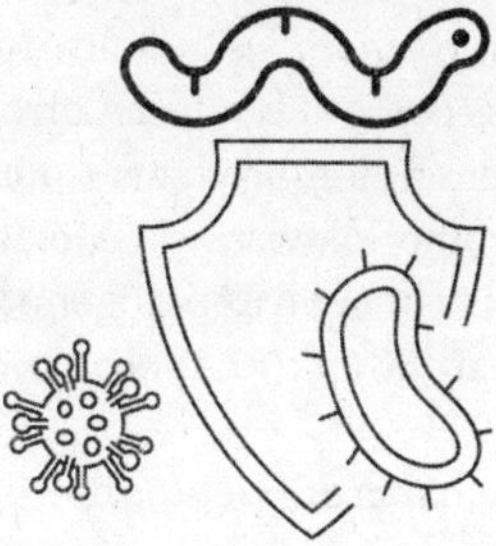

Y para tener estas defensas a punto toca cuidar del sistema inmunitario, con todo lo que repasaremos en la tercera parte del libro.

TIPOS DE PATÓGENOS

En el capítulo 2 ya revisamos de forma preliminar los diferentes tipos de microorganismos que nos provocan infecciones. Veámoslos un poco más a fondo. Se estima que hay quizá unos 1.400 microorganismos diferentes que nos pueden causar enfermedades. Aunque hay muchas enfermedades que hoy en día ya son poco frecuentes en las sociedades industrializadas gracias a las vacunas, la higiene, las alcantarillas y la mejoría de las condiciones de vida en general, frente a ellas aún nos queda mucho por hacer: se debe reducir la desigualdad global y, por supuesto, asegurar las tasas de vacunación frente a estas enfermedades en los países más desfavorecidos del mundo.

Existen otras muchas enfermedades infecciosas que no podemos prevenir al cien por cien, por lo que nos interesa cuidar el terreno (nuestro cuerpo, incluida la microbiota) y el ambiente, además de mejorar nuestra respuesta a las vacunas que nos administremos, porque veremos que no todas son igual de eficaces. Además, debemos realizar estrategias de salud completas, no fiarnos de una única intervención.

Virus

Hay virus famosos, auténticas *celebrities* de la microbiología, como el del sarampión, VIH, *Rhinovirus*, adenovirus, rotavirus, los de las fiebres hemorrágicas como el Ébola... A otros, en cambio, no los conoce casi nadie y tienen nombres raros por los lugares donde fueron descubiertos, como los virus de Melaka y Puumala, este último de Finlandia. El primer virus patógeno humano descubierto fue el de la fiebre amarilla, en 1901, pocos años después del virus del mosaico del tabaco.

En 2012 se dijo que había doscientos diecinueve tipos de virus que causaban infecciones en humanos, pero cada año se descubren tres o cuatro nuevos. Muchos de estos virus pueden infectar también a otros animales, y muchos virus humanos tienen su origen en mamíferos o aves.

Como ves, no son tantos los virus que nos enferman si miramos el cuadro global. Se piensa que existen 1,7 millones de virus diferentes que pueden afectar a los mamíferos y las aves, aunque se estima que, globalmente, si incluimos los virus de líquenes, setas, algas, plantas y todos los animales, hay más de cien millones de virus diferentes. Esta cifra no incluye a los virus de las bacterias. En total, se calcula que hay unos diez quintillones (10^{31}) de partículas virales en la Tierra.

Gracias a las vacunas, en nuestra sociedad hoy en día ya no necesitamos preocuparnos de enfermedades producidas por virus como el sarampión, la rubéola, la parotiditis, la poliomielitis o la varicela, y las hepatitis A y B se podrían también evitar con las vacunas.

Sin embargo, hay muchos virus para los que no tenemos vacuna ni tratamiento. El virus del herpes simple, que provoca las típicas «calenturas» en el labio, el de Epstein-Barr, que produce la mononucleosis infecciosa, y prácticamente todos los virus respiratorios son microorganismos que, de momento, no estamos en condiciones de eliminar ni prevenir con vacunas o fármacos. Y por eso mismo nos interesa cuidarnos para resistir mejor su ataque.

Ana, mi amiga que se quedó en casa porque después del COVID no se encontraba bien, tiene datos de una reactivación del sistema inmunitario contra el virus de Epstein-Barr. No existen fármacos específicos para ello, pero podemos echarle una mano a su sistema inmunitario para que se encuentre mejor. En el vídeo te hablo un poco más de este y otros virus de tipo herpes.

Vídeo: El virus de Epstein-Barr y otros herpesvirus

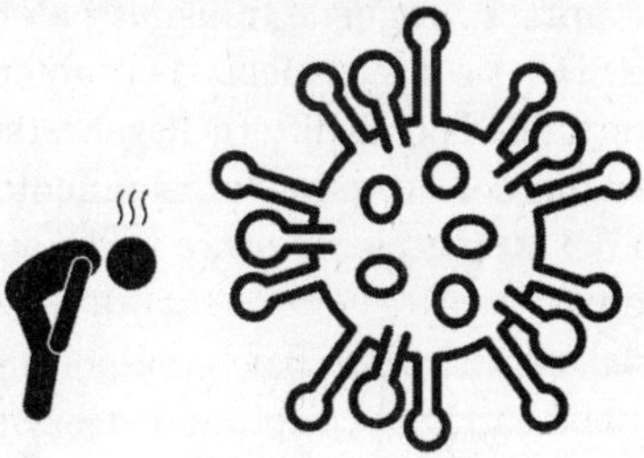

Bacterias

Ay, nuestras amigas las bacterias. De nuevo, la mayoría son buenas, pues las que producen enfermedades son sólo algunos cientos. Algunas bacterias son patógenas por definición, mientras que otras se comportan como oportunistas —sólo dan problemas a las personas con sus defensas flojas—. Las bacterias son microorganismos muy variados y algunas son muy difíciles de cultivar y de detectar. A menudo las llevamos en alguna parte de nuestro cuerpo sin que nos den problemas y, de repente, pasa algo en el equilibrio entre la persona y sus bacterias y ¡zasca!, infección.

Un par de enfermedades bacterianas que han sido verdaderas asesinas de masas en el pasado son la difteria y la tos ferina. Ahora, gracias a las vacunas, en nuestra sociedad, no dan problemas, aunque no hayamos aniquilado a *Corynebacterium diphtheriae* ni a *Bordetella pertussis*, que es como se llaman, respectivamente, las bacterias que producen estas enfermedades.

Si te gusta leer, la escritora Lluïsa Forrellad, en su novela ganadora del Premio Nadal de 1953 *Siempre en capilla*, cuenta las tremendas experiencias de dos médicos y un químico en el Londres de finales del siglo XIX, en plena epidemia de **difteria**. Esta enfermedad provoca la aparición de unas falsas membranas en la parte superior del tracto respiratorio que pueden llegar a provocar el cierre total de la vía respiratoria. Es muy contagiosa y mataba a muchísimos niños pequeños. Ya Hipócrates conocía esta enfermedad. La vacuna de la difteria hace que la toxina de la bacteria no dañe a la persona, pero no mata a la bacteria. Por eso la vacuna protege al vacunado, pero no a otras personas. Si alguien tiene la bacteria en la garganta, se la puede transmitir a otra persona no vacunada, que sufrirá las consecuencias de la enfermedad. Antes de la vacuna, la mortalidad por la difteria llegaba a ser hasta del 50 por ciento, y hoy en día, con acceso a los tratamientos más avanzados, sigue siendo del 10 por ciento entre los no vacunados si se enferman de difteria.

En cuanto a la **tos ferina**, se llama así porque las personas afectadas tienen unos horribles episodios de tos con sensación de asfixia. La tos en esta enfermedad llega a ser tan intensa que a veces puede provocar fracturas de costillas, e incluso se describió un caso de lesión de una arteria del cuello. El problema es que también afecta a los bronquios, que se llenan de moco, y se puede complicar con una neumonía. De nuevo, los niños pequeños son los más afectados. Cada año enferman de tos ferina casi cincuenta millones de personas, de las cuales fallecen unas trescientas mil. La bacteria *Bordetella* se llama así por un tal Jules Bordet, quien, junto con su colega Gengou, la cultivó de forma inicial. La vacuna se desarrolló en la década de 1920. La vacuna actual se denomina acelular porque lleva unas proteínas que segrega la bacteria contra las que responde el sistema inmunitario. Es decir, la vacuna protege al vacunado, pero no mata a la bacteria. Se estima que ha salvado millones de vidas desde que está disponible.

Normalmente estas dos vacunas van unidas a la del **tétanos**, en la vacuna combinada DTaP. El tétanos se debe al *Clostridium tetanii,* que no se transmite entre humanos, sino que se adquiere por contacto de una herida con un material contaminado en el que haya esporas de la bacteria. Es típica la exposición por un corte o herida por un objeto oxidado, o si hay una herida abierta y contacta con estiércol contaminado. Quizá adivines quién escribió por primera vez sobre el tétanos. Pues sí, nuestro amigo Hipócrates, quien describió el caso de un marinero que sufrió de hipercontracción de los músculos esqueléticos. Además, hay un tipo de tétanos que afecta a los recién nacidos. Se estima que en 2015 murieron unos treinta y cuatro mil bebés por tétanos neonatal, lo cual es mucho, pero bastante menos que los setecientos ochenta y siete mil de 1988. Esta vacuna también protege al vacunado, no al resto de personas, salvo cuando es la madre la vacunada, porque entonces su bebé queda protegido durante el nacimiento y los primeros meses de vida, hasta que pueda recibir la vacuna.

El **neumococo** es una bacteria que produce, como su nombre indica, sobre todo neumonías, pero también otros problemas como otitis o incluso meningitis. Su nombre científico es *Streptococcus pneumoniae*. Los cocos son bacterias en forma de bolas. Lo curioso es que podemos tener a este bicho-bola en la microbiota normal de la boca y la garganta, donde puede habitar sin dar la lata, pero también transmitirse a otras personas. Parece ser que esta bacteria fue la culpable de muchas de las muertes de las personas que perdieron la vida durante la pandemia de la gripe española, como nos cuentan en un artículo científico del año 2008. En ese mismo artículo se incluye la frase «Si la gripe condena, las infecciones secundarias ejecutan», citando a Cruveilhier, quien en 1919 usó un suero antineumocócico para tratar la neumonía de los afectados por la gripe española. Esta bacteria tiene una cápsula —es como su abrigo— que permite clasificar al neumococo en noventa y ocho serotipos diferentes. Hay dos vacunas contra el neumococo: una contra trece de esos serotipos y otra contra veintitrés. En los niños parece que esta vacuna ayuda a evitar bastante las neumonías, pero en las personas mayores o con las defensas tocadas no es tan efectiva.

También hay vacunas contra el **meningococo** (en sus diferentes variantes) y el *Haemophilus influenzae*. El primero produce sobre todo meningitis y sepsis graves, y el segundo puede provocar desde neumonías y meningitis hasta sepsis, epiglotitis y artritis. Las vacunas ofrecen una protección interesante, pero no perfecta.

También hay otras muchas bacterias contra las que no hay vacunas, como, por ejemplo (y sólo por mencionar algunas):

- Bacterias que causan enfermedades de transmisión sexual, como la sífilis o la gonorrea.

- Otras que generan gastroenteritis que pueden resultar muy graves, como la *Salmonella*, *Campylobacter* y *Shigella* —que produce la llamada disentería—, o gastritis, provocada por el *Helicobacter pylori*.
- Bacterias que provocan infecciones cutáneas como el estafilococo dorado, que además puede volverse muy resistente a los antibióticos que se usan habitualmente para combatirlo.
- Y la *Borrelia* y la *Rickettsia*, transmitidas por vectores artrópodos. En el vídeo te cuento más cosas sobre la *Borrelia* y la enfermedad de Lyme, que quizá te suene porque hay famosos que han salido en la prensa hablando sobre la enfermedad de Lyme, como Justin Bieber o, en España, Jorge Fernández. Curiosamente, hay controversia sobre el Lyme y su cronificación. ¿Cuál es la realidad?

Vídeo: La enfermedad de Lyme

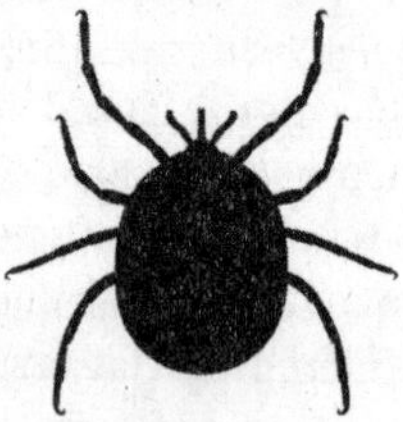

Afortunadamente, contra las bacterias tenemos los antibióticos, los fármacos que matan bacterias. Éstos han salvado millones de vidas en sus décadas de existencia; sin embargo, su mal uso cuando no son necesarios puede generar resistencias que provoquen que dejen de ser útiles. Además, son dañinos para nuestra microbiota. Los antibióticos no son fármacos inocuos, por lo que se deben usar de manera juiciosa, y no siempre consiguen curar las infecciones. Cuando hay material extraño en el cuerpo, como una prótesis, es particularmente difícil deshacerse de estos patógenos, y por eso se están investigando nuevos tratamientos, como el uso de algunos virus bacteriófagos, que atacan a las bacterias especialmente resistentes.

Hongos

Afortunadamente, las infecciones fúngicas graves son poco frecuentes. Las leves, en cambio, son más comunes. ¿Sabías que la caspa es provocada por un hongo llamado *Malassezia*? Los hongos en las uñas también son una molestia relativamente frecuente, y la candidiasis vaginal atormenta a muchísimas mujeres.

Los hongos son unos microorganismos más complejos que las bacterias o los virus, y a menudo pueden resultar más difíciles de matar que las bacterias. En general, una persona con sus defensas intactas no va a sufrir una infección fúngica. Estoy haciendo memoria de todas las que he atendido, y siempre ha habido algún factor que favorecía la presencia del hongo.

Por ejemplo, en las personas con una infección por el VIH muy evolucionada puede aparecer la *Candida albicans* en la boca, recubriendo la lengua de una capa blanca. En casos extremos surgen problemas para tragar y fiebre, lo cual es una posible señal de que el esófago ha sido invadido por este hongo blanquecino. En los pacientes con VIH en estadio avanzado este problema es tan frecuente y sus síntomas tan característicos que, ante su sospecha, se trata de forma empírica con un fármaco antifúngico específico. La respuesta al tratamiento suele ser bastante agradecida.

Otro grupo de pacientes que está expuesto a sufrir infecciones fúngicas lo constituyen los ingresados en un hospital, sobre todo cuando tienen puesta una vía central, es decir, que está en una vena grande, como en la yugular del cuello. Especialmente la nutrición parenteral aumenta el riesgo de una candidiasis invasiva. ¿Te imaginas a esos bichos invadiendo el torrente sanguíneo? En los pacientes que reciben quimioterapia o fármacos inmunosupresores, sobre todo si tienen un trasplante, es más probable la aparición de estas infecciones.

Pero la *Candida* no es el único hongo que puede generarnos problemas. Otros como el *Aspergillus* provocan infecciones respiratorias muy graves, aunque casi siempre en personas que ya tienen problemas pulmonares previos. El *Mucor* puede causar una invasión tremenda de los tejidos de la cara en las personas diabéticas mal controladas o con leucemia. Este cuadro es muy grave, aunque afortunadamente muy poco frecuente.

Si queremos evitar las infecciones fúngicas, nos interesa mucho cuidar de nuestro sistema inmunitario.

Protozoos

Los protozoos son organismos de una sola célula. Quizá te suene la *Giardia lamblia*, un parásito que podemos adquirir por tomar alimentos o agua contaminados, o bien porque alguien en casa lo tiene. Sobre todo se transmite mucho entre los niños de las escuelas infantiles, y luego de éstos a sus papás.

Hay otros muchos protozoos que no tienen nada que ver con los intestinos.

El **paludismo o malaria** es una enfermedad provocada por un protozoo que, como te he comentado antes, se transmite por la picadura de mosquitas *Anopheles*. Hoy en día es una enfermedad propia de muchos países de África, Asia y Centro y Sudamérica. En Europa no hace tanto que aún teníamos casos de malaria no traídos de fuera. ¡Hasta en Finlandia había malaria! En España se declaró erradicada en 1964; durante la Guerra Civil no pocos combatientes cayeron a causa de este bicho minúsculo, en vez de por las balas del bando contrario.

Otros protozoos patógenos son los pertenecientes al género *Trypanosoma*. El *T. cruzi* del continente americano provoca la enfermedad de Chagas y se transmite por la picadura de unos insectos que tienen diversos nombres según el país: chipo en Venezuela, vinchuca en muchos países, chinche en México o *barbeiro* en Brasil. Es una de tantas enfermedades desatendidas, pues cada año mueren decenas de miles de personas por ella. Provoca problemas cardíacos y del aparato digestivo. Se calcula que entre seis y siete millones de personas viven con el bicho en su cuerpo, aunque no todas tienen síntomas de inicio, ya que a menudo éstos se manifiestan con el tiempo. El problema es que el tratamiento es poco eficaz ante una afectación crónica. El *Trypanosoma* africano es *T. brucei*, que provoca la enfermedad del sueño, una patología muy grave que afecta al cerebro. Gracias a las campañas de control de la enfermedad, su incidencia está disminuyendo. Lo transmite la mosca *tsetsé*, que se encuentra en muchos países del África subsahariana.

En general, las enfermedades causadas por protozoos son, por suerte, infrecuentes en España, salvo algunos parásitos intestinales que se pueden tratar de forma mucho más sencilla que los que se encuentran en la sangre, y quizá, la *Leishmania*. Este protozoo, que puede afectar a los perros, se encuentra también en conejos y liebres, y ha habido muchos casos en una zona de Madrid adscrita al hospital de Fuenlabrada.

Gusanos

Los gusanos son verdaderos animales, y en medicina se denominan helmintos. Pueden medir desde unos pocos milímetros, como los oxiuros, hasta los veinticinco metros de la *Taenia saginata*. En las sociedades WEIRD es raro que tengamos enfermedades por gusanos, pero en los países en vías de desarrollo hay millones de afectados por estos desagradables bichos. Cuando los estudié en tercero de carrera en Microbiología, me impresionaron muchísimo las cifras. Se estima que unos mil quinientos millones de personas tienen algún gusano que se transmite por el suelo, y muchos son niños. Una cosa es que alguno un poco inofensivo sea aniquilado por el sistema inmunitario, y otra muy diferente es estar infestado de por vida por gusanos malísimos.

El gusano *Dracunculus medinensis*, o «serpiente de dragón», afectaba a millones de personas hasta hace relativamente poco. Se adquiere por tomar agua contaminada con unos minúsculos crustáceos que tienen larvas de este gusano. Cuando la persona afectada se rasca y las lesiones que provoca se abren, las hembras gestantes que viven debajo de la piel liberan las larvas al agua. Este gusano ya lo conocían los antiguos egipcios. Ya antaño se trataba colocando un palo en la zona de la úlcera y dejando que el gusano saliera enrollándose en el palo. Hay quien piensa que el símbolo de la medicina, el caduceo o vara de Esculapio, con una serpiente enrollada en una vara, se diseñó así por esta terapia.

Se lleva décadas con un programa de erradicación para acabar con el *Dracunculus*; sin embargo, no existe ninguna vacuna ni tampoco medicamentos para tratarlo. Afecta sobre todo a personas pobres, provocándoles mucho dolor e impidiéndoles trabajar o ir a la escuela. Hay que hacer salir al gusano poco a poco, lo cual lleva su tiempo, ya que sólo sale dos centímetros cada día, y puede medir hasta un metro. En un principio se pensaba que, si se conseguía eliminar el gusano de todas las personas que lo portaban, se podría acabar con esta enfermedad para siempre. Hubo algunas personas que criticaron esta posibilidad, pues hablaban de una «extinción premeditada de una especie animal que no podría volver nunca». Sin embargo, ahora se sabe que algunos animales pueden hacer de reservorio, y la OMS ha movido su meta de erradicación al 2030.

Esto último plantea una cuestión interesante. **Los seres humanos somos responsables de la extinción de muchas especies de animales y plantas.** No es que haya sido algo buscado, pero sí un efecto de nuestros actos de caza y pesca indiscriminada o la destrucción del hábitat de muchas especies. Sin embargo, aquí hablamos de erradicar a un animal para siempre porque nos molesta. Se ha propuesto hacer lo mismo con ciertas especies de insectos, como los que transmiten la malaria. Al respecto, hay quien considera que es como jugar a ser Dios, y otros piensan que estudiar al gusano de Guinea, el *Dracunculus*, puede resultar interesante desde un punto de vista científico. Pero eso díselo al pobre campesino de África que no puede labrar el campo porque está dolorido por la infestación, o al niño que pierde semanas o meses de clase por su culpa. Pocos echarán de menos a este gusano si desaparece para siempre. Bueno, sí, los de la Asociación de Amigos del *Dracunculus*.

Por otro lado, hay quien afirma que, si eliminamos un ser vivo que ocupa un nicho ecológico determinado, puede que ese hueco sea ocupado por otro organismo, que podría ser peor. A veces, lo que parece una buena idea a corto plazo con posibles efectos positivos puede tener consecuencias no deseadas y no previstas a largo plazo.* Por ejemplo, en China exterminaron a los gorriones, ya que los consideraban una plaga, pero la consecuencia fueron sucesivas plagas de langostas. Aunque, dicho sea de paso, no hay datos que hagan pensar que erradicar al *Dracunculus* vaya a ser negativo.

* Hay también ejemplos de lo que sucede cuando se introduce un organismo en un entorno que no le corresponde: ¿conoces la historia de los conejos de Australia?

Otros patógenos

Es excepcional que las **algas** nos produzcan una enfermedad, pero éste es el caso de la *Prototheca*, un alga verde que puede infectar a personas con problemas del sistema inmunitario como el VIH o la diabetes. Pueden causar una infección en la piel o diseminarse a los órganos internos. Esto es muy raro, y por lo general, si las algas nos hacen daño, es por su proliferación en alguna zona concreta de baño porque producen toxinas, pero no se trata de una enfermedad infecciosa.

En cuanto a los **viroides** y los **virusoides**, son fragmentos subvirales de material genético tipo ARN. Los viroides no necesitan de otro virus e infectan solamente a plantas superiores, y los virusoides necesitan un virus «asistente». De momento sólo se conoce un virusoide que provoque enfermedad en los humanos. Anteriormente, la hepatitis D se consideraba un virus en sí mismo, aunque necesitaba siempre de la presencia del virus de la hepatitis B, pero ahora ya se le considera una partícula subviral.

Los **priones** son proteínas alteradas, causantes de enfermedades como el mal de las vacas locas. Los prionoides son también proteínas alteradas que se transmiten dentro del individuo de unas células a otras, y se relacionan, por ejemplo, con el Alzheimer.

¿QUÉ SE INFECTA EN LAS INFECCIONES?

Según la parte del cuerpo afectada por el patógeno, hablamos de infecciones respiratorias, genitourinarias, del sistema nervioso central, osteoarticulares, intestinales, cutáneas y de los tejidos blandos, intraabdominales, sistémicas, oculares, del corazón... En definitiva, cualquier tejido, sistema u órgano del cuerpo puede verse afectado por una infección.

Las más frecuentes son las que afectan a las barreras mucosas, sobre todo las **respiratorias**. Y es lógico, pues una persona respira entre 11.500 y 57.000 veces ¡al día!, según la edad y la actividad; son más si hace ejercicio o se pone nerviosa.

En cada respiración entran microorganismos en las vías aéreas; se calcula que entre cien mil y un millón al día, de un millar de tipos diferentes. La inmensa mayoría no son patógenos, aunque algunos sí podrían enfermarnos, pero para eso tenemos un sistema inmunitario y unas barreras: para defendernos de los patógenos. Y éste es un motivo más para respirar por la nariz, ya que ahí hay más mecanismos defensivos que en la boca.

Afortunadamente, la mayoría de las infecciones respiratorias son catarros de las vías altas, pero también hay infecciones graves, como las neumonías. Por otro lado, la gripe puede ser mortal para un anciano, y el virus respiratorio sincitial, muy grave en un bebé. Las infecciones respiratorias, incluida la tuberculosis, causaron entre 3,5 y 4 millones de muertes en 2019.

Las **infecciones gastrointestinales** también son muy frecuentes. Todos los años hay unos seis mil seiscientos millones de infecciones de este tipo, que causan unas cinco mil quinientas muertes cada día en el mundo. Las condiciones de vida y del sistema inmunitario determinan el pronóstico.

Recuerdo un día, hace muchos años, a mediados de agosto. El fin de semana habíamos estado en una fiesta de cumpleaños en la que se sirvieron algunos platos preparados. En uno había mayonesa, y varias personas acabamos con una tremenda gastroenteritis. Recuerdo aquellas diarreas y vómitos como uno de los peores episodios de gastroenteritis de mi vida. Por aquel entonces yo trabajaba en el Hospital Carlos III y ese día tenía guardia. Fui por la mañana al trabajo, pero cuando me mareé y me puse de color verde, me mandaron a casa. Es de las pocas veces que no he podido hacer una guardia que me tocaba. Tuve que ir a casa en taxi, con miedo a no aguantar el viaje.

Por suerte, aquí tenemos acceso a agua potable y sales de rehidratación oral, y tras un par de días estaba como nueva. Si es necesario, puedes ir al hospital y recibirás sueros intravenosos. La diarrea casi siempre se resuelve sola, pero la deshidratación es el verdadero peligro. En muchos países del mundo no hay acceso a agua potable o sales de rehidratación, y desde luego tampoco sueros intravenosos. Es una vergüenza que, por falta de acceso a un recurso como el agua potable, al año mueran unos dos millones de personas en el mundo. ¡Se podría solucionar con pozos y pastillas potabilizadoras de agua! Sabemos cómo hacerlo. Sabemos cómo tratar una diarrea para salvar vidas. Es mucho más barato que desarrollar *de novo* una vacuna para una enfermedad de reciente aparición. Entonces, ¿por qué no se hace?

De la misma manera, en los países ricos no sufrimos **enfermedades tropicales desatendidas ni malaria**. En otros lugares del mundo, en cambio, éstas matan alrededor de un millón de personas al año. Además del paludismo, son enfermedades como el Chagas, que te he comentado, la leishmaniasis, la filariasis, la rabia y otras. Muchas de estas enfermedades se podrían evitar con estrategias de prevención, pero, de nuevo, los determinantes socioeconómicos de la salud son los que condicionan la vida y el destino de millones de personas que viven en sociedades con mucha desigualdad.

Las **infecciones de orina** y diversas **infecciones cutáneas** también son bastante frecuentes. Por suerte, la mayoría se pueden tratar con éxito con antibióticos.

Adicionalmente, existen **infecciones que tienen que ver con la asistencia sanitaria o la institucionalización**. En el primer grupo me refiero a las enfermedades nosocomiales, unas infecciones asociadas a procedimientos hospitalarios. Por el simple hecho de ingresar en un hospital, cada día que pasa aumenta el riesgo de sufrir una complicación como una neumonía o una infección de orina, una infección de una herida quirúrgica o asociada a una vía venosa. Los ancianos que viven en residencias también tienen un riesgo mayor de padecer infecciones.

Por otro lado, en la medicina moderna usamos fármacos para salvar vidas que deprimen el sistema de defensas de los pacientes —**los inmunosupresores y la quimioterapia**—. Y éstos y la propia enfermedad que se trata con ellos ponen a las personas en riesgo de sufrir todo tipo de problemas infecciosos.

¿QUÉ ES LA FIEBRE?

La fiebre es, quizá, uno de los síntomas que más preocupa a cualquier persona, sobre todo si eres un padre primerizo y tu bebé tiene fiebre por primera vez.

La fiebre consiste en la **elevación anormal de la temperatura del cuerpo** y se debe a la liberación de diferentes tipos de sustancias denominadas pirógenos endógenos, como las prostaglandinas y diversas citoquinas. Pirógeno viene del griego y significa «que produce fuego».

Existe la creencia general de que la fiebre es algo peligroso que debería bajarse enseguida con fármacos, o que la fiebre por sí misma puede producir convulsiones o directamente ser mortal. En realidad, no hay evidencia que demuestre esto, y por otro lado tampoco la hay para utilizar los fármacos antipiréticos de inmediato en una fiebre de cualquier grado.

La fiebre es una respuesta muy primitiva que sucede en la mayoría de los vertebrados e incluso en algunos invertebrados. Se piensa que la fiebre tiene una función adaptativa con un sentido evolutivo de supervivencia relacionado con la activación del sistema inmunitario. La fiebre permite que haya una migración de neutrófilos más rápida, que se activen y proliferen los linfocitos, y que se produzcan citoquinas como el interferón.

Además, hay estudios que demuestran que la fiebre puede inhibir el crecimiento de bacterias y la replicación de virus. En otros se ha comprobado que los antipiréticos (así se llama a los fármacos para bajar la fiebre) pueden tener efectos adversos, como un aumento de la mortalidad en casos de gripe o un aumento de la liberación de virus, lo cual haría que la infección fuera más contagiosa. En el caso de la malaria, la fiebre podría disminuir la tasa de aclaramiento del parásito.

Se considera que por debajo de los 38 °C la elevación de la temperatura corporal no tiene consecuencias adversas; de hecho, por debajo de 37,8 °C se habla de febrícula. En cambio, por encima de los 40 °C la fiebre ya podría ser peligrosa.

Es verdad que la fiebre puede asociarse a convulsiones febriles, fundamentalmente en los niños, pero no está del todo claro que las convulsiones aparezcan tanto por la fiebre como por la propia infección. Una fiebre elevada en una mujer embarazada también podría aumentar algo el riesgo para que su hijo desarrolle posteriormente un trastorno del espectro autista, pero tampoco queda claro si esto es por la fiebre o por la infección que la causó, aunque en algunos estudios la toma de antipiréticos por las madres normalizó el riesgo.

Además, la fiebre aumenta mucho el metabolismo y supone un gasto energético importante. Por eso tiene sentido una fiebre en un proceso agudo durante algunos días, pero la fiebre prolongada ya supone un problema.

Nuestra temperatura corporal puede variar entre los 36,1 y 37,2 °C, aunque la media normal se considere entre 36,5 y 37 °C. Estas cifras se basan en estudios realizados con veinticinco mil pacientes en el siglo XIX, que fue cuando se determinó que la temperatura media normal era de 37 °C.

Esta temperatura es la óptima para prevenir las infecciones fúngicas, pero no demasiado elevada para trastocar el metabolismo. En las últimas décadas ha bajado la temperatura media corporal de las personas que vivimos en las sociedades WEIRD. Se piensa que este enfriamiento se debe a que no estamos demasiado expuestos a muchos patógenos ni inflamaciones agudas en general, y también a cierto «enlentecimiento» de la actividad tiroidea. Podría decirse, coloquialmente, que nos estamos volviendo un poquito reptilianos.

Una febrícula o una fiebre moderada durante unos días casi siempre tiene más beneficios que riesgos en una gran parte de la población. Puede ser algo incómodo, y vivimos en una sociedad poco acostumbrada a las incomodidades. Por supuesto que cada persona tendrá que hacer caso a lo que le diga su médico, pero en general hasta los 38 o incluso unos 38,5 °C no tomar fármacos puede ser perfectamente seguro en el contexto de una gripe u otro proceso similar. Por encima de los 39, y desde luego de los 40 °C, parece necesario bajar esa temperatura excesiva.

No olvidemos que siempre es importante evaluar la causa de la fiebre y las características individuales de la persona. La fiebre de un bebé pequeño, un anciano, una persona inmunodeprimida, una mujer embarazada, puérpera o lactante, o en una persona sana si se acompaña de síntomas graves, hará necesario consultar para que se evalúe la causa.

¿CÓMO FUNCIONAN LAS VACUNAS?

Las vacunas son productos biológicos que se administran para estimular la respuesta del sistema inmunitario, en general frente a un microorganismo, aunque también existe ya alguna vacuna antitumoral. Se introduce una sustancia o microorganismo en el cuerpo para que el sistema inmunitario reaccione frente a él, pero de una manera que no llegue a generar enfermedad.

El objetivo prioritario de las vacunas es proteger a la persona que se vacuna. Además, algunas vacunas permiten conseguir la inmunidad de grupo o rebaño, lo que significa que, cuando muchas personas se han vacunado o han pasado una enfermedad, ya no quedan personas susceptibles de infectarse y la enfermedad disminuye mucho su incidencia o casi llega a desaparecer. Esto se consiguió con la viruela, con el sarampión íbamos por el buen camino y con la poliomielitis se está cerca de conseguir.

Sin embargo, muchas vacunas sólo protegen a la persona que se vacuna, ¡que ya es buenísimo! Por ejemplo, las vacunas de la tos ferina, la difteria o el tétanos protegen al vacunado, pero no a otros. Y la vacuna de la gripe no impide la transmisión ni genera inmunidad de grupo.

Clásicamente, las vacunas para las enfermedades infecciosas pueden ser:

- Vacunas vivas atenuadas: se administra una forma debilitada del microorganismo. Como se parece bastante a la infección natural, en general son muy eficaces con sólo una o dos dosis. Son vacunas vivas atenuadas las del sarampión, paperas, rubéola, rotavirus, varicela, fiebre tifoidea oral y fiebre amarilla, y la de la viruela también era de este tipo. Para estas vacunas hay algunas contraindicaciones. Por ejemplo, en las personas con infección por el VIH con pocos linfocitos CD4 hay que esperar a que mejore su inmunidad antes de administrarlas.
- Vacunas inactivadas: también suelen generar una inmunidad muy buena. Son vacunas inactivadas las de la hepatitis A, las inyectables de la gripe, la de la polio inyectable, la del cólera oral y la de la rabia.
- Otras vacunas usan sólo una parte del microorganismo, como las del *Haemophilus influenzae* tipo b, hepatitis B, algunas antigripales, tos ferina o neumococo.
- Vacunas con toxoides: se basan en la toxina fabricada por el patógeno, de ahí que la respuesta inmunitaria proteja de la toxina. Son vacunas con toxoides las de la difteria y el tétanos.

- Antes del COVID se estaban ya ensayando vacunas ARN mensajero y ADN en enfermedades neoplásicas, pero no había muchas esperanzas de que fueran a ser aprobadas para un uso amplio, aunque debido a la pandemia se ha autorizado su uso de emergencia. Con estas vacunas se introduce el material genético del virus en la persona, para que su cuerpo fabrique la proteína viral y luego el sistema inmunitario reaccione frente a esa proteína.

Cuando se administra una vacuna, el sistema inmunitario monta una respuesta inmunitaria frente a ella y genera la memoria inmunológica. La idea es que, si en algún momento llega el microorganismo completo, como el sistema inmunitario ya tiene memoria contra el patógeno o una parte de él, responderá de forma más rápida y eficaz sin que se llegue a desarrollar la enfermedad. Lo que nos protege es nuestro sistema inmunitario gracias al aprendizaje por la vacuna. Si no existiera la inmunidad natural, no existirían las vacunas.

Es como si anduviera por ahí ese peligroso delincuente del que ya hemos hablado, Olam Omisilam. Ha vuelto a cometer sus fechorías, y es tan, tan, tan malo, que todos los guardias civiles y policías reciben un correo institucional con los datos sobre el sujeto: su foto, sus características, por dónde suele andar... Los guardias se empollan la información y estarán atentos. A la mínima que Olam aparezca por un sitio público, lo reconocerán y se le echarán encima para neutralizarlo.

Por desgracia, no todas las vacunas son igual de eficaces. Algunas lo son mucho, como la del sarampión, que con dos dosis otorga una protección muy cercana al cien por cien de por vida, al igual que las de la rubéola o la parotiditis. También son muy eficaces la vacuna de la poliomielitis y la fiebre amarilla.

Sin embargo, la del cólera, por ejemplo, otorga una protección variable según la cepa (contra una no protege en absoluto), sólo dura entre seis meses y dos años, y se estima que su eficacia está entre el 50 y 79 por ciento. La vacuna de la gripe tiene una eficacia muy subóptima, ya que su eficacia depende de cuáles son las variantes que circulan. Revisiones de la Cochrane, entidad independiente de medicina basada en la evidencia, afirman que la evidencia sobre que estas vacunas protejan a las personas a las que se administran es más bien baja. Parece que disminuye un poco el riesgo de las personas de riesgo para ingresar o morir, pero no de una forma completa. Por otro lado, no se ha demostrado que vacunar a los trabajadores de las residencias sociosanitarias proteja a los mayores que viven en ellas.

Pero no debemos esconder la cabeza cuando una vacuna no es todo lo buena que quisiéramos, sino decir: «Oye, ésta no funciona demasiado bien. Tendremos que investigar más y sacar otra mejor». Llevamos décadas buscando una vacuna para el VIH, aunque de momento no se ha conseguido una en condiciones, pero habrá que seguir intentándolo, ¿no?

En general, las vacunas clásicas, las que llevan años usándose, pueden tener efectos adversos leves, sobre todo a corto plazo. Es raro que provoquen efectos graves, y por eso se usan, porque pasar la enfermedad contra la que se vacuna sería peor que los eventuales efectos secundarios. Sin embargo, esto no significa que tengan un riesgo cero de eventos adversos. Hay países donde se compensa a las personas que tienen un efecto grave por una vacuna. Hubo un caso reciente con la vacuna de la gripe A del 2009-2010, que provocó una epidemia de cientos de casos de narcolepsia en niños de cuatro a diecinueve años, sobre todo en los países nórdicos. Estos casos aparecieron bastantes meses después de la administración de la vacuna. Finalmente, este incidente se reconoció y los afectados fueron indemnizados por las autoridades competentes.

Las vacunas han salvado millones de vidas y lo seguirán haciendo. Sin embargo, negar que en algunos casos pueden causar un daño individual no es ético hacia las personas que lo han sufrido, aunque sean pocas en comparación con los millones de vidas salvadas. Una sociedad madura celebra los éxitos, y debe apoyar y no dejar atrás a las personas y familias que tuvieron la desgracia de entrar en las estadísticas de efectos adversos raros. Es más, se debe investigar y entender por qué algunas personas sufren esos efectos para mejorar la seguridad de las vacunas existentes y de las futuras que se diseñen.

Mientras tanto, para que las vacunas que nos ponemos nos hagan su efecto y potenciar nuestras defensas frente a las enfermedades que no tienen vacuna o la tienen imperfecta, ya sabes, hay que cuidar el sistema inmunitario.

RESUMEN

Como hemos visto, tener un contacto con un patógeno no significa de manera irremediable sufrir una infección sintomática. El terreno (el estado del organismo, incluida la microbiota) y las condiciones ambientales son fundamentales. Pero ¿qué podemos hacer para evitar las infecciones o, si nos infectamos con algo, que nos vaya mejor? Principalmente:

1.º Medidas básicas de prevención:

- Lavarnos las manos después de ir al baño y antes de cocinar y de comer.
- Beber agua potable.
- No comer comida de dudoso estado de conservación.
- Usar preservativo en las relaciones sexuales (también para el sexo oral) con una pareja sexual que no sea estable y monógama.
- Si tienes síntomas de una infección aguda fácilmente transmisible, como una gripe o un catarro, quédate en casa esos días.

2.º Debemos cuidar nuestras barreras, incluida la microbiota, y el estado de nuestro sistema inmunitario con todo lo que veremos en la tercera parte del libro.

3.º Vacunarnos de aquellas enfermedades contra las que sea necesario según nuestra edad, inmunizaciones previas y otras características individuales.

- La mayoría de las vacunas se administran en la infancia según el calendario vacunal, aunque algunas necesitan dosis de refuerzo en la edad adulta.
- Otras, si ya tenemos inmunidad, no las necesitamos. Si tenemos dudas con la inmunidad de alguna enfermedad vacunable, podemos hacernos una analítica para medirla.

- Algunas vacunas se necesitan sólo por ciertas condiciones individuales. Unas pocas son necesarias para ciertos viajes, como la de la fiebre amarilla. Éstas se administran en las consultas del viajero, junto con la profilaxis de la malaria con fármacos, si es necesario.
- Para que las vacunas que nos administren sean efectivas y minimizar sus posibles efectos adversos, debe llevarse a cabo el segundo punto.

4.º Si ya tenemos una infección:

- Los antibióticos no sirven para los virus. Para la mayoría de los virus no existe tratamiento farmacológico específico. Si necesitas un antibiótico farmacológico por una infección bacteriana es importante tomarlo a las horas, dosis y el tiempo indicados.
- Muchas infecciones leves y banales no necesitan tratamiento farmacológico. Consulta a tu médico para obtener un diagnóstico y tratamiento si tienes síntomas alarmantes.
- Tanto en las infecciones agudas como las crónicas los puntos previos siguen siendo de plena aplicación.

PARA SABER MÁS

Libros:

- Sobre vacunas: Gøtzsche, P., *Vacunas: verdades, mentiras y controversias*, Capitán Swing, S. L., 2021.
- Sobre virus y pandemias, como su nombre indica: López-Goñi, I., *Virus y pandemias*, Guadalmazán Edición, 2020.
- Sobre la gripe española: Spinney, L., *El jinete pálido*, Editorial Crítica, 2020.
- Recomendaciones prácticas de suplementación para algunas infecciones: Prieto Gratacós, E., *Victoria de la inmunidad humana*, Kindle Autoeditado, 2021.
- Sobre el VIH: López-Collazo, E., *¿Qué es el VIH?*, Anaya Multimedia, 2020. Del mismo autor tienes *¿Qué es la sepsis?*, publicado en 2021.

En internet:

- Sobre la enfermedad de Lyme hay muchos libros, pero hasta donde sé, todos en inglés. En la web <https://alcelyme.org/> tienes más información sobre esta enfermedad, así como en <https://www.ilads.org/>.

9

Un vigilante dormido

CÁNCER: MÁS QUE UNA PALABRA

La palabra cáncer produce emociones negativas a cualquiera que la escuche. Tiene unas connotaciones negativas comprensibles porque suena a una sentencia de sufrimiento largo o, en el peor de los casos, muerte. Por eso es importante conocer los factores de riesgo para desarrollar un cáncer.

El cáncer no es una única enfermedad, pues hay muchos tipos diferentes de tumores malignos. También hay tumores benignos que tienen un comportamiento que puede llegar a ser mortal, aunque las células en sí no sean malignas.

El cáncer es una enfermedad que afecta a muchísima gente en nuestra sociedad en algún momento de su vida. Además, mata a muchas personas, a menudo a una edad demasiado temprana. Afortunadamente, muchas personas sobreviven gracias a los avances de la medicina.

Como veíamos al principio del libro, la madre de Sergio fue diagnosticada de cáncer de mama. La están tratando especialistas maravillosos en un hospital no muy lejos de su casa. Está respondiendo bien al tratamiento, aunque hay días que se le hace muy duro, sobre todo por las condiciones del contexto actual de las medidas restrictivas por el COVID. Una psicóloga de la AECC la está ayudando a llevar un poco mejor el proceso.

Muchas veces, cuando se habla de cáncer, siento un poco como que la cosa no va conmigo. Me di cuenta de esto en un curso al que asistí sobre este tema. En ese momento, percatarme de este sentimiento me hizo reflexionar sobre si de verdad no va conmigo o si es algo que tengo silenciado. Mi padre falleció de cáncer metastásico de colon con un diagnóstico tardío, una caquexia extrema... Murió en casa, sin cuidados paliativos ni apoyo de ningún tipo al paciente ni su familia. En aquel entonces yo tenía diecisiete años y no sabía nada de la vida ni, desde luego, de medicina. Aunque quizá, incluso con más conocimientos, las cosas no hubieran sido diferentes: darte cuenta de lo que sucede en tu propio cuerpo o en el de una persona muy cercana es complicado. Y no ha sido el único caso en mi familia.

Varios hermanos de mi padre murieron por lo mismo, así que se supone que tengo un riesgo algo aumentado de cáncer de colon, pero no lo percibo así, pues cuento con que mi estilo de vida me ayuda a prevenirlo.

Por lo demás, como médica he atendido a muchos pacientes con cáncer y he diagnosticado a muchas personas de tumores malignos, a quienes tuve que dar la noticia. Quizá ahora sí, pero antes esto no se enseñaba en la facultad ni en la residencia, no de forma específica. He tenido algunos buenos maestros con los que he aprendido, pero es mi propia vivencia la que más me he enseñado. Lo que mejor me funciona —a mí, como médica, digo— es ser honesta y muy, muy respetuosa, con lo que el paciente pide saber, lo cual no es fácil. No todas las personas lo quieren saber todo y no a todas se las puede informar de la misma forma. Debería haber (salvo que el propio interesado se niegue) una persona cercana a mano para que luego el paciente no se quede solo. A menudo los familiares piden que el enfermo no se entere de nada. Es un deseo de protección normal, pero no se puede permitir. Con firmeza, pero suavidad, se les debe explicar que es la persona quien tiene derecho a saber lo que quiera (ni más ni menos). Normalmente, explicando las cosas con sensatez, empatía y cariño, la gente suele entender y aceptar estas cosas..., aunque a veces intenten instaurar un pacto de silencio, lo que puede ser una fuente de conflictos.

De todos modos, yo siempre pregunto al paciente: «¿Quiere que le informe de los resultados?» y «¿A quién más quiere que informe? ¿Quién quiere que esté presente?». Todo esto es fundamental.

Cuando trabajaba en el hospital, llevaba pacientes con cáncer en planta cuando ingresaban, habitualmente por complicaciones infecciosas. Otras veces llegaban al final de su vida en el hospital.

Esto no es lo deseable, pero a veces ocurre. Cuando se llega a la situación de últimos días y no hay otra forma de controlar los síntomas que sedando al paciente, también hay que hablar mucho con el paciente, si es posible, y por supuesto con la familia. La sedación no tiene nada que ver con la eutanasia, no cambia el pronóstico y se aplica cuando el paciente fallecerá en pocas horas o días. Para mí, la más dura fue la de un hombre joven y padre de familia. Estaba plenamente consciente, pero tenía síntomas que no se controlaban con medicación e iba a fallecer en un par de días. Él decidió el día y la hora, y sus hijos pudieron verle y despedirse de él.

También me estoy acordando ahora de otro chico, de mi edad (en realidad, un mes y once días mayor que yo). Lo tuve ingresado muchas veces, y sobrevivió mucho más tiempo del que razonablemente parecía posible. Cuando falleció, fue muy duro para los médicos que le habíamos atendido con asiduidad. Sus padres vinieron a visitarme y también a su oncólogo. Con ellos aprendí mucho sobre las distintas formas de sobrellevar lo que les tocó vivir. A menudo me acuerdo de él. Es acordarme de él ahora y me da por llorar. Sirva este breve escrito como tributo hacia él. Alguien a quien se le recuerda con bien no está muerto. Aún me acuerdo, años después, de su nombre y apellidos, y de su cumpleaños.

De la misma manera que yo tengo muchas vivencias personales con el cáncer, tanto por los casos familiares como por el ejercicio de mi profesión, en la sociedad actual prácticamente todo el mundo ha tenido la desgracia de que algún familiar haya sufrido por esta enfermedad o que incluso de manera personal se haya visto afectada.

UNA VERDADERA PANDEMIA

El cáncer es una de las principales causas de muerte alrededor del planeta. En 2020 se diagnosticaron casi veinte millones de casos y aproximadamente diez millones de personas fallecieron por un tumor maligno. El 70 por ciento de estas muertes tuvieron lugar en países de ingresos bajos y medianos.

Los cánceres más frecuentes son los de mama y pulmón, seguidos por el colorrectal y el de próstata. Se estima que el cáncer de pulmón mata a 1,8 millones de personas al año y el colorrectal a casi un millón. El de hígado, aunque no sea de los más frecuentes, sí provoca un alto número de fallecimientos, porque es muy común sobre todo por la hepatitis B que asola a comunidades desfavorecidas del mundo sin acceso a la vacuna. Las estimaciones para el futuro no son demasiado halagüeñas, porque se piensa que en el año 2040 los nuevos casos de cáncer superarán los treinta millones anuales y que estas enfermedades provocarán entonces más de dieciséis millones de fallecimientos al año.

Desde hace dos años se está produciendo un infradiagnóstico de los nuevos casos de cáncer por el momento de sindemia que estamos viviendo, lo cual constituye una tragedia, porque cuanto más tarde se llega al tratamiento, peor es el pronóstico.

Se estima que en España cada año hay más de doscientos setenta y cinco mil nuevos casos nuevos de cáncer, con más de cien mil muertes anuales, que superarán, según las estimaciones, las ciento sesenta mil en el año 2040. La mayoría de las personas con diagnóstico nuevo de cáncer tiene más de sesenta y cinco años, pero los menores de esta edad son más de cien mil personas al año en España. En estas estadísticas no se incluyen los tumores malignos de la piel que no son de tipo melanoma, porque hay un tipo de lesiones cutáneas fáciles de extirpar que no suelen dar problemas para la salud sistémica ni ser mortales.

A pesar de todas estas cifras hay razones para la esperanza. Por ejemplo, el número de nuevos diagnósticos de cáncer de pulmón en los varones está disminuyendo, aunque está en aumento en las mujeres porque muchas de ellas empezaron a fumar hace años o décadas. El tabaco contribuye a muchos tipos diferentes de cáncer, no sólo el de pulmón. Es curioso que una sustancia que provoca tanta enfermedad y muerte siga siendo legal. Si todos los fumadores dejaran de fumar y nadie comenzara a hacerlo se conseguirían salvar muchísimas vidas, mejoraría la salud de las personas y, por supuesto, supondría un ahorro de dinero enorme a largo plazo para los sistemas sanitarios. Llama muchísimo la atención la falta de voluntad política en este tema. Aunque en los últimos años se estaba reduciendo la cantidad de fumadores, en España sigue habiendo un 26 por ciento de varones que fuman, y entre las mujeres, más de un 18 por ciento son fumadoras. La media europea de fumadores está por debajo del 20 por ciento (en Suecia ya van por debajo del 10 por ciento).

Además, la ciencia avanza muchísimo, y cada vez hay más tratamientos disponibles para las personas que sufren de un cáncer. Sin embargo, se debería insistir más en la prevención, porque se estima que al menos un tercio (probablemente más) de las muertes por cáncer se deben a factores evitables. El tabaco causa hasta un tercio de todos los cánceres en el mundo, pero determinadas infecciones, el alcohol, el sedentarismo y las dietas inadecuadas también participan en la generación de procesos de carcinogénesis.

No es tan fácil que una persona desarrolle un cáncer sin más, pues tienen que fallar muchos mecanismos de protección antes de eso. Es cierto que hay factores de predisposición genética para diferentes tipos de cáncer, pero no podemos cambiar nuestros genes. Lo que sí podemos hacer es llevar un estilo de vida saludable y cuidar de nuestra microbiota para reducir nuestro riesgo de desarrollar un tumor. Así, cuidamos de nuestro sistema inmunitario para que lleve a cabo las tareas necesarias para acabar con cualquier célula cancerosa antes de que prolifere o suelte células metastásicas.

Cuando alguien recibe el diagnóstico de cáncer, desde el punto de vista médico es importante saber exactamente el tipo de células tumorales que han producido la neoplasia* maligna, que es el término técnico. Para ello se necesita una muestra del tejido tumoral, que se examina al microscopio, y además se aplican modernas técnicas de biología molecular para saber más sobre los genes y las moléculas aberrantes de las células malignas.

El tratamiento consiste en una o varias estrategias: cirugía, quimioterapia, radioterapia u hormonoterapia. Además, ya se dispone de tratamientos con anticuerpos monoclonales, que son conceptualmente diferentes a la quimioterapia. No hay un único tipo de tratamiento, sino que éste depende del tipo de tumor y su extensión, y por supuesto del paciente.

Es aquí cuando los equipos multidisciplinares son especialmente importantes: la nutrición, la psicología y el ejercicio físico

* De *neo*, que significa «nuevo», y *plasia* «formación celular».

son un apoyo para llevar mejor los tratamientos y cuidar del sistema inmunitario.

Me gustaría contarte la historia de una persona especial, con su permiso, obviamente. Liam Black tenía treinta y seis años y estaba a punto de ser papá cuando le diagnosticaron un tumor intestinal cerca del apéndice. Cuando escribo estas líneas, a Liam le han realizado ya dos cirugías, cincuenta y nueve ciclos de quimioterapia y doscientas sesenta y ocho citas médicas a lo largo de casi cuatro años. En su Instagram verás alguna foto en la que aparece con varias botellas de quimio, pero en otras muchas lo verás montado en su bicicleta, corriendo a buen ritmo o coronando el puerto de Navafría.

Liam es extremadamente cumplidor con los tratamientos y las citas con su oncólogo y el resto de los profesionales que lo atienden en el Hospital Universitario de la Paz. Además, para aguantar semejante tralla de tratamientos, hace triatlones, recibe apoyo de una psicóloga cuando lo necesita y una nutricionista le ayuda a rendir en el deporte y cuidar de su intestino y sistema inmunitario. Y todo de acuerdo con su oncólogo, a base de mucho esfuerzo y, para qué negarlo, un coste monetario personal.

Liam ha fundado la Asociación Triatlón con Cáncer para ayudar a otros pacientes. Puedes consultar la web en <https://www.triatlonconcancer.com/>; su Instagram es @triatlonconcancer. Liam cuenta también su historia en el episodio 32 del pódcast «Slow Medicine Revolution».

Como dice el propio Liam: «Tengo el pleno convencimiento de que la mejor manera de afrontar esta enfermedad es a través de los tres pilares de la salud: ejercicio físico, nutrición y apoyo psicológico». No todos los pacientes con cáncer necesitan hacer triatlones, pero sí pueden optar por otras formas de ejercicio físico o deporte. Algunos días no será fácil y otros resultará imposible, pero en muchos otros será lo que les dé la energía necesaria para seguir adelante.

Si te interesa este tema, al final del capítulo incluyo una referencia a un libro en formato PDF y gratuito sobre el cáncer y el deporte.

¿QUÉ ES EL CÁNCER?

Los distintivos del cáncer

Como he comentado antes, el cáncer no es una única enfermedad. En las neoplasias malignas hay una célula inicial en la que se producen mutaciones o alteraciones epigenéticas que transforman a la célula en maligna, con un comportamiento anormal. Una de las características de estas células es que empiezan a proliferar de forma descontrolada, a crecer y crecer, y a invadir los tejidos sanos hasta llegar incluso a otros lejanos generando metástasis.

En condiciones normales, muchas de nuestras células se van dañando cada día a lo largo de nuestra vida. Por eso tenemos unos mecanismos de control en el cuerpo que permiten evitar la aparición de tumores malignos.

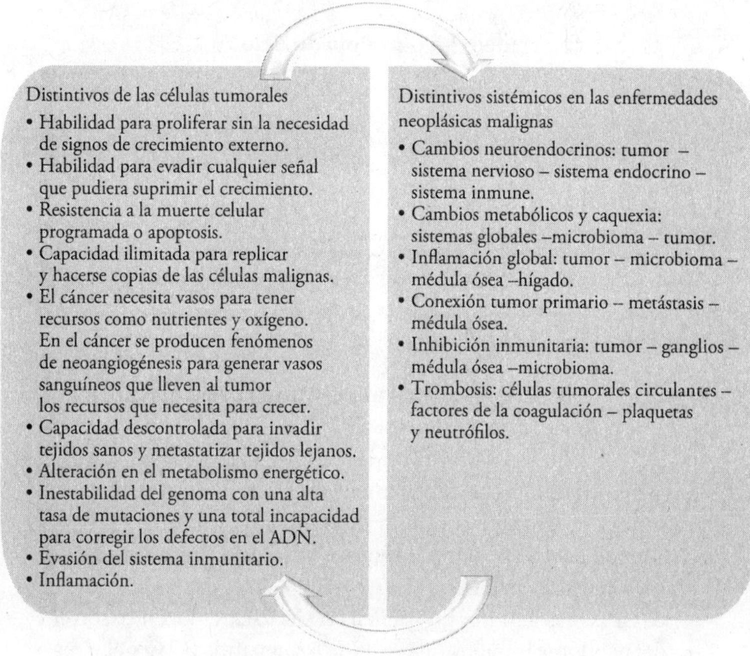

Figura 20. *Hallmarks* celulares y sistémicos del cáncer. Adaptado de Paul D., «The systemic hallmarks of cancer», *J Cancer Metastasis Treat* 2020; 6:29.

Hay unos genes, denominados antioncogenes, que son supresores de tumores y que reparan el material genético dañado, o que incluso inducen la muerte de las células cuyo ADN no se ha podido reparar. En cambio, los oncogenes promueven que las células malignas sobrevivan y proliferen, y las mutaciones en estos genes pueden facilitar que surja el crecimiento tumoral.

Existen una serie de características, los *hallmarks* o rasgos distintivos del cáncer (figura 20), que son compartidas por diferentes tipos de enfermedades neoplásicas malignas. Aunque a menudo se ha simplificado la biología del cáncer como si todo fuera una alteración celular sin más, hoy en día ya se explica con modelos más sistémicos, incorporando los conocimientos de la microbiómica, la metabolómica, la inmunología..., para entender estas enfermedades de una manera más global.

Vídeo: La paradoja de Peto

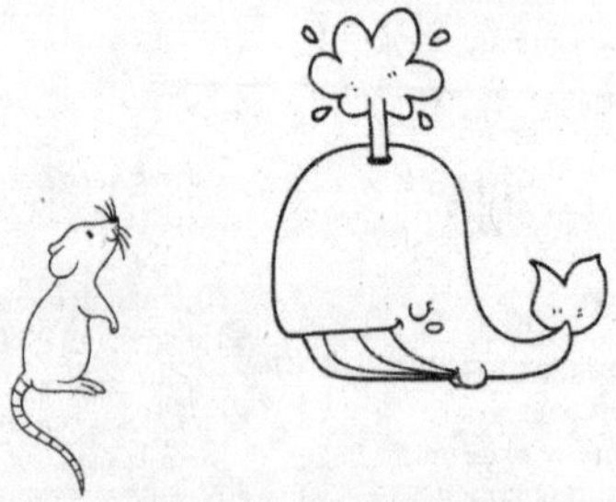

¿Qué hace nuestro sistema inmunitario para evitar la aparición de células cancerosas?

El sistema inmune tiene muchos mecanismos para protegernos. Para empezar, **protege a nuestras células de las infecciones**. Esta función es crucial, porque algunos virus y bacterias favorecen la aparición de un cáncer.

Los virus más famosos que tienen un efecto carcinogénico son el virus del papiloma humano, los virus de las hepatitis B y C, y el virus de Epstein-Barr. De las bacterias es necesario mencionar a *Helicobacter pylori*, aunque ésta no es la única bacteria que puede poner en marcha procesos carcinogénicos. Otro ejemplo es *Fusobacterium nucleatum*, que se puede encontrar en la boca de personas con periodontitis. Se ha relacionado con diferentes tipos de enfermedades tumorales malignas, como el cáncer de colon o de páncreas.

En condiciones de salud, nuestro sistema inmunitario **produce un ambiente antiinflamatorio.** En cambio, la inflamación facilita la aparición de células tumorales, y la inflamación crónica puede causar daño celular y tisular que necesita ser reparado. Durante la reparación se renuevan las células y pueden aparecer mutaciones, favorecidas además por las causas por las que se dañó el tejido en primer lugar, como el tabaco o el alcohol.

Por lo tanto, todo lo que produzca una inflamación crónica puede, potencialmente, ser un factor de riesgo para generar un crecimiento tumoral descontrolado.

Pero hay más. El sistema inmunitario tiene la capacidad de detectar a las células cancerígenas alteradas y eliminarlas, sobre todo con las células *natural killer* (NK). Pero, claro, si el sistema inmunitario no se da cuenta de que una célula se ha vuelto puñetera, no podrá deshacerse de ella. Estas labores se denominan **inmunovigilancia**, aunque ahora se habla ya de un proceso más complejo, el de la inmunoedición, con unos pasos adicionales a la inmunovigilancia.

Si la inmunovigilancia falla y algunas células malignas no son eliminadas (**inmunoselección**), puede que aún no se expandan porque el sistema inmunitario las está controlando, aunque no las elimine. Sin embargo, cuando las células tumorales ganan la batalla contra la respuesta inmunitaria, se produce un fenómeno de escape o **inmunosubversión** y entonces aparece el cáncer.

La inmunología: ¿el futuro de la oncología?

El conocimiento del funcionamiento del sistema inmunitario es básico para desarrollar diferentes tipos de tratamiento contra el cáncer, denominados inmunoterapias. Estos tratamientos no eliminan las células tumorales de forma directa como la quimioterapia clásica, sino que estimulan al sistema inmunitario para que nuestro propio cuerpo se haga cargo de ellas.

En los últimos años se han desarrollado algunos fármacos verdaderamente revolucionarios, los inhibidores de los puntos de control inmunitario, sobre todo para cánceres como el melanoma y algunos tipos de cáncer de pulmón. Son fármacos como ipilimumab, pembrolizumab, nivolumab, avelumab o durvalumab. Como puedes ver, el nombre de todos estos fármacos acaba en *-mab*, del inglés *monoclonal antibody* (luego veremos lo que son). En general, estos fármacos funcionan muy bien, aunque su tasa de éxito puede depender de la presencia o ausencia de determinadas bacterias muy concretas en la microbiota intestinal. Por eso, en la oncología de precisión del futuro sería fundamental realizar estudios específicos de la microbiota e incluso utilizar oncobióticos, probióticos específicos, que permitan conseguir el máximo éxito con estos nuevos fármacos tan prometedores.

Hay otros fármacos que también van dirigidos a mejorar la respuesta del sistema inmunitario contra el tumor, como los anticuerpos dirigidos a fragmentos específicos de las células tumorales. Asimismo, se están desarrollando vacunas ARN mensajero para conseguir ese mismo efecto de fabricación de anticuerpos contra antígenos de células tumorales.

MÁS VALE PREVENIR

Entonces, **¿cómo podemos cuidarnos para prevenir una enfermedad neoplásica maligna?** La buena noticia es que no hay que hacer nada especialmente complicado. Todo lo que te voy a contar en la tercera parte del libro también te sirve para cuidarte y prevenir el cáncer en la medida de lo posible, aunque no podemos evitar todas las cosas malas que nos pueden pasar en la vida. Pero por eso es más importante aún conocer aquello que sí está en nuestra mano para tener un estilo de vida saludable y prevenir enfermedades, no sólo el cáncer.

Desde luego que lo más importante es **evitar el tabaco, el alcohol y, en la medida de lo posible, también la exposición a todo tipo de tóxicos** como, por ejemplo, la contaminación atmosférica. Esto último puede ser particularmente difícil, por lo que resulta importante cuidar nuestro sistema inmunitario y nuestros sistemas de desintoxicación para afrontar con mayores garantías cualquier desafío tóxico ambiental al que nos enfrentemos. Además, y te lo recuerdo de nuevo, **el preservativo** se debe usar en todas las relaciones sexuales que no sean con nuestra pareja estable monógama. Y sí, el ejercicio físico también disminuye el riesgo de desarrollar cáncer.

Esto ya nos lo dice cualquier médico cuando vamos a la consulta, por lo que no nos debería resultar novedoso. Sin embargo, hay algunos aspectos de la prevención del cáncer que no se suelen comentar. Uno de ellos es el hecho de que la inflamación crónica de bajo grado y la resistencia a la insulina (de la que hablaremos más adelante) favorecen todo tipo de procesos proliferativos en el organismo. Por eso la alimentación es fundamental para la prevención. Hablaremos más a fondo sobre la nutrición y el sistema inmunitario en el capítulo 13.

«Pero ¿qué pasa con los cribados?», podrías preguntarte. Sobre ellos te hablo en el vídeo.

Vídeo: Los cribados universales en la prevención del cáncer

PARA SABER MÁS

Libros:

- Mukherjee, S., *El emperador de todos los males: una biografía del cáncer*, Debate, 2014.
- Fung, J., *El código del cáncer*, Sirio, 2021.
- De Castro, J., *Cáncer: manual de supervivencia*, Alienta Editorial, 2021.
- López-Otín, C., *Egoístas, inmortales y viajeras*, Paidós, 2021.
- Servan-Schreiber, D., *Anticáncer: una nueva forma de vida*, Espasa, 2010.
- Libro electrónico gratuito: Segovia Martínez, J. C., y López-Silvarrey Varela, F. J., *Cáncer y deporte*. Sanitas y Universidad Camilo José Cela - Cátedra Olímpica Marqués de Samaranch. Disponible en: <https://www.hospitallamoraleja.es/pdf/sanitas-hospitales-libro-cancer-deporte.pdf>.

10

Ponte en pie y camina

NO PARES, SIGUE SIGUE

¿Inmovilizando, que es gerundio?

Tener alguna lesión ocasional es inevitable.

Cuando tenía once años me hice un esguince de tobillo izquierdo jugando al fútbol en el colegio. Sentí un dolor intensísimo, enseguida se me inflamó el tobillo y apareció un enorme hematoma. Mis padres vinieron a buscarme al colegio y fuimos al centro de salud, donde me inmovilizaron el tobillo. «Haz tres semanas de reposo y tómate estos antiinflamatorios», fueron las instrucciones. Coincidió que era Navidad y por algún motivo no tuve acceso a unas muletas, así que me tocó ir por toda la casa a la pata coja. Pasadas las tres semanas tenía la pierna con pérdida de masa muscular y muy inestable. Ese tobillo nunca volvió a ser el mismo, y cada dos por tres me lo torcía.

Hace un par de años, recién acabada la primera ola de la pandemia del COVID, iba yo bajando unas escaleras pensando en mis cosas cuando, de repente, no sé cómo me vi volando por los aires. Sentí un dolor muy intenso, pero esta vez en el tobillo derecho. Acabé en el suelo chillando, casi llorando de dolor. Creí que se me había roto algo. El dolor era tan intenso que, si no hubiera estado tirada en el suelo, quizá hubiera perdido el conocimiento. Según un testigo del evento, yo gritaba algo así: «Que venga la UEI, los GAR, los GRS... ¡Que vengan todos, la ambulancia, el SUMMA y el 112! ¡Todos a mí!». La otra testigo se asustó tanto que empezó a llorar. En definitiva, un cuadro.

Lógicamente no llamamos a ninguno de ésos, sino que ese testigo, tendente a la exageración en la descripción de mi reacción, me llevó a que me valorara alguien más objetivo que yo misma. Afortunadamente no había nada roto, así que esta vez no me iban a pillar en otra inmovilización. Diré que mi colega está actualizado, pues ni me la sugirió. Vi una miniclase sobre la movilización temprana en los esguinces para que mi cerebro entendiera que podía empezar a pisar de forma inmediata. Tal como hizo Gurf hace miles de años, yo apoyaba el pie según me permitía el dolor. No me puse hielo ni recurrí a antiinflamatorios, aunque, eso sí, tomé aminoácidos ramificados y dosis moderadas de vitamina C. Al tercer día fui a ver a mi amigo Antonio Carmona, fisioterapeuta y osteópata con unas manos maravillosas, y en una semana ya caminaba con normalidad. Hoy tengo ese tobillo mejor que el izquierdo.

Después de eso me he encontrado con un par de personas con esguinces de tobillo leves a las que sí habían mandado reposo y les habían inmovilizado el tobillo. Les expliqué que en su caso concreto esto no estaba indicado y que más les valdría empezar a pisar según les permitiera el dolor. A pesar de que les parecía raro, lo hicieron, y en unos pocos días ya estaban caminando con normalidad. Pero ¡cuidado!, porque no todos los casos son iguales, así que si tienes la mala pata de lesionarte, haz caso de los profesionales actualizados que te atiendan.

Paz y amor

Seguramente te suene que ante una lesión aguda se debe ejecutar el acrónimo en inglés RICE: reposo, hielo, compresión y elevación (*rest, ice, compression, elevation*). Más tarde se le añadió la P de protección para indicar que había que proteger a toda costa la zona lesionada, creando así el acrónimo PRICE.

Este protocolo está obsoleto, ya que ahora en vez del *arroz* y el *precio* se habla de la *policía*, la *paz* y el *amor*. Pero ¿en qué consisten y cuál es el indicado?

POLICE (*protection, optimal load, ice, compression, elevation*): en este protocolo se cambia el reposo por carga óptima, es decir, el reposo se debe limitar al momento inmediato después de la lesión y será sólo relativo. En definitiva, que habría que realizar una carga progresiva y adecuada según nos permita el dolor. Hay estudios que indican que la movilización precoz y la rehabilitación funcional con carga temprana son mucho más eficaces que la inmovilización y el reposo total. Pero ¿qué pasa con el hielo, ¿es lo más adecuado? ¿Y los antiinflamatorios?

Parece que no, por eso en la actualidad el protocolo que se suele recomendar consiste en *PEACE AND LOVE* (paz y amor).

PROTOCOLO ***PEACE AND LOVE*** **(paz y amor)**

Protección: no hacer aquello que provoque dolor intenso durante los primeros días después de la lesión.

Elevación: mantener el miembro lesionado más alto que nuestro corazón cuando estemos en reposo.

Antiinflamatorios NO: se deberían evitar los antiinflamatorios farmacológicos e incluso el hielo.

Compresión: se podría colocar un vendaje elástico o un *taping* compresivo.

Educación: enseñar buenas prácticas con el fin de evitar los tratamientos pasivos innecesarios y realizar sólo las pruebas médicas imprescindibles.

&

Load o carga: con una movilización precoz con cargas óptimas que no ocasionen dolor.

Optimismo: se debe tener confianza y ser positivo, para que el cerebro sepa que la lesión se va a recuperar pronto.

Vascularización: con el ejercicio cardiovascular se mejora la irrigación de la zona lesionada, lo que permite aumentar la llegada de sustratos para la reparación y llevarse las sustancias perjudiciales que mantendrían una inflamación excesiva.

Ejercicios: para favorecer una buena recuperación de la movilidad, la fuerza y la propiocepción, adoptando un abordaje activo con estiramientos y ejercicios específicos.

Estas indicaciones son válidas para las lesiones de los tejidos blandos, como un esguince, una lesión tendinosa o muscular, pero las lesiones óseas son otra cosa.

Pero ¿por qué nos dicen que no debemos administrar antiinflamatorios o poner hielo? Pues, en realidad, porque no hay ninguna evidencia que demuestre su utilidad para una mejor recuperación. E incluso pueden ser contraproducentes. Si se interrumpe la inflamación aguda, también se trastornan los procesos posteriores de recuperación de la inflamación y de reparación de tejidos, con lo que se alterará la producción de nuevos vasos y la revascularización. Por otro lado, no llegarán todas las células inflamatorias necesarias para la reparación del tejido e incluso se verá comprometida la síntesis de nuevo colágeno.

El optimismo también es importante, ya que factores psicológicos como la catastrofización, la depresión o el miedo son barreras para la recuperación. Por eso las creencias y las emociones, y también el conocimiento sobre una lesión y cómo recuperarse de ella, ayudan a mejorar el proceso de recuperación.

Las fracturas óseas sí necesitan una inmovilización del miembro afectado, pero incluso en estas situaciones inmovilizar un miembro no significa que lo haga todo el cuerpo. Por ejemplo, una persona que tenga una fractura de cadera tendrá que poner todo su empeño en entrenar (por ejemplo, con gomas) los miembros superiores. Y tener una fractura en el brazo no impide caminar y hacer ejercicio con las piernas.

Por otro lado, las lesiones necesitan suficientes nutrientes para su reparación. Para producir nuevas células y fibras de colágeno es necesario que se disponga de bloques de construcción.

Vídeo: El proceso de reparación de lesiones

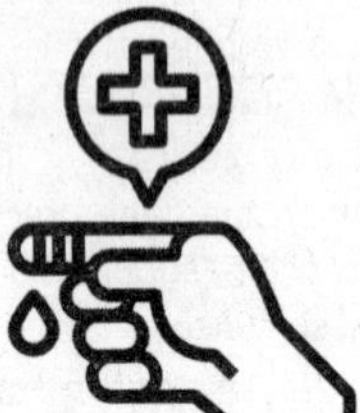

HERNIAS Y ARTROSIS

En otros problemas, como la artrosis de rodilla o las hernias de disco, se suele pensar de una forma estrictamente mecánica o estructural; sin embargo, la salud sistémica y el estado del sistema inmunitario son fundamentales si queremos prevenir o mejorar este tipo de procesos.

Hernias de disco

Un ejemplo es la hernia de disco, tan típica de la zona lumbar de la columna y que causa la ciática. Está extendida la creencia de que es una degeneración inevitable o que se produce por levantar pesos con mala técnica, pero en realidad es un proceso con un componente inflamatorio crónico de bajo grado, a menudo con una resistencia a la insulina asociada. Y si a ello le sumas una disbiosis oral o intestinal, con bacterias malas generando endotoxemia, éstas invaden el disco haciendo que se inflame. Finalmente, el disco inflamado acaba con su núcleo salido y apretando un nervio.

Para tratar a las personas con dolor de espalda en general y con hernias de disco en particular, se deberían llevar a cabo estrategias de tratamiento combinadas que incluyan ejercicio físico, pautas de alimentación antiinflamatoria y tratamiento específico para la microbiota.

Esto nos lo cuenta fenomenal mi compañero y amigo Álvaro Otero, que ha ayudado a muchísimos pacientes que estaban abocados a una cirugía de hernia de disco, pero que consiguieron recuperarse sin necesidad de llegar a eso.

Artrosis

Alguien podría decir ahora: «La artrosis sí que es un problema mecánico sin más, un desgaste del cartílago de la articulación». ¿Seguro?

Hay muchos factores de riesgo para la osteoartrosis, aunque los más importantes son la edad, el sexo, el sobrepeso o la obesidad, las lesiones articulares previas, ciertas profesiones que implican movimientos repetitivos para una articulación concreta, la genética, las deformidades óseas, enfermedades metabólicas como la diabetes, los trastornos endocrinos y también enfermedades reumatológicas como la artritis reumatoide o la gota.

Desde hace décadas se sabe que en la artrosis hay procesos de inflamación. Durante mucho tiempo se ha ignorado esta realidad y se ha enfocado la artrosis como una situación exclusivamente mecánica con un problema estructural. Sin embargo, sabemos que en la artrosis existe un aumento de las citoquinas proinflamatorias y mediadores catabólicos que aumentan la destrucción del cartílago articular. Estos mediadores inflamatorios y el estrés oxidativo y mecánico de manera conjunta comprometen la función y la viabilidad de las células del cartílago, volviéndolas hipertróficas y provocándoles un envejecimiento temprano. Así, estas células se hacen más sensibles a la inflamación y destrucción.

Además, en estas situaciones hay fenómenos de *oxi-inflammaging*, es decir, envejecimiento inflamatorio y oxidativo. Y si a ello le añadimos resistencia a la insulina y disbiosis, ya tenemos una sopa inflamatoria que se manifiesta en forma de artrosis.

Es más, también se sabe que las alteraciones de los ritmos circadianos y el sueño insuficiente y no reparador favorecen la progresión de la artrosis.

En cuanto al ejercicio físico, hay quien cree que correr o levantar pesas es peligroso y que provoca artrosis. Pero nada más lejos de la realidad, pues el ejercicio moderado es beneficioso para prevenir la artrosis.

NUTRICIÓN PARA LA REPARACIÓN

Para reparar tejidos son importantes ciertos **nutrientes** que se clasificarían en otras situaciones como no esenciales, pero que son **condicionalmente esenciales** en situaciones como la curación de lesiones y heridas.

¿Qué significa esto? Veamos una analogía. La Guardia Civil tiene todo tipo de herramientas para llevar a cabo su trabajo, como las barreras de pinchos que colocan en los controles de carretera para detener a los malos que se quieren dar a la fuga. En su día a día, los agentes no necesitan cargar con los pinchos por todas partes, pero sí para montar un control en condiciones en plena alerta antiterrorista. Así pues, las barreras de pinchos son condicionalmente esenciales en una situación concreta.

Un ejemplo es la arginina, un aminoácido no esencial que desaparece rápidamente durante períodos de estrés severo. Es fundamental para la síntesis de colágeno, la función inmunitaria y la curación de lesiones. Por eso, en un estado fisiológico normal se considera no esencial, porque normalmente es abundante, pero en situaciones de reparación de lesiones se convierte en esencial.

Para reparar un tejido dañado se necesitan aminoácidos suficientes, además de vitamina C para fabricar colágeno. Para la reparación de una fractura son cruciales nutrientes como el magnesio, además de las vitaminas D y K. Por otro lado, en cualquier proceso de reparación de lesiones hay que recurrir a los ácidos grasos omega-3 para fabricar las sustancias resoleómicas, por un lado, y las membranas celulares, por otro. Pero ¿hay nutrientes especialmente interesantes para reparar una lesión? Sí, he aquí algunos:

- La **glutamina** es el aminoácido que está en mayor cantidad en la sangre. Es fundamental para todas las células que proliferan de forma rápida. A pesar de su importancia para luchar contra las infecciones, para la salud intestinal y para la curación de las heridas, los estudios que la evalúan en esta última situación tienen resultados contradictorios, por lo que no hay evidencia consistente que apoye su utilización como un elemento beneficioso en la curación de heridas. Se utiliza como apoyo cuando tratamos un síndrome de intestino permeable, porque nutre y repara las células de la barrera intestinal. Por eso, su aporte en el contexto de una ingesta proteica adecuada puede ser interesante de forma individualizada en tiempo, dosis e indicaciones.
- La **arginina** tiene muchísimos efectos en la función inmunitaria y la curación de lesiones. Es precursor de sustancias como la prolina, la citrulina, las poliaminas y el óxido nítrico, que se relacionan con la producción de colágeno y la proliferación de células necesarias para restaurar el tejido lesionado. La evidencia indica que tomar arginina cuando hay una lesión aguda es beneficioso para su curación. Los estudios se han realizado con dosis de 3 a 20 gramos al día; aunque no queda clara la dosis óptima, parece que las dosis bajas pueden ser suficientes. La **citrulina** es un aminoácido que genera arginina que podría ser útil y se tolera mejor que ésta.

- Otro aminoácido, la **leucina**, tiene una influencia directa en las vías que promueven la síntesis de las proteínas musculares.
- Los **ácidos grasos omega-3, DHA y EPA**, son importantes para la resolución de la inflamación y la regeneración de los tejidos; sin embargo, el cuerpo debería estar cargado de omega-3 desde antes de sufrir la lesión. Si hay un desequilibrio entre los ácidos grasos omega-6 y omega-3 desde hace años, tomar un poco de omega-3 quizá no será muy útil para el momento agudo, aunque nos permitirá establecer las bases de una recuperación posterior y puede ayudar a evitar la cronificación.
- La **vitamina C** es fundamental para la producción de colágeno. Además, mejora la función de los neutrófilos y actúa como antioxidante. Hay estudios en los que se ha comprobado que las personas que se operaron de cirugía del tobillo o el pie se prevenía el síndrome de dolor regional complejo* si tras la operación tomaban 0,5 gramos diarios de vitamina C durante cincuenta días. Otros estudios demuestran que la vitamina C tiene un importante potencial para acelerar la curación de los huesos después de una fractura, aumentar la síntesis de colágeno tipo I y reducir los parámetros de estrés oxidativo. Además, tiene efectos positivos en la curación de tendones y la síntesis de la matriz extracelular de los tejidos. Si hay un déficit, aunque sea relativo, de vitamina C, la herida o lesión no podrá curarse de forma adecuada. La vitamina C tiene efectos positivos incluso sin una deficiencia franca, porque aumenta los enlaces del colágeno y hace que el tejido reparado tenga mayor fortaleza. Así pues, la suplementación con vitamina C facilita la reparación de las heridas, aumenta el número de monocitos y macrófagos en la fase aguda inflamatoria, facilita la diferenciación de las células epiteliales y estimula la síntesis de colágeno.
- El **déficit de zinc** impide una adecuada reparación de las heridas, pero si los niveles de zinc son adecuados, suplementarse de más no parece mejorar la curación de las lesiones.

* Es un dolor crónico que puede quedar en una zona lesionada y que suele responder mal a los tratamientos.

- En conjunto, se necesita un **adecuado estado micronutricional** también de otras vitaminas y minerales, como el magnesio y las vitaminas D y K en particular. El fallo para demostrar la eficacia de una mejoría con algunas de estas estrategias se basa en un modelo biomédico caduco en el que se pretende que un proceso tan complejo como la curación de las lesiones se consiga mejorar simplemente administrando un único nutriente. Esto es ignorar completamente las bases fisiológicas y patológicas de la inflamación, su resolución y la reparación de los tejidos.

En algunos estudios se ha comprobado que las estrategias de inmunonutrición suplementaria combinada permiten mejorar los resultados, por ejemplo, en los pacientes de traumatología. Todavía no se sabe seguro cuál es el momento y la duración ideal de las estrategias de inmunonutrición, pero, en general, para cualquier tipo de problema del sistema inmunitario lo óptimo sería que no hubiera déficit de ningún micronutriente ya desde antes de la cirugía o lesión.

Obviamente no sabemos cuándo vamos a tener una lesión aguda. En estos casos tendremos que hacer caso a nuestro profesional sanitario actualizado de referencia y que nos diga si podemos mejorar desde el punto de vista nutricional nuestra situación para una mejor expectativa de recuperación. En cambio, para una cirugía programada podemos llevar a cabo estas estrategias desde algunos días antes. Hay estudios que muestran que la administración de ciertos nutrientes, como los comentados, antes de una cirugía ayuda a que disminuyan las complicaciones postoperatorias, e incluso se ha conseguido demostrar que disminuyen los costes asociados a la cirugía.

No te animo a que compres el herbolario de la esquina si te lesionas o te tienen que operar de algo. Mejor consulta con un profesional actualizado con conocimientos de inmunonutrición para que te eche una mano. Eso es lo que hizo mi amigo Sergio: acudió a un nutricionista especialista en nutrición deportiva, con diversas formaciones de posgrado y un profundo conocimiento sobre los procesos de reparación de tejidos. Gracias a él, Sergio ha conseguido solucionar su tendinitis y el hombro doloroso. Además, me ha contado que desde que ha retomado los entrenamientos y sigue los consejos de su nutricionista, duerme mejor. Sigue estando preocupado por sus padres, como es normal, pero el deporte le da una calma que antes no tenía.

RESUMEN

- Recuerda mantener un buen estado nutricional para tener un buen sustrato para la reparación de eventuales lesiones.
- Si sufres de una lesión aguda, puedes consultar con:
  - Un fisioterapeuta que te ayude a recuperarte mejor.
  - Un nutricionista que te ayude a buscar una suplementación inmunonutricional personalizada si la necesitaras más allá de lo que te comento en estas páginas. Los elementos más importantes son las proteínas (y algunos aminoácidos concretos), la vitamina C, la vitamina D, el magnesio y los ácidos grasos omega 3.

PARA SABER MÁS

Libros:

- Galancho, I., *El gran manual de la suplementación deportiva*, 2021. Disponible en: <https://ismaelgalancho.com/el-gran-manual-de-la-suplementacion-deportiva/>.

En internet:

- Puedes escuchar la entrevista a Álvaro Otero sobre lumbalgias y hernias de disco en el pódcast «Slow Medicine Revolution». Disponible en: <https://slowmedicinerevolution.com/podcast/episodio-44-lumbalgias-lo-que-nunca-te-contaron-con-alvaro-otero/>.
- Es muy recomendable el blog y el pódcast de Marcos Vázquez, disponible en: <https://www.fitnessrevolucionario.com/>. En particular te recomiendo los episodios 260, sobre dolor de espalda con Álvaro Pinteño, y 107, con Juanje Ojeda, sobre cómo mejorar la movilidad y el dolor de espalda. Como artículos tienes, por ejemplo, «Salud articular: problemas, movimiento, dieta y suplementos, disponible en: <https://www.fitnessrevolucionario.com/2019/05/11/salud-articular/>.
- Otra plataforma muy recomendable es Fisiología, Salud y Actividad Física, disponible en <https://fissac.com/>.

11

El enemigo silencioso

TONTOS DEL *TÓ, ¿PA' SIEMPRE?*

A lo mejor esto no te lo debería contar, porque estas palabras surgen de un cierto cabreo íntimo y personal. Pero me he dicho, «¿Qué más da? A estas alturas del libro ya hay confianza».

Estaba revisando este capítulo: cuando escribes algo, cualquier cosa, ya sea un *post* para las redes sociales, un artículo para un blog o un trabajo para la universidad, normalmente lo revisas al menos un par de veces.

He terminado de revisar el capítulo. Ya había escrito lo esencial sobre la inflamación crónica de bajo grado, sus causas y consecuencias. Sin embargo, ha sido terminar la revisión y decirme...: «No, así no. ¡*So* petarda! ¿Por qué no dices lo que de verdad piensas?». Me lo he dicho en mi cabeza, para mis adentros, pues no soy de hablar conmigo misma en voz alta.

Y es que me ha faltado decir que... somos *tontos del tó.** *Tontos del tó*, de momento, *pa' un rato laaaaargo.*

Ya, sí, dímelo: «Tonta lo serás tú, si acaso».

Desde luego que me incluyo. En cualquier caso, con ello no me refiero a ninguna persona individual en concreto, sino a nuestras sociedades WEIRD de forma genérica. No pretende ser un insulto, sino una llamada de atención.

Mira, ya le hemos dado muchas vueltas al tema ese de que antes moríamos de infecciones y traumatismos, así como también de hambre y guerras, y que ahora enfermamos de un montón de cosas por nuestro estilo de vida y el ambiente que nos hemos creado.

* Como dice José Mota en un gag de 2012.

Hemos sido superlistos con las alcantarillas, el jabón, el agua potable y las vacunas.

Entonces, ¿no es de ser (al menos un poco) tontos saber lo que nos enferma y seguir haciéndolo todo igual, y pretender que la solución a las enfermedades modernas sea encontrar un determinado fármaco sin cambiar nada de nuestros hábitos? Ya lo decíamos en el primer capítulo, «Si buscas resultados distintos, no hagas siempre lo mismo».

Enfermamos porque:

- Nos movemos poquísimo.
- No nos exponemos lo bastante al sol y estamos todo el día metidos en la cueva.
- Comemos muy mal y demasiadas veces al día ultraprocesados, azúcar, gluten y cereales chungos, lácteos, omega-6, refrescos, alcohol y carnes procesadas de producción intensiva.
- Nos pasamos el día conectados al ordenador, al móvil, la tableta o las plataformas de *streaming* con maratones de series.
- Nos abrazamos poco, jugamos poco, bailamos poco y cantamos poco. Y tenemos pocas huertas.
- Vivimos en entornos con poca naturaleza.
- Dormimos poco y a deshoras.
- Estamos expuestos a decenas de miles de sustancias tóxicas de efectos sumatorios.
- Cuando nos duele algo, se nos hincha la tripa o tenemos una enfermedad o síntoma cualquiera, buscamos la solución en una analítica, una pastilla, un suplemento, algo mágico, rápido y fácil que nos solucione la papeleta.
- No tenemos contacto con bichos antiguos, los viejos amigos microbianos que le daban variedad a nuestra microbiota.
- Nos desconectamos de nuestra naturaleza mamífera en la crianza de nuestros retoños.
- Vivimos de las apariencias. Nos han hecho creer que los muslos de una mujer pueden ser lisos como la piel de un bebé y que las arrugas no deben existir. «Todos los demás son guapos, sus casas son estupendas y viajan más que Willy Fogg, ¿por qué mi vida es una sucesión de días de la marmota sin brilli-brilli?»

Por supuesto que hay personas que tienen unos hábitos magníficos, y muchas lo cuentan en Instagram o son seguidores de los *influencers* que predican un estilo de vida saludable. Son muchos miles los privilegiados que comen sano, ya sea paleo, *keto*, evolutivo, flexitariano, piscitariano o vegano, tanto da. Lo importante es que cuidan lo que comen y lo hacen sano, con ayuno intermitente; hacen ejercicio (sus diez o doce mil pasos, sus ejercicios de fuerza, calistenia y circuitos); se dan baños de agua fría y hacen ejercicios de respiración; desconectan de lo digital cuando toca y salen al campo siempre que pueden; evitan los fármacos y además son practicantes activos de la filosofía estoica; se van a dormir a su hora y se levantan con el sol, del que disfrutan varias horas al día; usan calzado minimalista, tienen *standing desks** y hacen *sitting breaks*.** Y además practican *mindfulness*. La compasión sincera es su lema y reparten amor a sus congéneres.

Sí, hay gente así. Y yo misma me identifico con esta descripción. Incluso muchos practicamos el ejemplo activo, ¿o a veces es simple postureo? A mí hay épocas en las que se me va la cosa de las manos y abuso de la tecnología, no duermo lo suficiente y no me muevo lo que necesito. Sin embargo, yo tengo la «suerte» de tener problemas de salud que sé que empeoran si no soy cuidadosa, así que procuro volver a los buenos hábitos a poco que me salga de ellos. Quizá no sería así si no me hubiera dedicado años a estudiar medicina del estilo de vida y evolutiva.

Sin embargo, esto que te cuento son estrategias individuales, y es fenomenal para quien lo pueda hacer. Pero hay mucha gente con unos horarios de trabajo nefastos. Otras personas viven en la ciudad y lo tienen muy difícil para salir a la naturaleza. No todo el mundo se puede permitir comer todo lo sano que quisiera. Y otros tienen tal falta de energía y tanta neuroinflamación que no saben ni pueden salir de un estilo de vida o un ambiente que les provocan síntomas y enfermedades.

Un día, dando clase en la universidad, les pregunté a mis estudiantes: **«¿Es posible, en la sociedad actual, hacerlo todo bien**

* Son mesas que se pueden regular para trabajar de pie o sentado.

** Consiste en levantarse cada cierto tiempo y hacer ejercicios de todo el cuerpo para romper la sedestación.

para no tener en absoluto ningún problema de salud?». Y todos respondieron que no.

Lo más triste es que quizá tengan razón. Vivimos en una sociedad que nos enferma, que nos impulsa a consumir tecnología, contenidos digitales, a comprar cosas que nos traen a casa desde la otra punta del mundo. Nos empujan a movernos poco y a comer de más. Nos inducen a buscar la solución en un fármaco cuando tenemos cualquier problema de salud. Si tienes esos «hábitos magníficos» que he descrito arriba, puedes ser visto como alguien «raro» o «sospechoso». En las redes sociales se llegan a decir barbaridades como que no hay evidencia de que la lactancia materna sea lo mejor para el bebé. O, como comentaba en el capítulo 5, que no hace falta que nos movamos tanto. Incluso hay quien llama «negacionista» (no sé muy bien de qué) a las personas que abogamos por el ejercicio físico o las estrategias de inmunonutrición para cuidar de nuestro sistema inmunitario.

Así que, sí, como sociedad, somos *tontos del tó*. Hemos dejado casi todos los ámbitos de la vida en manos de grandes corporaciones que buscan beneficios económicos y que consumamos más, y si enfermamos por el camino... bueno, entonces consumiremos fármacos. Más beneficios.

Somos *tontos del tó* porque sabemos cuál es el antídoto contra los males de la vida moderna, lo que nos permitiría evitar muchísimas enfermedades, discapacidad y muertes. O incluso revertirlas cuando han aparecido, como la diabetes tipo 2. Y, sin embargo, no usamos ese antídoto.

Hemos visto que en nuestra sociedad moderna estamos expuestos a diversos factores que nuestro sistema inmunitario interpreta como ataques. Pero son ataques de bajo grado; es una guerra de guerrillas. Es como tener bandas de crimen organizado o delincuencia callejera creando una inseguridad constante en los pueblos, carreteras y ciudades. No es necesario que haya una guerra abierta contra otro país para que las personas se sientan inseguras en su ciudad. En muchas ciudades de nuestra sociedad actual hay zonas, o barrios enteros, donde nadie se atreve a ir de noche, o incluso no es conveniente aparecer ni por el día. Todo el mundo sabe cuáles son esos lugares en su ciudad. Sin embargo, se tolera su existencia a pesar de su peligrosidad. Cualquiera que tenga la desgracia de vivir con su familia en uno de esos barrios corre un mayor peligro para su vida y su salud que si viviera en una urbanización estupenda. ¿Dónde, cómo y por qué fallamos como sociedad para no poner remedio a estas bolsas de desigualdad, pobreza y delincuencia?

Ahora, piénsalo bien. ¿No es exactamente lo mismo que hacemos con la salud, a nivel individual y colectivo? Sabemos todo lo que nos daña, qué deberíamos hacer y qué no para estar sanos. Y, sin embargo, toleramos aquello que nos enferma. En la actualidad, nuestro sistema inmunitario social y conductual no funciona muy bien, pues tomamos pésimas decisiones, al menos como sociedades.

Ya hemos visto a cuánta gente mata el tabaco y el alcohol, pero no se hace lo suficiente para evitarlo.

El azúcar y la fructosa, las grasas trans y los aceites vegetales con omega-6 nos inflaman y provocan muchas enfermedades; sin embargo, se siguen vendiendo, los seguimos compramos y los consumimos.

El sedentarismo genera alteraciones de los sistemas inmunitario, metabólico, nervioso..., enfermedades, discapacidad, dolor y muerte, pero nadie nos exige un «pasaporte de ejercicio físico»* ni se nos facilita movernos más para estar más sanos. Muchos trabajos y la mayoría de los centros educativos (si no todos) son lugares en los que nos exigen estarnos quietos y sentaditos.

La soledad, el aislamiento social, la desigualdad, el *bullying* y los *haters* en las redes sociales, junto con la polarización y el miedo que «venden» las autoridades y los medios, contribuyen a empeorar la situación y nos han abocado a una verdadera crisis de salud mental. Pero a nadie le piden responsabilidades por ello ni se ayuda a la población a cuidar de su psique.

Así que... sí, somos *tontos del tó*.

De nosotros, como sociedad, de cada uno de nosotros un poquito, depende que no sea *pa' siempre*.

Y ahora sí, vamos a ver qué es esto de la inflamación crónica de bajo grado.

* Aunque, de todos modos, tampoco es que sea partidaria de los carnés de buen ciudadano y los sistemas de crédito social.

«ME INFLAMO POR SI ACASO»

La inflamación crónica de bajo grado es el enemigo silencioso al acecho que portan en el interior la mayoría de los cuerpos de los ciudadanos de nuestras sociedades WEIRD. Se asocia a prácticamente cualquier patología de las llamadas enfermedades crónicas no transmisibles (figura 21).

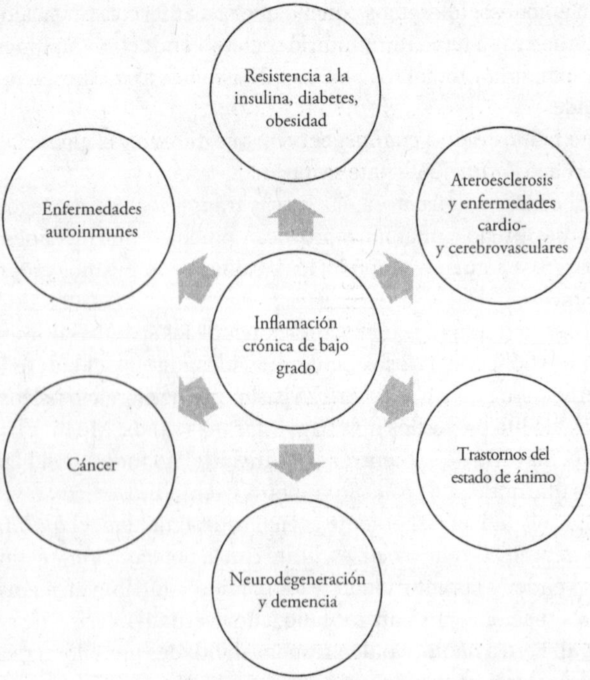

Figura 21. Enfermedades asociadas a la inflamación crónica de bajo grado.

Además, muchas personas sufren de problemas de salud que podemos calificar de disfunciones o trastornos, pero que no tienen una etiqueta de una «enfermedad» concreta. Pueden ser síntomas que comprometen la calidad de vida y el funcionamiento óptimo de la persona. Por ejemplo, carecer de la energía suficiente para la vida normal es un signo de una posible inflamación crónica de bajo grado. Sufrir de problemas cutáneos, reglas dolorosas, intolerancias a alimentos que pueden ser incluso saludables, dolores de cabeza cada día... Todo esto no es normal. No es normal arrastrarse por la vida y levantarse por la mañana deseando que llegue la noche por el cansancio a pesar del sueño nocturno.

Ya hemos visto que la inflamación aguda tiene un sentido, ya que se pone en marcha para defendernos de una infección o para reparar una herida o lesión.

Sin embargo, en el caso de la inflamación crónica de bajo grado el sistema inmunitario no sabe muy bien si todos los factores crónicos de la vida moderna a los que estamos expuestos nos van a dañar o no. Y, por si acaso, se inflama de continuo en un intento infructuoso de protegernos. Si nuestros órganos se comunicaran por WhatsApp, mira lo que se dirían.

Intestino: ¡Hola otra vez! Aquí tenéis azúcar, fructosa, grasas trans y un montón de omega-6. Además, traigo mercurio, arsénico y bisfenol A.

Sistema inmunitario: Pero vamos a ver, ¿otra vez? Es la cuarta vez que te llenas desde que salió el Sol, Intestino. Todavía no he terminado la inflamación de la última comida ni la del pulmón.

Pulmón: Es que aquí hay muchas partículas contaminantes.

Intestino: A mí no me mires, habla con Cerebro. Además, por aquí tengo a los chicos de la microbiota cabreados, bastante tengo con lo mío.

Páncreas: Chicos, sólo para que lo sepáis, mi producción de insulina está al 200%.

Tejido adiposo, hígado y músculo: ¡Insulina, cansina, la glucosa nos atocina! *(en tono cantarín y burlón).*

Cerebro: Es lo que hay. Por aquí estamos a tope. El precio de la luz está por las nubes, hay una nueva variante pandémica que esta vez sí es la mala, al humano lo acaban de insultar en Twitter y su jefe es un capullo. Necesitamos energía.

Tejido adiposo: Yo tengo un montón de energía almacenada.

Cerebro: Ésa ya no nos vale. Queremos azúcar. Mucha azúcar. *Capisci?*

Tejido adiposo: Pues no me cabe nada más, voy a soltar unas grasas a la circulación.

Sistema inmunitario: Mientras otros estáis de cháchara, yo me dedico a trabajar. Que sepáis que esto tiene muy mala pinta; entran toxinas y productos ultraprocesados cada dos por tres. Y tus grasas, Tejido adiposo, hacen daño al resto de los órganos. Además, que sepáis que estar currando 24/7 me trastorna. Músculo, necesito que me ayudes. ¿Músculo?

***Músculo** tiene silenciada la conversación.*

Sistema inmunitario: ¡Buf! Músculo ni está ni se le espera. Vosotros veréis. Así no acabaremos bien. Tomad citoquinas inflamatorias, todos vosotros. ¡Estamos en alerta roja!

Todos: ¡Esas citoquinas nos hacen daño!

Sistema inmunitario: Peor es morirse. ¡INFLAMACIÓN!

Como hemos dicho, la inflamación puede matar microorganismos, pero también es dañina para nuestros propios tejidos. Además, **la inflamación crónica de bajo grado a menudo se asocia a la resistencia a la insulina y al estrés oxidativo.**

Vídeo: Resistencia a la insulina

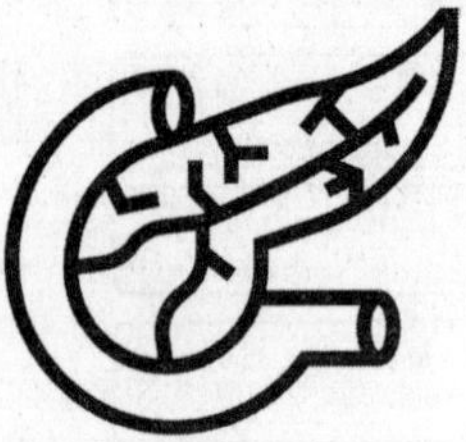

La resistencia a la insulina está directamente relacionada con la obesidad y provoca alteraciones en la síntesis de las proteínas y las grasas en el cuerpo. Las proteínas producidas en presencia de inflamación crónica y de resistencia a la insulina no funcionan bien.

El estrés oxidativo consiste en la presencia de radicales libres del oxígeno que dañan el funcionamiento celular. Piensa en cómo esa manzana partida en dos y dejada al aire libre se pone marrón por la oxidación. Da grimilla, ¿verdad?

Además, en estas situaciones se compromete el buen funcionamiento de las mitocondrias, las fábricas de energía de las células. Cuando las mitocondrias no funcionan bien habrá problemas en el cerebro, el corazón y otros tejidos y órganos. ¡Sin energía no podemos funcionar!

La génesis de la arterioesclerosis y las enfermedades cardio- y cerebrovasculares

Por si fuera poco, lo descrito provoca un daño en la capa de células planas del interior de los vasos sanguíneos: es el denominado daño endotelial.

Entonces, el sistema inmunitario dice: «El humano tiene heridas en las arterias por dentro». Y para repararlas monta una inflamación. ¿Sabes qué usa nuestro cuerpo para arreglar esas «heridas»? Colesterol. Diferentes células del sistema inmunitario usan esta molécula, plaquetas, fibrina y alguna cosilla más para fabricar placas.

Donde yo vivo hay muchísimas calles que tienen huecos, y a veces agujeros realmente grandes en el asfalto. Después de la nevada Filomena, a principios de 2021, el pavimento de las calles quedó hecho un desastre. Suelen tardar muchísimo tiempo en arreglar los defectos del asfalto, aunque a veces acuden los servicios de mantenimiento y echan un pegote de cemento. Así, las calles no tienen hoyos, pero tampoco están bien reparadas, y son un peligro.

Del mismo modo, una arteria que tiene daño en su endotelio y la pared llena de placas no puede funcionar bien. Cuando pasa el tiempo y el fenómeno progresa, se comprometerá el riego sanguíneo del corazón, el cerebro o las piernas. Este proceso se llama arterioesclerosis, que literalmente quiere decir que las arterias se endurecen. Cuando el flujo de sangre se interrumpe del todo, ¡zasca!, infarto, con muerte de células del corazón o de neuronas en la zona que se queda sin sangre y sin oxígeno.

En el mundo, la **cardiopatía isquémica —infartos y anginas—** es la primera causa de muerte, con unos nueve millones de fallecimientos al año, pero es que en el año 2000 eran «sólo» dos millones.

A esto, súmale otros seis millones por las **enfermedades cerebrovasculares** (**infartos cerebrales** y lo que llaman «derrames» o hemorragias cerebrales). La **diabetes** *mellitus* también es responsable de más de millón y medio de defunciones cada año, una cifra muy parecida a la de las **enfermedades renales crónicas**, que se deben directamente a la arterioesclerosis y la diabetes *mellitus*. Así, de forma conjunta, se producen unos dieciocho millones de muertes por causas relacionadas directamente con la inflamación crónica de bajo grado, la resistencia a la insulina y el daño endotelial.

De forma clásica se nos ha dicho que la culpa de los infartos es del colesterol alto. Pero también hay otros factores de riesgo clásicos que conducen a la enfermedad cardiovascular, que son la diabetes *mellitus*, la hipertensión y el tabaquismo. En el tabaquismo la causa está clara, pero en el resto de los factores no se va al origen de estas situaciones.

Pero ¿cuál es ese origen? Pues un estilo de vida proinflamatorio que genera inflamación y resistencia a la insulina. Además, la alteración de la microbiota (oral e intestinal) contribuye aún más a esa inflamación latente que daña a las arterias. También existen otros factores de riesgo para las enfermedades cardiovasculares que no se suelen tener en cuenta, como la exposición a metales pesados o el estrés crónico.

Por eso, cuando se trata a una persona que tiene enfermedades cardiovasculares (o si pretendemos prevenirlas) se debería realizar una valoración global de su salud, no basta con dar pastillas. Recetar fármacos para bajar el colesterol se queda muy corto, y no siempre es necesario, al menos en la prevención. Se debe incidir en la alimentación, el ejercicio físico, la exposición a los tóxicos ambientales, el control del estrés crónico y la recuperación del equilibrio de la microbiota.

No hay que olvidar que el colesterol es una molécula importante para el buen funcionamiento del sistema inmunitario, el cerebro y la síntesis de la vitamina D. Los fármacos que bajan el colesterol no son caramelitos y tienen sus efectos secundarios. Se ha simplificado tanto esta verdadera pandemia de infartos e ictus en torno al colesterol que nos han hecho creer que por comer cosas saturadas y tener el colesterol alto ya vamós a tener un infarto.

Es cierto que comer muchísimas grasas saturadas en el contexto de una dieta inadecuada con otros componentes proinflamatorios puede ser dañino; sin embargo, el principal problema es ingerir un exceso de azúcares, sobre todo la fructosa libre en forma de jarabe de maíz alto en fructosa, junto al exceso de ácidos grasos omega-6, y la falta de verduras y omega-3, que es el ácido graso saludable que vamos a encontrar fundamentalmente en el pescado, los crustáceos y el marisco.

Vídeo: El colesterol y sus analíticas

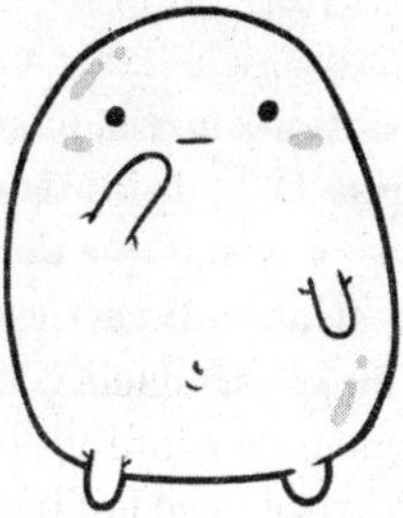

La pandemia adiposa

Aún persiste el mito de que comer grasas es lo que engorda, pero **la obesidad es un problema muy complejo** que no se puede reducir a un único nutriente. Tampoco es sólo un problema individual que se arregle con soluciones simplistas del tipo «hay que comer menos y moverse más». Millones de personas llevan a cabo esta estrategia cada año y fracasan de forma irremediable. La obesidad es un trastorno en el que el entorno, los aspectos psicosociales, la microbiota y los factores metabólicos y hormonales juegan un papel muy importante. Comer cinco veces al día con muchos hidratos de carbono en cada comida sólo empeora la resistencia a la insulina y los problemas metabólicos de fondo.

El exceso de grasa en el cuerpo puede ser inflamatorio incluso aunque no se tenga una obesidad o sobrepeso aparente, ya que el índice de masa corporal no nos dice nada sobre si la grasa del cuerpo está inflamada o no. **En la obesidad o el sobrepeso con presencia de resistencia la insulina se produce una infiltración del**

tejido adiposo por células inflamatorias. Además, el tejido adiposo puede empezar a gotear grasa a la circulación, porque ya no es capaz de guardar más. Esa grasa se deposita en órganos y tejidos en los que resulta tóxica, como el hígado, los pulmones, el tejido muscular y toda la zona intraabdominal rodeando los órganos. Esta última es la **grasa visceral**, la verdaderamente peligrosa para la salud metabólica y del sistema inmunitario.

Philip Maffetone nos habla de una verdadera pandemia adiposa. Afirma que un 80 por ciento de la población tiene un exceso de grasa inflamatoria en su cuerpo. Ha publicado varios artículos sobre este tema, además de un libro. Precisamente, a la situación que hemos vivido desde 2020 se la llama sindemia, más que pandemia, porque hay una colisión entre la pandemia vírica, la adiposa, la de déficit de vitamina D, la disbiosis casi universal, la desigualdad... En concreto, las personas que tienen un exceso de grasa inflamatoria del cuerpo son las que más riesgo tienen de sufrir una infección grave y acabar en la UCI o fallecer por COVID.

Ojalá pudiera decir que mi amigo Luis ha disminuido su grasa visceral. De momento no lo ha conseguido, pero hace un tiempo se notó unos dolores raros en el pecho que lo dejaron pensativo. Se ha apuntado a un gimnasio online y lleva un mes haciendo entre diez y quince minutos de ejercicio casi todos los días. Puede parecer poco, pero es mucho más que antes. Además, ya no come una barra entera de pan al día, sólo un tercio, y las cervezas no son diarias; sólo se toma una artesana de calidad el fin de semana. Acaba de empezar, pero si persiste, estoy convencida de que Luis podrá prevenir muchos problemas de salud a largo plazo.

Neuroinflamación

La neuroinflamación tiene sentido en un contexto evolutivo. Ya hemos comentado que, si tienes una infección, tiene todo el sentido del mundo quedarte encerrado en la cueva para recuperarte y, de paso, evitar que el resto de la tribu se contagie de tus bichos. Esta conducta de enfermedad a corto plazo tiene un objetivo protector.

En el cerebro, además de miles de millones de neuronas, ya te comentaba que tenemos otro tipo de células que en conjunto se llaman **glía**. La microglía son las células modificadas de tipo macrófago que constituyen una especialización del sistema inmunitario para proteger nuestro cerebro. Éstas son las células que se inflaman en la neuroinflamación. Si esta situación se cronifica, se compromete el funcionamiento de las neuronas y la energía para ellas, y a largo plazo se favorece la aparición de problemas como los trastornos ansioso-depresivos o las demencias. Por cierto, y como decíamos en el capítulo 1, al Alzheimer también se le llama diabetes tipo 3 porque se asocia a estados de resistencia a la insulina y un grave problema de gestión de la energía en el cerebro.

El buen estado de la barrera intestinal es crucial para una buena salud cerebral. La disbiosis y los factores inflamatorios en general también inflaman al cerebro; además, se daña la barrera hematoencefálica. ¿Cómo va a funcionar bien un cerebro inflamado y con la barrera dañada?

Por cierto, el padre de Sergio sigue acudiendo a sus revisiones en neurología, pero además pidió cita en un centro multidisciplinar para mejorar su estado nutricional y también le han propuesto un programa de ejercicio terapéutico. Adicionalmente, le han tratado un problema grave de disbiosis intestinal y está en seguimiento por una periodontitis gravísima. También ha reconocido por fin que no oía bien, y desde que lleva audífonos ha mejorado su memoria. De hecho, ahora está mejor que cuando se le diagnosticó ese deterioro cognitivo incipiente. Sergio se está ocupando personalmente de ayudar a su padre a mantenerse física y mentalmente activo. Puede hacerlo porque tiene los recursos para ello. Por desgracia, estas intervenciones multidisciplinares de medicina personalizada no están al alcance de todos y no siempre tienen unos resultados tan positivos. El tiempo nos dirá qué tal evoluciona.

Envejecimiento inflamatorio

No todo el mundo suma años de la misma manera. Hay un componente genético que determina cómo envejece una persona, pero se estima que sólo supone un impacto del 25 por ciento en la longevidad y la calidad de vida. Los factores del estilo de vida y el ambiente suponen el otro 75 por ciento.

Las personas que se nutren de forma correcta, hacen ejercicio físico, mantienen un cerebro activo y controlan de forma adecuada los estresores crónicos modernos, además de exponerse de forma óptima a los estresores agudos fisiológicos, tendrán una mayor longevidad y un estado de buena salud.

Sin embargo, las personas sedentarias, que se alimentan de una forma inflamatoria, fuman o beben alcohol, además de dormir poco y mal, vivirán menos tiempo y con menor calidad de vida.

Con el envejecimiento, las células están expuestas a estrés oxidativo e inflamatorio, que conduce a una situación de *oxi-inflamm-aging*. Se trata de una situación de inflamación crónica con incapacidad para hacer frente al exceso de oxidación de las células y los orgánulos. Se suele acompañar de la **inmunosenescencia**, que hace referencia a los cambios que tienen lugar en el sistema inmunitario con el envejecimiento. Cambia la producción de diversas sustancias, además de modificarse el número y el porcentaje de muchas de las células del sistema inmunitario, tanto del innato como del adaptativo.

Todo ello favorece, por un lado, los fenómenos inflamatorios excesivos y, por otro, la ausencia de una respuesta antiinfecciosa, además de comprometerse la reparación de las lesiones.

Ya en *¡Es la microbiota, idiota!* hablaba de las zonas azules, esos lugares del mundo donde las personas son longevas y tienen buena calidad de vida en la ancianidad. Tienen una microbiota especial y son longevas por su estilo de vida y el entorno: no viven en ciudades y consumen las comidas ancestrales de su zona, pero no en cantidades exageradas. Se mantienen activos toda su vida y tienen un sentido de la pertenencia a sus comunidades que forma parte de su propósito vital. A veces se dice de algún anciano muy activo eso de: «¡Claro! Aunque sea mayor, se mueve mucho porque está bien». Pero suele ser al revés, es decir, está bien porque se mueve mucho. Ya sabes, como dijo Abraham Lincoln, «Dale vida a los años, además de años a la vida».

RESUMEN

En todas estas situaciones que hemos revisado encontramos inflamación y una incapacidad manifiesta para resolver esa inflamación y volver a la calma (figura 22).

Para prevenir estas enfermedades crónicas necesitamos que el sistema inmunitario funcione bien. Uno de los aspectos fundamentales para conseguir esto es una correcta alimentación, muy densa en los micronutrientes necesarios para el funcionamiento del sistema inmunitario. Y no me cansaré de repetir que el ejercicio físico es el pilar básico para mejorar cualquier aspecto relacionado con las patologías del sistema inmunitario.

Mientras nuestra sociedad no cambie mucho para facilitar los hábitos verdaderamente saludables, la mayoría de las personas tendremos que empoderarnos en salud y tomar las riendas para cuidarnos. Si además expandimos el mensaje en nuestro entorno, podremos ayudar a otras personas. Seamos todos parte de un cambio hacia una mejor salud para todos.

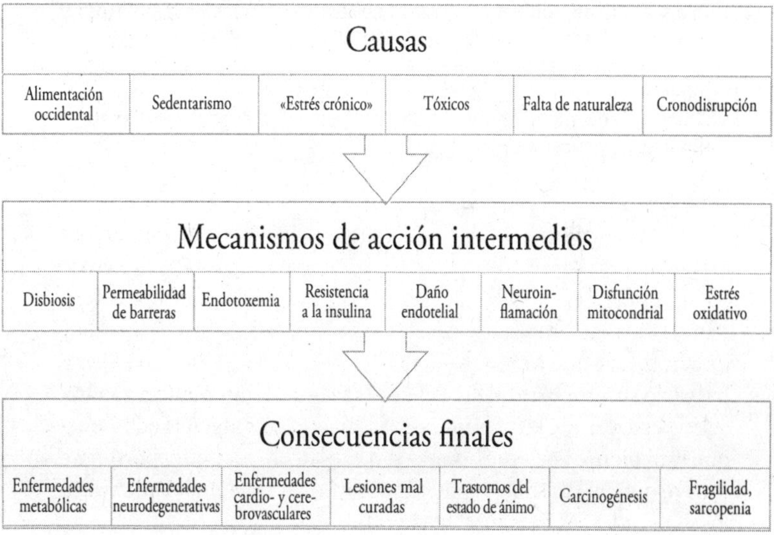

Figura 22. LGI: causas, mecanismos de acción intermedios y consecuencias finales.

PARA SABER MÁS

Hay muchos libros sobre las consecuencias de la inflamación crónica de bajo grado y las enfermedades crónicas más frecuentes en nuestra sociedad. A continuación, te recomiendo algunos recursos generales o específicos por si quieres ampliar tus conocimientos según tus intereses.

Libros:

- Dr. Jason Fung: en sus libros, este nefrólogo canadiense se centra sobre todo en explicar la resistencia a la insulina y sus consecuencias. Tenemos *El código del cáncer*, que te recomendaba en el capítulo 9, *El código de la obesidad* y *El código de la diabetes*, de la Editorial Sirio.
- Sobre Alzheimer y muy recomendable: Bredesen, D., *El fin del Alzheimer: el programa*, Grijalbo Mondadori, 2021.
- Otro famoso neurólogo con libros superventas es el Dr. David Perlmütter. Su libro más famoso es *Cerebro de pan*, Grijalbo, 2014.
- El título de este libro es explicativo: Bowden, J., y Sinatra, S., *La verdad sobre el colesterol*, Urano, 2013.
- «Hábitos para optimizar tu cerebro y mejorar tu salud a cualquier edad» es de lo que trata Marcos Vázquez en *Saludable Mente*, Grijalbo, 2021.

En internet:

- En el pódcast «Slow Medicine Revolution», Antonio Valenzuela nos habla sobre la neuroinflamación en el episodio 33. Disponible en: <https://slowmedicinerevolution.com/podcast/1607/>.
- En el mismo pódcast también tenemos episodios monográficos sobre obesidad (episodios 22 y 23) y diabetes (episodios 49-51). Disponibles en <https://slowmedicinerevolution.com/podcast/episodio-49-diabetes-no-es-solo-azucar-alto-i/>.

12

29 de abril

El 29 de abril se celebra el Día Mundial de la Inmunología. La primera vez que se celebró fue en 2005, a instancias de la Federación Europea de las Sociedades de Inmunología, para llamar la atención del público en general sobre la inmunología como una disciplina básica para la salud y el bienestar individual. Por eso se ha repetido este día de forma anual a partir de 2007.

Desde los primeros días de la inmunología como ciencia con derecho propio, a finales del siglo XIX, a cargo de grandes científicos como Elie Metchnikoff, quien descubrió en el Instituto Pasteur la fagocitosis, o Behring y Ehrlich, quienes describieron los anticuerpos en el Instituto Koch de Berlín, hemos recorrido un largo camino. Generaciones de investigadores han desgranado cómo funciona nuestro sistema inmunitario en una búsqueda infatigable de los secretos de nuestro cuerpo. En el futuro más inmediato, la inmunología será cada vez más importante.

Los inmunólogos tienen una importancia capital para entender la salud de las personas, sobre todo en la investigación. Además, todos los profesionales de la salud deben tener conocimientos, al menos básicos, sobre inmunología para entender cómo se producen los procesos de salud y enfermedad, y saber cómo optimizar el funcionamiento de nuestro sistema inmunitario.

Como hemos visto, en prácticamente todas las enfermedades o trastornos de nuestra salud está involucrado el sistema inmunitario. No podríamos vivir sin el sistema inmunitario, de la misma manera que no podríamos vivir sin corazón, cerebro o pulmones. Sin embargo, como el sistema inmunitario está disperso y es invisible no siempre le prestamos la debida atención.

Sin inmunología no podríamos realizar los trasplantes de órganos, no tendríamos vacunas y no podríamos tratar las enfermedades autoinmunes ni el cáncer.

En este capítulo vamos a revisar dos aplicaciones prácticas de la inmunología:

- Qué analíticas nos permiten evaluar el estado de nuestro sistema inmunitario.
- Algunos fármacos directamente relacionados con la modulación del funcionamiento de nuestro sistema inmunitario.

Los contenidos de este capítulo están incluidos para usarse más bien a modo de consulta, aunque te recomiendo leer los epígrafes «**Cuestión de estadística**» y «**Lo complementario no está escrito en piedra**», además de «**¿Lo último es siempre mejor?**».

ANÁLISIS

Hemograma

Una analítica de sangre estándar suele ser de poca utilidad para evaluar el estado del sistema inmunitario. Es cierto que con un hemograma podemos averiguar cuántos glóbulos blancos hay en la sangre y cómo es su distribución porcentual; sin embargo, un hemograma puede ser completamente normal aunque estén en marcha alteraciones en el funcionamiento del sistema inmunitario. De todos modos, vamos a revisar qué podemos ver en un hemograma.

Cada laboratorio tiene unos rangos de normalidad determinados ya establecidos, así que las cifras que te doy quizá sean algo diferentes según donde te hayas hecho la analítica. Éstas son las que, en general y de forma más usual, se aceptan como las cifras de normalidad.

El total de leucocitos, es decir, los glóbulos blancos, se considera normal entre 4.000 y 11.000 células/microlitro. En la tabla 12 te muestro las cifras consideradas, en general, como normales para cada tipo de células.

Tabla 12. Cifras normales de leucocitos en un hemograma

Tipo de leucocitos	Valor relativo	Valor absoluto
Neutrófilos	40-65 %	2.500-7.500 cél/µl
Linfocitos	17-45 %	1.300-4.000 cél/µl
Monocitos	2-8 %	100-900 cél/µl
Eosinófilos	0,5-4 %	20-500 cél/µl
Basófilos	0,2-1,2 %	10-150 cél/µl

En algunas ocasiones puede ser que haya **más glóbulos blancos**, situación que se conoce como **leucocitosis**. La mayoría de las veces es porque aumentan los neutrófilos, y la causa más frecuente para ello son diferentes tipos de infecciones. **Cuando aumentan los neutrófilos**, hablamos de **neutrofilia**. También hay situaciones no relacionadas con las infecciones que pueden provocar esta leucocitosis, como cualquier inflamación, enfermedades reumatológicas, dolor agudo intenso, quemaduras extensas, gota, enfermedades tumorales, ciertas situaciones de intoxicación, causas farmacológicas, pancreatitis aguda...

No siempre que aumentan los glóbulos blancos es señal de un proceso patológico. También en el embarazo o después de hacer ejercicio físico se incrementan de forma fisiológica.

Cuando los **glóbulos blancos aparecen con unas cifras por debajo de lo considerado normal**, se llama **leucopenia**, que casi siempre se debe a que hay **pocos neutrófilos**, lo cual se denomina **neutropenia**. Son muchas las situaciones en las que puede aparecer una neutropenia. En la práctica clínica, lo que con mayor frecuencia vemos es la neutropenia por un tratamiento de quimioterapia y en algunas infecciones.

En la tabla 13 tienes un resumen de las causas más frecuentes (no es una lista exhaustiva) de los diferentes tipos de aumentos y disminuciones de los glóbulos blancos que se analizan en un hemograma.

Tabla 13. Alteraciones de los glóbulos blancos en una analítica de sangre

Tipo de célula	Alteración	Causas frecuentes
Neutrófilos	Neutrofilia	Infecciones Inflamación aguda o crónica Fármacos (corticoides, heparina) Familiar Metabólicas (gota, hipertiroidismo, cetoacidosis) Estrés (ejercicio, parto, cirugía) Otras (tabaco, golpe de calor, intoxicaciones, quemaduras...)
	Neutropenia	Fármacos Infección o postinfección Alteración de la médula Inmune Congénita Otras (déficit de vitamina B12 o folato)
Linfocitos	Linfocitosis	Infecciones agudas (hepatitis, mononucleosis) o crónicas (tuberculosis, brucelosis) Trastornos hematológicos Linfocitosis relativa: recuperación de infección aguda, neutropenia, tirotoxicosis
	Linfopenia	Relativa cuando hay neutrofilia Absoluta en sepsis, tuberculosis, VIH, lupus, algunos fármacos (quimioterapia)
Monocitos	Monocitosis	Infecciones (tuberculosis, sífilis, leishmaniosis ...) Neoplasias (sobre todo hematológicas) Inflamación (artritis reumatoide, sarcoidosis, EII, lupus)
	Monocitopenia	Infecciones Fármacos citostáticos, corticoides de forma prolongada Algunas enfermedades hematológicas
Eosinófilos	Eosinofilia	Alergias Parasitosis Otras (enfermedades de la piel, hemopatías, endocrinopatías, radioterapia, intoxicaciones, gastroenteritis eosinofílica)
	Eosinopenia	En la «fase de lucha» de las infecciones agudas (COVID, fiebre tifoidea), estrés intenso
Basófilos	Basofilia	Muy rara (mixedema, síndrome nefrótico, leucemia mieloide crónica)
	Basofilopenia	Rara (enfermedad de Cushing, hipertiroidismo)

Ahora bien, lo más importante **siempre que aparece una alteración en una analítica, SIEMPRE, SIEMPRE, SIEMPRE, es evaluarla en el contexto de la persona.**

Y ahora me dirás: «¡Qué exagerada, cuánta negrita y mayúscula! Eso es gritar».

Pues sí, es gritar, pero de exagerada nada. Es preciso recordar que:

- Las pruebas complementarias son eso, complementarias, no una fotografía fija de lo que le pasa al paciente.
- Tener una analítica normal desde el punto de vista de la serie blanca del hemograma no significa que no puedan estar sucediendo desequilibrios en el sistema inmunitario.
- Una analítica con una alteración no es sinónimo de enfermedad.

La historia clínica y la exploración física siguen siendo la base para el diagnóstico. Si lo que vemos en la analítica no nos cuadra demasiado con lo que podíamos pensar por la historia clínica o el estado del paciente, antes de tomar decisiones siempre hay que confirmar cualquier posible alteración.

Anticuerpos y más

Existen otros parámetros que también podemos analizar:

- **Determinación de las inmunoglobulinas:** se puede medir la cantidad de inmunoglobulinas de cada tipo que se fabrican. Hay enfermedades en las que existe un exceso de producción de IgG (como en la hepatitis autoinmune) o un déficit de alguna de ellas, como en la relativamente frecuente deficiencia de IgA.
- **Serologías* frente a agentes infecciosos:** cuando se quiere saber si hay anticuerpos contra un microorganismo concreto, ya sea para diagnosticar una infección o para averiguar si

* Serología es como se llama a la detección de anticuerpos en la sangre.

hay inmunidad frente a ella, se estudia la presencia de anticuerpos específicos frente a ese agente patógeno. ¿Qué tipos de anticuerpos podemos medir?

- **Anticuerpos IgM:** cuando hay presencia de estos anticuerpos, sabemos que la **infección ha sido relativamente reciente**. Cada microorganismo genera un patrón temporal determinado de este tipo de anticuerpos, que en general acaban desapareciendo con el tiempo. Por ejemplo, cuando alguien se infecta con la hepatitis A, su cuerpo empieza a fabricar anticuerpos de este tipo, IgM antihepatitis A. Aparecen unos días después de la infección y suelen desaparecer entre los tres y seis meses. En el caso del COVID, por ejemplo, estos anticuerpos, que indican infección aguda o reciente, aparecen a partir del séptimo día de la infección, alcanzan su pico pasadas las dos semanas y normalmente al cabo de un par de meses ya no son detectables.
- **Anticuerpos de tipo IgG:** éstos aparecen más tarde, y en muchas infecciones permanecen de por vida. Es lo que nos permite saber que una persona ha estado expuesta a un agente infeccioso.
- **Anticuerpos de tipo IgA:** en general no se suelen medir, aunque por ejemplo en el caso del COVID son particularmente interesantes. Son los asociados a la inmunidad de las mucosas. Hay personas que no tienen IgG detectable frente al SARS-CoV-2 y, sin embargo, sí tienen IgA. Esto nos indicaría que han pasado la infección y que tienen inmunidad mucosal frente a un nuevo embate del virus.

La mayoría de las veces, determinar los anticuerpos no nos permite saber si la inmunidad se ha adquirido por una infección natural o por las vacunas. Por ejemplo, si medimos los anticuerpos IgG contra el sarampión, no podemos saber si esa persona pasó el sarampión en algún momento o si recibió la vacuna. Hay algunas excepciones para esto, como sucede con varias de las nuevas vacunas del COVID. Por ejemplo, las de tipo ARNm y ADN que codifican la proteína S, o las que consisten en la proteína S directamente, solamente generan anticuerpos de tipo IgG contra la proteína S.

En cambio, una persona que haya pasado la infección puede tener anticuerpos contra la proteína S, tanto de tipo IgG como de tipo IgA, pero también contra las proteínas N y M del virus. Por otro lado, puede ser que no haya anticuerpos, pero sí inmunidad celular y memoria inmunológica. Como ya hemos visto, los anticuerpos no son lo único que nos defiende de las infecciones.

Vídeo: Serologías de uso frecuente en el diagnóstico de infecciones

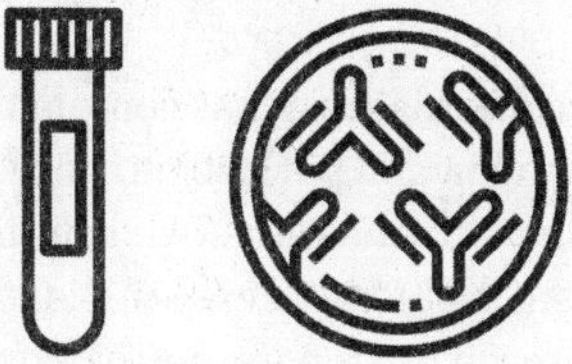

Otras formas de diagnóstico de las enfermedades infecciosas (y que te explico en el vídeo) son:

- La microscopia.
- El cultivo.
- La detección de antígenos.
- La detección de material genético del microorganismo.

Vídeo: Otras técnicas para el diagnóstico de infecciones

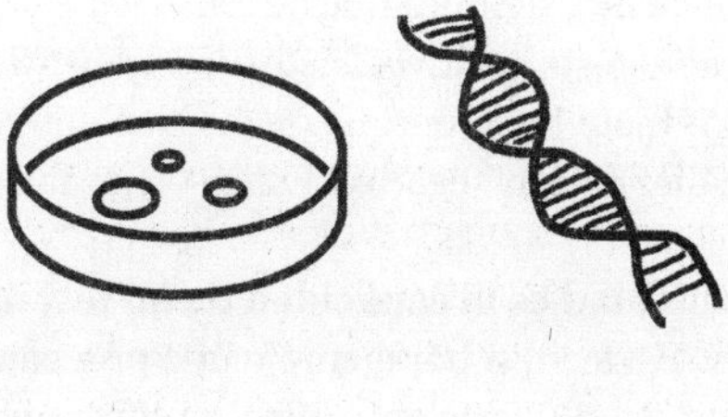

Cuestión de estadística

Ahora vamos a aprender algunos conceptos básicos sobre las pruebas y su exactitud. ¿Qué es un falso positivo o un falso negativo?

En medicina, ninguna prueba es perfecta. Lo que te voy a contar ahora se aprende al inicio de la carrera de Medicina, porque se estudia en la asignatura de Bioestadística. Esto lo sabe cualquiera que haya estudiado medicina u otras ciencias de la salud. La próxima vez que escuches una noticia sobre cribados masivos o tasas de incidencia por cien mil en catorce días, quizá interpretes las cifras de otra manera; e incluso puedes coger papel y lápiz y hacer tus propias cuentas.

Los humanos creamos las pruebas complementarias, y resulta difícil diseñar una prueba a la perfección, por lo que siempre que se habla de una prueba diagnóstica se deben indicar sus características, que son la sensibilidad y la especificidad. Además, cuando éstas se aplican, aparecen otros parámetros, como veremos.

Ejemplo 1: Villa Pequeña y el virus de la risión

Imagina que en el pueblo de Villa Pequeña viven doscientas personas. Al pueblo ha llegado el virus de la risión, y se ha infectado la mitad de las personas: hay cien infectados y cien sanos (tabla 14). En este caso resulta además que estar infectado y enfermo es lo mismo. Veamos qué sucede si les hacemos a todos una prueba para detectar la enfermedad:

- **La sensibilidad es la capacidad del test de detectar una enfermedad.** Por ejemplo, si la prueba tiene una sensibilidad del 90 por ciento, significa que de cada cien enfermos de verdad habrá 90 tests positivos. Éstos son los **verdaderos positivos**. Pero fíjate bien, porque de los cien enfermos de Villa Pequeña, diez darían negativo. Éstos son los **falsos negativos** de la prueba.
- **La especificidad es la capacidad de un test de detectar a los sanos.** Es decir, si por ejemplo una prueba tiene una especificidad del 98 por ciento, esto significa que, si hay cien personas sanas, noventa y ocho darán negativo. Son los **verdaderos negativos**. Pero en Villa Pequeña habría dos perso-

nas que darían positivo, cuando en realidad se trata de personas sanas. Esto es lo que se denomina **falsos positivos.**

- Con estas dos características podemos calcular otros parámetros de la prueba para valorar su validez:
  - **Valor predictivo positivo: es la probabilidad de estar de verdad enfermo si se obtiene un resultado positivo en el test.** Por ejemplo, en la prueba de antes, teníamos noventa verdaderos positivos y dos falsos positivos. Por lo tanto, en Villa Pequeña, de los noventa y dos positivos, noventa son enfermos de verdad, pero hay dos positivos que están sanos. Así pues, la probabilidad de estar enfermo con una prueba positiva es del 97,8 por ciento.
  - **Valor predictivo negativo: es la probabilidad de que alguien con un resultado negativo de verdad esté sano.** En nuestro ejemplo, tenemos ciento ocho negativos, pero en realidad diez de ellos están enfermos. En definitiva, que la probabilidad de estar sano cuando el resultado es negativo es del 90,7 por ciento.

Tabla 14. Ejemplo práctico en Villa Pequeña, donde viven doscientas personas, de las cuales cien están sanas y cien enfermas

Sensibilidad de la prueba: 90 % Especificidad de la prueba: 98 %	**Prueba positiva**	**Prueba negativa**
Enfermos	90 verdaderos positivos	10 falsos negativos
Sanos	2 falsos positivos	98 verdaderos negativos

En realidad son cifras bastante altas, y una prueba con esa sensibilidad y esa especificidad se puede considerar bastante buena. Pero la exactitud diagnóstica, como ves, no es del cien por cien. Hay diez personas que están enfermas y no lo saben, si sólo nos atenemos al resultado de la prueba, y otras dos que, aunque están fenomenal, creerán estar enfermas.

En la figura 23 lo vemos de una manera más gráfica.

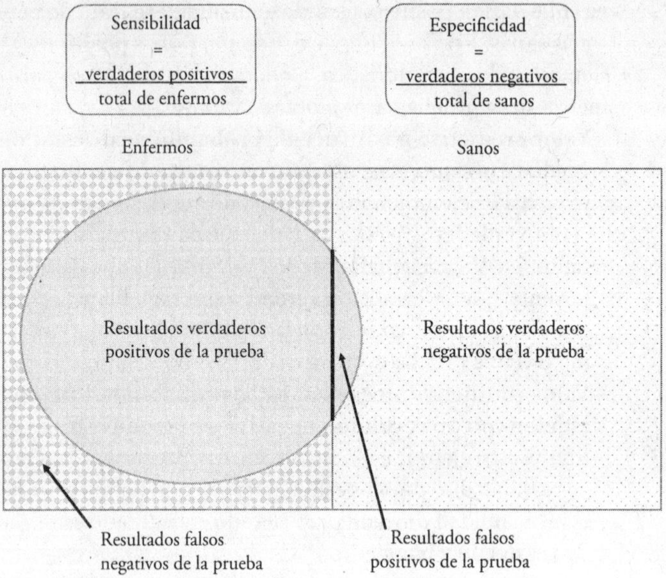

Figura 23. Sensibilidad, especificidad, y falsos y verdaderos positivos y negativos.

Ejemplo 2: VIH en RealWorld

Vídeo: ¿Existen falsos positivos de la serología del VIH?

Ejemplo 3: Viral City y el *pöpövirus*

Veamos un ejemplo de lo que sucede si hacemos una prueba diagnóstica que no tiene una sensibilidad y una especificidad del cien por cien a un gran número de personas de una población, según la cantidad de infectados verdaderos que hay en esa población.

Imaginemos que ha aparecido un nuevo virus, el *pöpövirus*,* que provoca ataques de risa descontrolada y la incapacidad de mentir por acción u omisión. (Imagina las consecuencias.) Es verdad que hay asintomáticos: los muy tristes son resistentes a la risa y los muy mentirosos están inmunizados de entrada.

Rápidamente se desarrolla una prueba diagnóstica bastante buena, con una sensibilidad del 98 por ciento y una especificidad aún mejor, del 99 por ciento (casi el cien por cien). Es decir:

- Si hacemos la prueba a cien infectados por *pöpövirus*, noventa y ocho darán positivo y sólo habrá dos falsos negativos.
- Si la hacemos a cien personas sanas, noventa y nueve darán negativo y sólo habrá un falso positivo.

El *pöpövirus* ha llegado a una ciudad, Viral City, con un millón de personas. Imaginemos que ha infectado a trescientas de cada cien mil personas, es decir, a tres mil personas en total.

El alcalde de la ciudad es amigo del dueño de la fábrica de pruebas. Por suerte, éste se las regala, ya que le parece que quedaría muy mal hacer dinero con el *pöpövirus*. El pobre está infectado y, entre risas, explica a los accionistas que la empresa quizá quebrará por su buena acción, pero que no puede evitarlo. El alcalde, todo contento, manda hacer una prueba a todo el mundo, aconsejado por su comité de expertos, quienes, hasta que no se infectaron todos al final de la epidemia (en una de sus reuniones), no le explicaron, tronchados de la risa, que en su momento suspendieron la asignatura de Bioestadística hasta la convocatoria de gracia. ¡Poca broma!

Así pues, tenemos:

- 3.000 personas infectadas. Con una sensibilidad del 98 por ciento, vamos a diagnosticar correctamente a 2.940; 60 personas infectadas darán negativo.
- Por suerte, hay 997.000 personas sanas, pero el alcalde, ya

* *Pöpö* en finés significa coloquialmente «bicho», referido a los microorganismos patógenos.

que tiene las pruebas (y encima gratis) y asesorado por sus expertos, los testa a todos, con o sin síntomas. Con una especificidad del 99 por ciento, 987.030 personas sanas dan negativo, las cuales respiran aliviadas, pues nadie quiere coger el *pöpövirus*. Pero ¡oh!, de las 997.000 personas sanas, ¡resulta que 9.970 dan positivo! Es decir, de repente, casi 10.000 personas creen tener el *pöpövirus*, cuando en realidad están más frescas que una lechuga.

- Como hay 2.940 verdaderos positivos y 9.960 falsos positivos, la probabilidad de estar enfermo con una prueba positiva es del 22,77 por ciento.
- Tenemos 60 falsos negativos y 987.030 verdaderos negativos. Esto significa que la probabilidad de estar sano cuando la prueba del *pöpövirus* da negativo es del 99,999949 por ciento.
- Es decir, con 3.000 infectados, el alcalde da una rueda de prensa y explica que gracias a su amigo el fabricante de pruebas se ha conseguido saber que hay casi 13.000 infectados por *pöpövirus*. Los expertos aún no se habían infectado, así que callan, y nadie le explica que en realidad a muchos de esos supuestos infectados no les pasa nada. A la vez, 60 personas infectadas están tan tranquilas haciendo vida normal y pensando «¡Menos mal que yo no tengo el *pöpövirus*!», mientras, entre risas, recogen su escritorio de trabajo tras haber sido despedidos en un ataque de sinceridad con su jefe.

En la tabla 15 puedes ver cómo cambian las cifras en función del número real de infectados. Imagina ahora que el alcalde dictamina que, desde ese momento, todo el mundo se tiene que hacer la prueba del *pöpövirus* cada semana. Si en algún momento todo el mundo llegara a estar infectado de forma simultánea, seguiría habiendo una cifra nada desdeñable de personas que se creerían falsamente sanas: veinte mil personas del millón de habitantes de Viral City.

Tabla 15. Cifras de positivos y negativos por *pöpövirus* en Viral City con una prueba con una sensibilidad del 98 % y una especificidad del 99 %

N.º de infectados/ 1.000.000	N.º de sanos/ 1.000.000	Verdaderos positivos	Falsos positivos	Verdaderos negativos	Falsos negativos	Valor predictivo positivo	Valor predictivo negativo
0	1.000.000	0	10.000	990.000	0	0 %	100 %
10	999.990	9-10	9.999,9	989.990,1	0-1	0,0999 %	99,99 %
100	999.900	98	9.999	989.901	2	0,971 %	99,99 %
1.000	999.000	980	9.990	989.010	20	8,93 %	99,99 %
10.000	990.000	9.800	9.900	980.100	200	49,7 %	99,98 %
100.000	900.000	98.000	9.000	891.000	2.000	91,59 %	99,78 %
1.000.000	0	980.000	0	0	20.000	100 %	0 %

Al final, todo el mundo se infectó, aunque por suerte se curaron. Sin embargo, el alcalde se ha obsesionado por mantener sanos a sus conciudadanos y no cree que la gente se pueda hacer inmune al *pöpövirus* a pesar de la sinceridad final de sus expertos. Todos se siguen haciendo la prueba. Con un 99 por ciento de especificidad (¡casi el cien por cien!), incluso aunque el millón de personas estuvieran todas sanas, seguiría existiendo un porcentaje de falsos positivos: diez mil personas darían positivo, incluso sin ningún infectado, y el alcalde seguiría, el pobre, obsesionado con el *pöpövirus* a pesar de que nadie estuviera enfermo.

En nuestra ciudad imaginaria, fue tal el caos por el *pöpövirus*, que nadie se preocupó por comprobar si las personas que daban positivo o negativo tenían o no síntomas de infección por el virus. De hecho, hubo personas que aprovecharon la confusión para su propio beneficio personal.

Las decisiones que se tomaron según las pruebas ya son otra historia. Pero lo que quería explicarte con este ejemplo es algo muy básico de bioestadística. Si te han sorprendido estas cifras, puedes ver otros ejemplos en la página de la *Food and Drug Administration* de Estados Unidos (<https://www.fda.gov/medical-devices/letters-health-care-providers/potential-false-positive-results-antigen-tests-rapid-detection-sars-cov-2-letter-clinical-labora tory>). Incluso se ha publicado un artículo en *The Lancet* alertando sobre los problemas ocultos y los costes de los falsos positivos de una prueba diagnóstica masiva en otro contexto del mundo real.

La bioestadística es fascinante. Si quieres hacer pruebas con diferentes datos para alguna enfermedad sin tener que hacer cálculos manuales, tienes una herramienta en *The British Medical Journal* (<https://www.bmj.com/content/373/bmj.n1411>) en la que puedes introducir la prevalencia de la enfermedad (es decir, el porcentaje de enfermos en una población), la sensibilidad y la especificidad de la prueba. La herramienta te indicará los positivos y negativos verdaderos y falsos, además de la probabilidad de estar enfermo o no, y todo con colorines y gráficas.

ANÁLISIS NO INFECCIOSOS

Los **autoanticuerpos** son los anticuerpos que encontramos en las enfermedades autoinmunes. De nuevo, la clínica manda: hay personas que tienen datos de una enfermedad autoinmune sin tener autoanticuerpos y otras que tienen, por ejemplo, los antinucleares y no tienen una enfermedad concreta diagnosticada. Como sucede con otras pruebas analíticas, no se deberían realizar análisis de este tipo sin más; son pruebas complementarias que se deben solicitar en un contexto clínico determinado con una sospecha diagnóstica.

En general, el título (los niveles) de autoanticuerpos no se relaciona claramente con la gravedad de la enfermedad, aunque sí puede relacionarse con su actividad y permite clasificarla. Hay muchos autoanticuerpos diferentes, como puedes ver en la tabla 16.

Tabla 16. Algunos autoanticuerpos

Autoanticuerpos sistémicos: • Anticuerpos antinucleares: aparecen en muchas enfermedades autoinmunes diferentes, por lo que son poco específicos de una enfermedad concreta. • Factor reumatoide: de la misma manera, aunque se asocie a la artritis reumatoide, puede aparecer también en el síndrome de Sjögren, por ejemplo, y en otras enfermedades autoinmunes o no autoinmunes como, por ejemplo, la hepatitis C o en algunos tumores.
Específicos de un órgano o tejido: • Antitiroperoxidasa: se relaciona con la tiroiditis de Hashimoto. Se puede detectar años antes de que la tiroides se haya dañado como para causar un hipotiroidismo. • Anticuerpos anticélulas parietales: gastritis atrófica. • Anticuerpos antiislotes pancreáticos: diabetes tipo 1.

En la tabla 17 te muestro algunas pruebas más que se pueden realizar. Por otro lado, hay diversos estudios especializados sobre la inmunidad innata y la adaptativa, que se reservan en general para casos muy específicos.

Tabla 17. Otras pruebas que se realizan en el ámbito de la inmunología

Estudio de poblaciones linfocitarias: hay muchos tipos de linfocitos distintos. Por los marcadores que tienen en su superficie, se puede cuantificar cómo están distribuidos. Por ejemplo, en las personas que tienen infección por VIH, nos interesa saber en particular cómo tienen los linfocitos CD4 y los CD8, pero hay muchos más subtipos.
Determinación de las proteínas del complemento: C3, C4, CH50 o CH100.
Parámetros que permiten medir la inflamación: • Velocidad de sedimentación globular: se mide la altura de la columna de glóbulos rojos en el tubo de sangre después de una hora. A mayor altura, con mayor «velocidad» se depositan. Es un parámetro muy inespecífico, que aumenta en la anemia, en muchas infecciones, en inflamaciones y en tumores, pero también durante un embarazo y con la edad.

• Se suele recurrir mucho más a la proteína C reactiva, esa proteína de fase aguda que se eleva también en los procesos infecciosos e inflamatorios. • Lo mismo sucede con la ferritina, que se eleva en muchos procesos inflamatorios e infecciosos. • Aunque se puedan medir en el laboratorio, es menos frecuente determinar citoquinas como la IL-1beta, el TNF o la IL-6.
En el ámbito de la alergología se dispone de pruebas como: • La determinación de la inmunoglobulina E total o específica. • Pruebas cutáneas con un alérgeno concreto. • A veces se realizan provocaciones dando al paciente una sustancia de la que se sospecha que genera alergia y observando luego la reacción. Huelga decir que esto puede ser muy peligroso y que debe hacerse en condiciones controladas en un entorno hospitalario, por si surge una anafilaxis.
Análisis de los HLA: • HLA-B27 en las espondiloartropatías. • DQ2/DQ8 en la celiaquía. • En los estudios de histocompatibilidad entre donante y receptor para llevar a cabo un trasplante de órganos. Esto es tan importante que en los hospitales en los que se realizan trasplantes tiene que haber inmunólogos de guardia al menos localizados.
• **Estudios de genoma completo**: para saber exactamente cómo es el ADN de una persona, lo que puede tener interés sobre todo en ciertas enfermedades hereditarias. • **Estudios del transcriptoma:** aquí lo que se analiza es el ARN mensajero, es decir, qué genes se están expresando.

Lo complementario no está escrito en piedra

A veces me llega algún paciente que se ha hecho pruebas carísimas por su cuenta de forma privada, por ejemplo, midiendo los diferentes tipos de linfocitos que tiene y en qué proporción, sin una indicación clara y sin una historia clínica previa. Esto no tiene demasiado sentido, pues las poblaciones linfocitarias circulantes pueden variar incluso a lo largo de un día, por el ciclo menstrual, según el estrés, el ejercicio físico, si hay alguna infección latente aunque no se hayan producido síntomas...

No puedo insistir demasiado sobre el hecho de que las pruebas complementarias son eso, complementarias. Nada sustituye a una buena historia clínica con su exploración física ni a un proceso de razonamiento clínico. Después se podrán solicitar las pruebas que se consideren necesarias, pero se suelen realizar en cascada, es decir, no se debería pedir todo el catálogo disponible sin más; eso no es buena práctica clínica.

Con la historia clínica se establecerá una sospecha diagnóstica, y en base a ella se prescribirán las pruebas para confirmarla o desmentirla, o, si acaso, para descartar ciertas patologías.

Claro que una persona se puede gastar el dinero como le dé la gana, así sea pidiendo pruebas que a lo mejor no necesita, pero no tiene mucho sentido. Si piensas que tienes un problema de salud, recurre a tu profesional de confianza, cuéntaselo y que él te diga qué pruebas se deben realizar, si es que necesitas alguna.

Entre otras cosas, porque cuantas más pruebas nos hacemos, más probabilidades hay de que aparezcan «hallazgos incidentales» sin relevancia clínica. La propia técnica, los errores de laboratorio, sucesos de nuestro día a día... pueden generar algún parámetro analítico alterado sin que tenga ninguna relevancia clínica en absoluto. Y lo mismo sucede con otras pruebas.

Esto sucede, por ejemplo, con la TAC, también llamada escáner. Hay personas que se hacen una TAC de todo el cuerpo «por si acaso», queriendo pillar alguna enfermedad que aún no se haya manifestado. Algunas veces quizá se detecte alguna patología de forma precoz; sin embargo, esto sucede a costa de muchos falsos positivos, es decir, de hallazgos supuestamente sugerentes de alguna enfermedad latente que en realidad no está presente.

Por ejemplo, en las glándulas suprarrenales son frecuentes los incidentalomas, que parecen tumores pero que en general son bultos benignos y no funcionantes. En el hígado a menudo hay quistes y hemangiomas. Los riñones pueden tener quistes. Mucha gente tiene nódulos en su tiroides sin mayor relevancia. Y así sucesivamente.

Por otro lado, una TAC equivale a la misma radiación que cientos de radiografías. ¿Y si esa TAC que no se necesitaba genera una célula cancerosa? En un estudio se estimó que si una persona de cuarenta y cinco años se hace una TAC de todo el cuerpo, aumentaría su riesgo de mortalidad un 0,8 por ciento, sobre todo por cáncer de pulmón. Una TAC anual durante treinta años aumentaría el riesgo un 1,9 por ciento. Y si se usa contraste, se debe saber que no está exento de riesgos, ya que éste puede causar efectos adversos, como reacciones de hipersensibilidad o provocar problemas de tiroides en una persona susceptible.

Además, el hallazgo incidental puede generar nuevas pruebas innecesarias, con sus propios riesgos. Y, por último, una prueba normal no permite descartar todas las enfermedades.

Las analíticas de sangre pueden parecer inocuas, pero tampoco lo son. Por ejemplo, se ha dicho muchísimas veces que los marcadores tumorales como el PSA de la próstata o el CEA del cáncer de colon no se deben usar para el cribado de estos tumores. Si sale un resultado ligeramente anormal, no significa que haya un tumor. Sin embargo, un resultado alterado ya obliga a pedir nuevas pruebas para estar seguros de que no hay nada malo, además de generar angustia innecesaria en la persona.

Es por eso por lo que hay vigente un debate, como comentaba antes, respecto a las mamografías y las citologías, pues los falsos positivos son muy problemáticos para la persona que los sufre. Lo cierto es que, sobre los chequeos, la Cochrane dice lo siguiente:

> «Los controles de salud tienen poco o ningún efecto sobre el riesgo de muerte por cualquier causa o en el riesgo de muerte por cáncer, y probablemente tienen poco o ningún efecto sobre el riesgo de muerte por causas cardiovasculares. Asimismo, los controles de salud tienen poco o ningún efecto sobre las cardiopatías y probablemente tienen poco o ningún efecto sobre el accidente cerebrovascular.»

Antes que hacer chequeos de manera indiscriminada, si no hay una clara evidencia de que un chequeo determinado tiene más beneficios que perjuicios, hay otras formas de mejorar la salud de la población. Pero ¿cómo?

Con educación sanitaria. Enseñando a la población y a las personas individuales y las familias a adoptar hábitos de vida saludables, por un lado, e identificar también cuándo deben consultar por un problema de salud y cuándo sí necesitan una prueba.

Así, sería magnífico que se pudiera disponer de consultas de salud o talleres específicos para enseñar a la gente cómo comer y hacer ejercicio, cómo cuidar su salud mental o su sistema inmunitario. Tendría un impacto muy positivo en la salud poblacional, y desde luego que supondría un ahorro importante a medio y largo plazo. Dejaríamos de ser, como sociedad, *tontos del tó*.

Y, para eso, los médicos y enfermeros de atención primaria necesitan más tiempo por consulta, y hacen falta muchísimos nutricionistas, psicólogos, odontólogos, fisioterapeutas y profesionales de la actividad física y el deporte en la sanidad pública. ¿Para cuándo la prevención en salud pasará a ser una prioridad social?

FÁRMACOS

Muchos fármacos se utilizan para actuar sobre algún mecanismo de acción de nuestro sistema inmunitario. De algunos quizá no habías oído hablar hasta ahora, y eso es buena señal, pues si se necesita un inmunosupresor o un anticuerpo monoclonal, es que se tiene alguna patología que no es precisamente poca cosa. Pero ¿has pensado alguna vez en que un ibuprofeno o un antihistamínico también actúa sobre mecanismos de acción relacionados con tu sistema inmunitario? Vamos a revisar brevemente qué fármacos son los que más se utilizan y dónde actúan. ¡Y recuerda que no te debes automedicar!

Los antiinflamatorios no esteroideos

Cuando hay inflamación aguda o crónica, el dolor y la inflamación se deben, en gran parte, a unas sustancias que se llaman prostaglandinas y tromboxanos —que ya comentamos al hablar sobre la inflamación—, que se generan por la acción de las enzimas ciclooxigenasas (COX). Los antiinflamatorios no esteroideos (AINE) bloquean a la COX, reduciendo así esas sustancias que provocan los síntomas. ¡Pero ojo!, no solucionan la causa de la inflamación. Estos fármacos pueden causar hemorragias digestivas y úlceras por su mecanismo de acción. Por eso, al igual que cualquier otro fármaco, no se deben tomar de forma no controlada, y si se pueden evitar, mejor. Se llaman no esteroideos porque no son como el cortisol.

El AINE prototípico es la **aspirina o ácido acetilsalicílico**. Ya los antiguos neandertales parece que usaban el sauce blanco para mejorar los dolores y la fiebre, y en muchas culturas antiguas también se usaba esta planta, como en Egipto, la América precolombina, China o Sumer. Hipócrates también la conocía. En el siglo XIX primero se aisló la salicina y más tarde se sintetizó el ácido acetilsalicílico, y Bayer comenzó a producir aspirinas a cascoporro. Se estima que hoy en día se toman cien millones de aspirinas al día, y las de Bayer proceden de Langreo (Asturias).

Más tarde surgieron otros muchos medicamentos de este tipo, como el ibuprofeno, el diclofenaco o el naproxeno. El paracetamol, aunque tenga propiedades contra el dolor y la fiebre, no es un AINE, aunque parece que puede inhibir algo las COX (sobre todo la 3) en el cerebro. Actúa sobre el sistema endocannabinoide, que genera sustancias que podríamos clasificar como «nuestro porro endógeno», e incluso sobre las vías de la serotonina. Aún se están descubriendo los mecanismos de acción de este fármaco, que a altas dosis es hepatotóxico y no está exento de efectos adversos.

Otro fármaco algo diferente de este grupo es el metamizol, que puede provocar neutropenia (es decir, bajada de los hacedores de pus) en algunas personas. En algunas estimaciones este riesgo se ha calculado en una de cada mil cuatrocientas personas no hospitalizadas. Por eso hay países donde se prohibió hace años.

Antihistamínicos

Sobre ellos ya te he hablado en la parte de las alergias. Son medicamentos que bloquean la acción de la histamina en sus receptores. Los más antiguos atravesaban la barrera hematoencefálica, provocando muchísimo sueño. De hecho, alguno aún se vende precisamente para eso, para inducir el sueño, como la doxilamina. Aprovecho y diré que para tratar el insomnio lo mejor es evitar los fármacos.

Corticoides

Nuestro propio cuerpo fabrica diferentes tipos de corticoides, que se llaman así porque estas hormonas se fabrican en la **corteza** de las glándulas adrenales. Llevan a cabo de forma fisiológica muchísimas funciones, y hay dos tipos principales:

- Los glucocorticoides participan en la regulación del metabolismo de los azúcares, haciendo que se libere glucosa a la circulación sanguínea. Esto tiene sentido porque sabemos que es una hormona del estrés; es decir, cuando estamos en una situación de estrés agudo, interesa tener glucosa (energía) disponible para solucionar la causa de la respuesta de estrés. Además, participa de la respuesta inflamatoria aguda y de finiquitarla, porque tiene propiedades fundamentalmente inmunosupresoras. Lleva a cabo otras muchas funciones en el cuerpo, pero darían pie a un libro entero. Los glucocorticoides producidos por la corteza suprarrenal son el cortisol, la cortisona y la corticosterona.
- Los mineralocorticoides son hormonas como la aldosterona que participan fundamentalmente en la regulación de la concentración de diferentes sales, como el sodio, el cloro o el bicarbonato en los líquidos extracelulares.

Cuando los corticoides se utilizan como fármacos, se administran sobre todo por su potente efecto antiinflamatorio, en el caso de los glucocorticoides. Son fármacos como la hidrocortisona, la cortisona, el deflazacort, la prednisona o la metilprednisolona. También los hay de acción muy prolongada, como la dexametasona. Todos estos fármacos suprimen en gran parte la producción propia de corticoides. Por eso, tras su uso prolongado se deben suspender muy poco a poco para darle tiempo al cuerpo a comenzar a fabricar otra vez el propio cortisol.

Estos fármacos tienen su sentido en ciertas situaciones clínicas, siempre muy bien indicadas por parte del médico tratante, quien debe valorar con mucho cuidado qué dosis se debe administrar, qué fármaco en concreto y durante cuánto tiempo debe utilizarse.

Nunca se debe tomar un corticoide por cuenta propia, ni tampoco suspenderlo sin que lo indique el médico. Ejemplos de las indicaciones más frecuentes son ciertas enfermedades respiratorias como una agudización de asma o de enfermedad pulmonar obstructiva crónica, además de las enfermedades alérgicas o reumatológicas. Cuando necesitan utilizarse a largo plazo, se intentan sustituir por otro tipo de fármacos para evitar sus efectos secundarios. Éstos son sobre todo la osteoporosis, la gastritis, el acné, las alteraciones cutáneas, la hiperglucemia y el acúmulo de grasa corporal.

Se utilizan tanto por vía oral como intravenosa. Su administración por vía inhalada permite que ejerzan su acción local con un menor impacto sistémico. A veces también se emplean para infiltrar articulaciones o tendones, y de nuevo deben utilizarse con mucho juicio, porque a largo plazo o con administraciones repetidas pueden hacer más daño que beneficio.

Inmunosupresores

Esta «familia» la componen muchos fármacos diferentes. Hacen exactamente lo que su nombre indica, es decir, reducir la función o la activación del sistema inmunitario. Pero ¿por qué querríamos hacer esto? Fundamentalmente para:

- Tratar enfermedades inmunomediadas en las que hay una activación inmunitaria excesiva que pone en riesgo la función de un órgano o incluso la vida del paciente. Son patologías como las vasculitis, el lupus o la enfermedad inflamatoria intestinal.
- Para evitar el rechazo de un órgano trasplantado. Por mucho que se parezca desde un punto de vista inmunológico el órgano del donante a los tejidos del receptor, nunca será exactamente igual, salvo en el caso de gemelos genéticamente idénticos. Para que el sistema inmunitario no rechace el órgano se deben administrar fármacos que impidan ese rechazo.

Si el sistema inmunitario está suprimido, no podrá llevar a cabo de forma correcta algunas de sus funciones. De ahí derivan sus posibles efectos adversos, como la posibilidad de sufrir infecciones que no afectarían a una persona que no toma estos fármacos. En otras ocasiones se puede ver comprometida la función de inmunovigilancia de las células cancerosas. Además, pueden causar alteraciones en la microbiota, las funciones renal o hepática o de otros órganos.

Hay muchos tipos diferentes de fármacos inmunosupresores, y los corticoides son un ejemplo. Algunos se usan también en procesos neoplásicos, como el metotrexato. Otros son azatioprina, micofenolato, ciclofosfamida, ciclosporina, rapamicina o everolimus. Además, hay otros fármacos modernos que también son inmunosupresores, como los que vamos a ver a continuación.

Anticuerpos monoclonales y otros

Son fármacos verdaderamente revolucionarios. Son todos esos que acaba en *-mab,* que viene del inglés *monoclonal antibody,* y otros similares (aunque no son estrictamente anticuerpos monoclonales) por el mecanismo de acción, que terminan en *-cept,* como el famoso etanercept.

Digo que son revolucionarios porque son anticuerpos idénticos producidos por un solo tipo de células del sistema inmunitario dirigidos a una molécula antigénica específica. Köhler y Milstein los desarrollaron en la década de 1970 y recibieron el Premio Nobel de Medicina en 1984 junto a Jerne.

El primero que se utilizó en la práctica clínica fue el muromonab-CD3 para prevenir el rechazo del trasplante renal, aunque se empleó poco porque tenía muchos efectos adversos. Era un fármaco de origen murino y los pacientes acabaron por desarrollar anticuerpos antirratón.

Más tarde se desarrollaron otros, también de ratón, pero modificándolos para que el sistema inmunitario no los atacara. Éstos se denominan quiméricos, pero pueden provocar anticuerpos antiquiméricos. En 1997 se consiguió el primer anticuerpo monoclonal humanizado. Hoy en día, ya somos capaces de producir anticuerpos monoclonales totalmente humanos, los cuales no suelen ser rechazados por nuestro sistema inmunitario.

Algunos de estos fármacos se han usado casi desde el principio de la pandemia COVID en pacientes graves que tenían una activación extrema y peligrosa del sistema inmunitario, como por ejemplo, el tocilizumab, al que llamamos «toci» de manera coloquial.

Por norma, estos fármacos son muy caros y tienen efectos adversos; sin embargo, han conseguido controlar muchas enfermedades graves que no se podían tratar de forma demasiado satisfactoria antes de su desarrollo. Ya existen decenas de ellos y para los más diversos usos, desde neoplasias hematológicas hasta la enfermedad inflamatoria intestinal, la artritis reumatoide o la osteoporosis.

¿Lo último es siempre mejor?

Aunque los anticuerpos monoclonales sean un magnífico avance, que haya fármacos nuevos y modernos no significa siempre que sean mejores para todos los casos, ya que a veces sus efectos adversos o su coste no compensan el hipotético beneficio.

Incluso se ha desarrollado un fármaco de este tipo para las migrañas o el colesterol alto.

Por ejemplo, se estima que los del colesterol cuestan casi doce mil euros durante un uso de veintiséis meses, y para evitar un solo infarto entre los pacientes que lo recibieran, supondría un gasto de 633.684 €. Hay estudios que indican que estos fármacos sí reducen el colesterol, pero no queda muy claro que realmente mejoren la salud cardiovascular; incluso podrían asociarse a un aumento de la mortalidad global. Pero esto no significa que no puedan usarse en ciertas situaciones individuales, como algunas enfermedades genéticas con dislipemias de difícil control.

El precio de uno de estos fármacos para la migraña es de unos quinientos euros al mes, y ni siquiera se puede decir que sea demasiado eficaz, pues no elimina las migrañas, sino que solamente reduce su número. Las migrañas son un problema complejo, por lo que se debe descartar la celiaquía, realizar una optimización micronutricional e implementar estrategias de neuropedagogía como las que propone el doctor Arturo Goicoechea. Como persona con un cerebro migrañoso, entiendo perfectamente la desesperación de una persona que sufre migrañas cada dos por tres, pero ciertamente se pueden tomar otras medidas antes de recurrir a un fármaco nuevo de eficacia subóptima.

En el ensayo con este fármaco, los días de migraña mensuales bajaron en 6,6 con el fármaco y en 4,2 con el placebo. La puntuación de un cuestionario de migrañas, denominado HIT-6, bajó en 5,6 puntos con el fármaco y en 3,1 puntos con el placebo (el máximo de la escala es de 78 puntos). Las diferencias son significativas, pero no demasiado relevantes clínicamente si tenemos en cuenta el coste del fármaco y sus potenciales efectos adversos: hay que pincharse una vez al mes, puede provocar estreñimiento (¿quizá altere la microbiota?), espasmos musculares y picores, además de poder generar reacciones alérgicas. Debería ser obligatorio, antes de administrar este fármaco, descartar la celiaquía, administrar magnesio, omega-3, vitamina D y riboflavina, y realizar un taller de neuropedagogía, además de mejorar la alimentación, tratar la microbiota, solucionar problemas de la articulación temporomandibular, mejorar el manejo del estrés crónico y promover el ejercicio físico.

¡Ah!, perdón, perdón. Que eso no son fármacos y no tienen ensayos clínicos doble ciego con miles de pacientes. Vivimos en una sociedad con una medicina farmacocentrista, por lo que es mucho más fácil prescribir un fármaco y tomarlo que hacer todo eso. Puede ser. Pero ¿es lo mejor para el paciente?

Pues depende. Si hace falta un fármaco que funciona y tiene más beneficios que riesgos, bienvenido sea. Pero el fármaco debería ser algo complementario a todo lo demás que vamos a ver en la tercera parte de este libro, no un sustituto. Los avances de la ciencia y la tecnología son magníficos, ¡claro que sí!, pero podremos darles un mejor uso con humanismo médico y una visión global de la salud recordando quienes somos. La medicina no es sólo ciencia y técnica, sino también arte, compasión y amor.

Como dice Antonio Sitges-Serra:

> «La medicina no debe considerarse una ciencia aislada, sino un ingrediente cultural esencial que se inscribe dentro de unas coordenadas sociológicas concretas: consumismo hedonista, desinterés por el sentido de la vida (y del mundo en general), comercialización del

miedo a enfermar, exclusión de la muerte de la ecuación de la existencia y culto a la tecnociencia globalizada como instrumento salvífico.»

RESUMEN

Como resumen de este capítulo, seguro que te imaginas lo que te voy a decir:

- La historia clínica, la exploración física y el proceso de razonamiento clínico son la base del diagnóstico en medicina.
- Las pruebas complementarias son complementarias. Una persona no es el conjunto de sus pruebas, y cualquier resultado se debe interpretar en el contexto del paciente. Una prueba alterada no siempre es sinónimo de enfermedad, y una prueba normal no es sinónimo de salud.
- La inmunología es una ciencia maravillosa que permite tener vacunas, realizar trasplantes y desarrollar fármacos que salvan vidas y mejoran la calidad de vida de las personas. Sin embargo, éstos no están exentos de efectos adversos y algunos tienen un coste importante. Además, se deben utilizar siempre de manera individualizada y no sustituyen al resto de medidas para el cuidado de la salud que veremos.

PARA SABER MÁS

Libros:

- Gøtzsche, P., *Cómo sobrevivir en un mundo sobremedicado: busca la evidencia por ti mismo*, Roca Editorial, 2019.
- Gervás, J., y Pérez-Fernández, M., *La expropiación de la salud*, Lince, 2020.
- Sitges-Serra, A., *Si puede, no vaya al médico*, Debate, 2020.

Tercera parte

HACKEA TU SISTEMA INMUNITARIO

Introducción

Vida honesta, y arreglada,
hacer muy pocos remedios
y poner todos los medios
de no alterarse por nada.
La comida moderada,
ejercicio y diversión,
no tener aprehensión,
salir al campo algún rato,
poco encierro, mucho trato,
y continua ocupación.

Don Francisco Gregorio de Salas,
«Receta segura contra la hipocondría», 1797

UN LARGO APRENDIZAJE

A raíz de mi libro sobre la microbiota me han hecho muchas entrevistas, y en algunas me han preguntado cómo fue que acabé interesándome por la alimentación, la microbiota y el estilo de vida. Lo cierto es que fue poco después de acabar la especialidad. Una persona cercana tenía un problema de salud, una espondiloartropatía. Estaba fatal, tomaba cinco fármacos y, a pesar de ello, apenas se podía mover y los dolores eran insoportables. Entonces descubrimos que con una forma concreta de alimentación podría mejorar. No se perdía nada por intentarlo. Tuvo que cambiar bastante su dieta, lo cual no le resultó fácil. Pero lo hizo, y consiguió retirar los fármacos y mejorar hasta llevar una vida normal. De esto hace catorce años, y en la actualidad no se medica. Sí debe ser constante con el ejercicio físico y tomar suplementación, además de ser estricta con la dieta. No siempre está bien, pero sí mucho mejor que cuando se polimedicaba.

A la vez que sucedía esto, me empecé a interesar por una corriente de alimentación que estaba muy en boga por aquel entonces en Finlandia y los países nórdicos en general: las dietas *low carb high fat*, es decir, bajas en hidratos de carbono y altas en grasas. Yo misma comencé a cambiar mi forma de comer. No es que tuviera un exceso de peso, pero sí diversos problemas de salud que fueron desapareciendo conforme hacía experimentos con mi alimentación. A la vez, inicié la toma de algunos suplementos para una optimización metabólica.

Un poco más tarde empecé a leer sobre la celiaquía y los efectos del gluten incluso en las personas no celíacas. Descubrir el altísimo porcentaje de infradiagnóstico de la celiaquía, que es una enfermedad multisistémica, y que el gluten en las cantidades que lo tomamos no hace demasiado bien incluso a los no celíacos, fue revelador.

Un mundo nuevo se abrió ante mí. Comencé a estudiar cada vez más todo lo relacionado con el estilo de vida, la alimentación, el ejercicio físico, la microbiota, los ritmos circadianos... ¿Cómo era posible que no nos hubieran contado todo esto en la facultad? Empecé a aplicar mis nuevos conocimientos en los pacientes en los que era posible, con resultados alentadores. Además, mejoré mi propia salud por el camino.

Llegó un momento en el que decidí estudiar psiconeuroinmunología clínica, con el doctor Leo Pruimboom. Pensé que básicamente aprendería cuatro cosas más sobre alimentación y estilo de vida; sin embargo, fue una vuelta de tuerca más en un camino de aprendizaje revolucionario tanto personal como profesional.

Medicina sólo hay una, la que funciona, da igual dónde se practique. La página web de mi amiga la doctora Susan Judas se llama así. Pero ¿qué quiere decir? Ni más ni menos que eso, que la medicina que vale es la que funciona. No tiene nada que ver con el tipo de intervención que se haga. Tomar un omeprazol para una hemorragia digestiva por una úlcera es medicina, pero tomar un omeprazol por unas molestias digestivas que se deben en realidad a un SIBO o una hipoclorhidria no es medicina, sino farmacocentrismo. Decirle a una persona con obesidad que coma cinco veces al día con pan no es medicina, es darle una dieta de cajón; pero realizarle a esa persona una valoración completa y enseñarle a comer sí es medicina. Darle una estatina para el colesterol alto a una mujer de cuarenta y dos años sana, que hace deporte y come con un patrón evolutivo, con unos triglicéridos bajos y un HDL alto, no es medicina; pero decirle a esa misma persona que siga igual porque le está dando resultados, sí lo es. Evaluar las experiencias adversas de la infancia de una mujer con fibromialgia y descubrir que su marido la maltrata, que es celíaca e hipotiroidea, y ayudarla a salir de esa situación es medicina; pero pasarle una consulta de cinco minutos y mandarle el cuarto fármaco analgésico quizá tenga algo de medicina, pero no es una solución para sus problemas.

Hay un concepto que se ha encumbrado a los altares de la medicina moderna, y es el de la medicina basada en la evidencia. En origen, en este modelo se nos dice que sus pilares son la mejor evidencia científica disponible, la experiencia profesional y los valores y las preferencias del paciente. Pero ¿sabes qué? Que suena muy bien, pero hoy en día se aplica sólo en la parte de la «evidencia científica» de una manera torticera. Los ensayos clínicos doble (o triple) ciego y las revisiones de muchos de ellos se consideran como lo mejor que nos ofrece la medicina.

Este tipo de ensayos consisten en lo siguiente. Imagina una enfermedad o síntoma, digamos por ejemplo la hipertensión. Entonces, se coge a un grupo de personas con hipertensión y, de forma aleatoria, a unos se les da un fármaco A y a otros un placebo; ni el paciente ni el investigador saben quién toma el qué. Y después se analizan los resultados. Los grupos tienen que ser similares en la media de edad, el porcentaje de hombres y mujeres, las cifras de tensión al inicio del estudio y otros parámetros. Luego se mira si con el fármaco A se consiguen mejores resultados que con el placebo y si la diferencia es real o se debe al azar. A menudo estos estudios se realizan con miles de personas para asegurar que la diferencia, por muy pequeña que resulte, sea real y no por azar, aunque quizá no tenga mucha relevancia clínica.

Sin embargo, en estos estudios no se tienen en cuenta factores como la microbiota, el estrés de las personas, su alimentación ni otros aspectos difíciles de medir. Por otro lado, sólo se analiza una intervención. La mayoría de estos estudios están financiados por la industria farmacéutica, y si los resultados no favorecen al fármaco, muchas veces no se publican.

Por eso es difícil conseguir resultados concluyentes con el tipo de intervenciones que proponemos desde la medicina del estilo de vida, la PNI o la medicina integrativa. Una primera consulta puede durar una hora u hora y media, se individualizan los tratamientos con la dieta, el ejercicio, el uso de suplementación... ¿Cómo haces un ensayo clínico doble ciego con esto? ¡Es imposible! Aun así, con muchas de las estrategias que se proponen hay resultados interesantes incluso de forma aislada; sin embargo, es muy difícil que alcancen la categoría de ensayos clínicos doble ciego, ya que no hay dinero ni interés para realizarlos.

Te cuento todo esto para explicarte que las medidas que propongo en esta tercera parte del libro son un conjunto de estrategias e intervenciones para mejorar tu salud y el funcionamiento de tu sistema inmunitario. Probablemente ninguna de ellas de forma aislada sea suficiente, y no, con muchas ellas no hay «estudios aleatorizados doble ciego» ni grandes metaanálisis que demuestran que hacerlas por separado te solucionen un problema determinado en un 5 por ciento. El ser humano es un superorganismo complejo en el que todo suma y en el que las diferentes medidas actúan en sinergia.

Todo lo que propongo está basado en estudios que demuestran que es beneficioso, además de tener plausibilidad biológica. Adicionalmente, miles de profesionales en todo el mundo que practicamos la medicina del estilo de vida, funcional, integrativa..., Medicina, a fin de cuentas, hemos comprobado en nuestros pacientes que esta medicina de trescientos sesenta grados es la que necesitan los pacientes para mejorar sus síntomas y enfermedades, a menudo permitiéndoles reducir o incluso prescindir de los fármacos que estaban tomando.

Los fármacos son la verdadera medicina complementaria, y lo que te voy a explicar en las siguientes páginas es la medicina básica, la imprescindible, la que debería aplicarse siempre y en todas las personas, ya sea como prevención de patologías o como parte de su tratamiento. Si esto no fuera suficiente, podremos recurrir a los fármacos como una medicina complementaria al resto de medidas básicas. Bienvenidos sean entonces esos fármacos. A veces habrá que aplicarlos desde el momento uno en que se realiza un diagnóstico.

Si una persona tiene una reacción alérgica, claro que necesita antihistamínicos, corticoides o incluso adrenalina. Pero después habrá que mejorar su microbiota y optimizar su estado nutricional y cuidar sus barreras, con estrategias a largo plazo.

Durante una crisis de asma, no es el momento de preguntarle al paciente si su padre le pegaba. No. Primero lo sacaremos de su crisis y le pautaremos los medicamentos que necesite, y luego comenzaremos a trabajar el trasfondo de su salud.

A una persona con hipotiroidismo por una tiroiditis de Hashimoto le daremos levotiroxina, pero a la vez averiguaremos si tiene celiaquía, le propondremos una pauta de ejercicio físico, llevaremos a cabo una estrategia de inmunonutrición, exploraremos cómo es su contexto psicosocial y apañaremos su microbiota.

A alguien con obesidad y resistencia a la insulina puede que en un primer momento queramos darle metformina o quizá berberina. Pero además necesitará cambiar lo que come, cómo se mueve y, posiblemente, una consulta con un psicólogo, que puede venir bien también en el resto de los casos.

A una persona con infección por el VIH le daremos antirretrovirales, de momento de forma indefinida, mientras no seamos capaces de curar esta infección. Pero también le insistiremos en que lleve a cabo un estilo de vida saludable, no porque eso le vaya a curar el VIH, sino para evitar las complicaciones derivadas de la inflamación crónica y la inmunosenescencia que sufren estos pacientes.

¡Ah!, y todos ellos tendrán que pasar por el dentista para evaluar el estado de su salud oral y luego realizar revisiones periódicas.

El día que se entienda que los fármacos no pueden sustituir la base de la pirámide de la salud, sino que son una estrategia terapéutica más (imprescindible o no según el caso) para ayudar a los pacientes que de verdad la necesitan, habremos dado un paso de gigante para mejorar la salud de todas las personas. Las resistencias para aceptar esto son fuertes, pues hay entidades y muchas personas a las que no les interesa. Como he dicho antes, vivimos en una sociedad *tonta del tó* que nos enferma y que hace que cueste muchísimo esfuerzo llevar un estilo de vida saludable de verdad. Queremos la respuesta fácil, la solución sencilla, la pastilla para todo. De forma global, como sociedad, queremos evitar el esfuerzo, pues nos hemos vuelto cómodos. Aunque seguramente éste no sea tu caso. Tú vas más allá, por eso estás leyendo estas palabras. ¡Enhorabuena! Cada vez que veo a una persona que se ha empoderado en su salud y que se hace preguntas, que va más allá de lo que nos han contado, me siento feliz.

UNAS PALABRAS INTRODUCTORIAS

Antes de comenzar esta parte es importante saber que no es necesaria una deficiencia nutricional franca para que aparezcan los problemas. Distinguimos entre:

- **Deficiencia nutricional:** ocurre cuando hay un aporte insuficiente de nutrientes esenciales en la dieta o cuando éstos no se absorben bien, lo cual provoca malnutrición o enfermedad. Por ejemplo, el escorbuto es la enfermedad que aparece cuando hay un déficit de vitamina C.
- **Insuficiencia nutricional:** es la deficiencia sutil de un nutriente. No provoca los síntomas clásicos, pero puede ocasionar problemas funcionales o bioquímicos, y a menudo no se puede detectar en una analítica. Pasa mucho con el magnesio, por ejemplo, como veremos más adelante.
- **Dependencia nutricional:** sucede cuando, por motivos individuales (por ejemplo, debido a un polimorfismo genético), hay dependencia de uno o más nutrientes a niveles más altos. Un ejemplo: las personas que tienen resistencia a la vitamina D probablemente necesiten unos niveles más altos de lo habitual de ésta en sangre.

Así, según el doctor Michael González, de la Universidad de Puerto Rico:

> La corrección metabólica es el concepto fisiológico, bioquímico y funcional que explica cómo las mejorías en la bioquímica celular ayudan al cuerpo a alcanzar una optimización metabólica o fisiológica.

Muchas personas están sobrealimentadas, incluso tienen exceso de peso, y sin embargo presentan deficiencias subclínicas de vitaminas, minerales, fibra o polifenoles. Este **estado de hambre oculta** puede esconderse tras muchas enfermedades o síntomas.

Por otro lado, la **teoría del triaje*** nos dice que, si hay un micronutriente de disponibilidad limitada, primero se usará para las funciones imprescindibles para la supervivencia, pero puede que después ya no quede más para otras funciones importantes a largo plazo. Por ejemplo, necesitamos que nuestro músculo cardíaco funcione, si no, moriríamos. Sin embargo, si nuestro ADN no se repara, no falleceremos de inmediato, pero envejeceremos o nos oxidaremos, o nuestro sistema inmunitario no funcionará bien.

Hoy en día, muchas personas tienen una ingesta insuficiente de ciertos nutrientes porque los alimentos tienen una menor densidad de ellos o porque su alimentación es monótona, o bien porque quizá necesiten más que otras personas, por ejemplo, por estar sometidas a muchos estresores o tener alguna enfermedad. Quizá por tomar un fármaco no absorban bien ciertos micronutrientes o tal vez tengan problemas con su microbiota.

Por otro lado, hay factores genéticos que hacen que la absorción, el aprovechamiento o las necesidades de nutrientes también sean variables.

Por todo lo comentado, la alimentación no siempre es suficiente para todas las personas para tener una salud óptima, sobre todo si hay algún síntoma o enfermedad.

En el libro *Terapia nutricional médica integrativa y funcional* de Noland *et al.* se establecen **diez principios de la optimización metabólica**, que traduzco y cito directamente en la tabla 18. Este libro debería ser —en mi opinión— de lectura y estudio obligados en cualquier carrera biosanitaria.

> Lo que comes importa, siempre, para la prevención y el tratamiento de cualquier patología, trastorno o síntoma.

* De Bruce Ames y Joyce McCann.

Tabla 18. Los diez principios de la optimización metabólica y nutricional

1. Los correctores metabólicos más una nutrición adecuada deberían ser lo primero en un tratamiento médico
2. Los correctores metabólicos tienen bajo riesgo de toxicidad
3. La detección de deficiencias nutricionales es clave, así como recordar que el laboratorio no siempre puede detectarlas
4. La individualidad bioquímica es el precepto central de la corrección metabólica
5. Las recomendaciones de ingesta diarias no son adecuadas para las personas con patologías
6. La contaminación del aire, el agua y la comida es un problema *in crescendo* que genera daño mitocondrial, cáncer y problemas neurometabólicos
7. Es necesaria la monitorización y actualización de la corrección metabólica de forma evolutiva en el tiempo. La salud óptima es un reto para toda la vida
8. Los trastornos derivados de una nutrición inadecuada son siempre tratables
9. Se deben tener en cuenta la nutrigenómica y la farmacogenómica
10. Se debe inspirar responsabilidad activa en el paciente para tomar las riendas

Fuente: Adaptado de González, M. J., en Noland *et al.*, 2020.

Por todo esto se necesitan nutricionistas actualizados en la sanidad pública. Si tienes alguna influencia en alguna persona con un cargo político, además le puedes explicar que los equipos de dietistas-nutricionistas en atención primaria y hospitalaria suponen un ahorro de dinero importante.

Por ejemplo, en un estudio holandés se analizó el coste-beneficio de un tratamiento nutricional guiado por nutricionistas en individuos con sobrepeso u obesidad y otras patologías. Por cada euro invertido en nutricionistas, la sociedad ganó entre catorce y sesenta euros: cincuenta y seis euros por mejorías en la salud de las personas (medido por años de vida ajustados por calidad, es decir, años de vida ganados en cantidad y en estado de buena salud), tres euros por ahorros en fármacos y hospitalizaciones, y cuatro euros por la mejoría de la productividad. Hay muchos estudios de este tipo.

Yo fantaseo con un sistema de salud en el que, además de nutricionistas, habría muchos más psicólogos que ahora, profesionales del ejercicio físico y odontólogos, y que todos juntos llevaran a cabo, junto con el personal médico, de enfermería y fisioterapeutas, unos programas específicos dirigidos a diferentes necesidades, con grupos de apoyo y talleres, junto a programas individualizados para pacientes de alto riesgo y educación para la salud desde la infancia.

Los beneficios a medio y largo plazo para la sociedad y los individuos serían magníficos. Sin embargo, me temo que de momento esto se queda en fantasía, pues la prevención no da votos a los políticos ni dinero a las grandes corporaciones. Que nos demuestren que de verdad les preocupa la salud de la ciudadanía; ellos tienen el dinero y el poder, pueden hacerlo. Deben actuar, y cuanto antes, por el bien de todos. Exijámoselo.

13

Inmunonutrición

COMER, ALIMENTARSE, NUTRIRSE

> Ninguna enfermedad que pueda ser tratada con la dieta debería ser tratada con cualquier otro medio.
>
> MAIMÓNIDES

> Aquellos que piensan que no tienen tiempo para una alimentación saludable tarde o temprano encontrarán tiempo para la enfermedad.
>
> EDWARD STANLEY

Los mundos de Yupi happy flower

Seguro que has oído muchas veces eso de que somos lo que comemos. También le podemos dar una vuelta de tuerca más y decir que somos lo que la microbiota hace con lo que comemos; o incluso que somos aquello que absorbemos una vez que lo hemos comido y que la microbiota lo ha modificado.

Sea como fuere, a Hipócrates se le atribuye la célebre frase **que tu alimento sea tu medicina, y tu medicina tu alimento**. En realidad, si buscas en sus escritos esta sentencia, tal cual no la vas a encontrar, pues esta frase es un resumen de sus enseñanzas que repetimos en el mundo moderno, aunque no la apliquemos lo suficiente.

Cuando yo estudiaba la carrera de Medicina no nos enseñaban nada sobre nutrición; si acaso, alguna cosa muy básica en Pediatría, pero en la asignatura de Endocrinología y Nutrición todo se centraba en las enfermedades. Hoy en día tampoco es que se preste mucha atención a esta disciplina en la mayoría de los programas de las facultades de Medicina, lo que llama muchísimo la atención, pues una mala alimentación está detrás de muchas patologías como un factor de mucho peso. Por otro lado, la alimentación y la nutrición son básicas para un abordaje adecuado de la mayoría de las enfermedades. Ahora mismo no se me ocurre ninguna enfermedad, trastorno o síntoma en el que no haya que intervenir en la alimentación del paciente.

Cuando yo acabé la carrera, esto no lo sabía; y durante mi especialización, tampoco. Claro que se nos enseñaba que a los pacientes con obesidad, hipertensión o diabetes se les debía dar un consejo de alimentación, pero solía ser poco útil, nada individualizado y, lo peor, incluso contraproducente. Además, siempre era un poco en plan: «Esto lo decimos porque hay que hacerlo, pero nadie lo cumple, por lo que no sirve de mucho. Al final, las pastillas funcionan mejor». En otras patologías, como las autoinmunes, directamente se obviaba la alimentación.

Es verdad que quizá no deban ser los médicos los que establezcan las pautas de alimentación de sus pacientes, pues para eso hay profesionales de la nutrición y la dietética. Por un lado, están los técnicos superiores en Dietética, con su formación profesional de grado superior, y por otro, los graduados en Nutrición humana y dietética, con cuatro años de formación universitaria. Además, la mayoría de los profesionales de la nutrición realizan formaciones complementarias, ya sean másteres oficiales u otros posgrados.

Sin embargo, en la sanidad pública española prácticamente no hay nutricionistas y tampoco existen los «nutricionistas internos residentes». Yo he trabajado en nueve hospitales de la Comunidad de Madrid, y en ninguno de ellos había una consulta de nutricionista a la que yo pudiera derivar a mis pacientes. La tarea de pautar y ajustar una nutrición parenteral es competencia de los médicos especialistas en endocrinología, pero esta necesidad es muy específica y típica de los pacientes hospitalizados con cuadros graves. No hay posibilidad de realizar una intervención personalizada en pacientes con patologías como las enfermedades autoinmunes, neurodegenerativas, metabólicas u oncológicas.

¿Y qué podemos decir sobre la atención primaria? Realizar una estrategia concreta nutricional sería prioritaria tanto en la prevención como en el tratamiento de muchas patologías. En las guías de práctica clínica sobre hipertensión arterial y diabetes siempre se establecen como primer paso las medidas higiénico-dietéticas, cuya enseñanza al paciente pueden realizar los médicos y enfermeros de atención primaria. Sin embargo, tienen muy poco tiempo por paciente (unos pocos minutos), y en ese tiempo es imposible realizar una historia clínica en condiciones como para averiguar qué come una persona. Además, estos profesionales deben realizar otras muchas tareas y su formación en este campo es desigual entre ellos. Por eso, no siempre, pero sí a menudo, los consejos sobre la alimentación se basan en una hoja impresa con unas recomendaciones a menudo desfasadas y desactualizadas, y para nada individualizadas.

Por otro lado, aunque hubiera más tiempo y una formación excelente en nutrición, esta tarea les correspondería a los profesionales de la nutrición. Del mismo modo, en la sanidad pública se necesitan más profesionales de la psicología, fisioterapia y odontología. ¡Ah, que ya lo he dicho antes! Lo sé. Lo he dicho muchas veces en este libro, en mi anterior libro, en mis redes sociales y en las entrevistas que me hacen. Pero no dejaré de repetirlo una y otra vez hasta que sea una realidad tangible. Y, como también he dicho antes, al sistema de salud deberían incorporarse también los profesionales de la actividad física y el deporte, pues el ejercicio físico es la mejor medicina en cualquier enfermedad. ¿Es una utopía o una realidad a la que nos debemos dirigir cuanto antes?

Por un poco, ¿no pasa nada?

Hoy en día, en la prensa, en diferentes libros, en las redes sociales y en la sociedad en general parece que todo el mundo sabe qué es comer sano y cómo es una dieta adecuada. Entonces ¿dónde está el problema?

No debería ser tan difícil para una persona sana alimentarse de una forma saludable. Hay una serie de cuestiones básicas para cualquier persona que no están sujetas a (demasiada) discusión.

Prácticamente todos los profesionales del ámbito de la nutrición y la salud están de acuerdo en un aspecto muy concreto: **los ultraprocesados no son saludables**. Yo voy a ser radical: no deberían comerse en absoluto. No son necesarios para el ser humano y nos enferman.

Hay debates sobre qué es un producto ultraprocesado, pero muchas veces estas discusiones tienen que ver más con un interés económico que con la salud. Identificar un producto como ultraprocesado ya suele tener una connotación negativa. Incluso surgen defensores de los productos ultraprocesados para decir que hay que comer de todo un poco, o que consumir este tipo de productos con moderación entra dentro de una vida normal, o que restringir este tipo de productos genera trastornos de la conducta alimentaria o culpabilización, o bien que es una moralización injusta.

Si ahora me posiciono de una forma tan radical, es porque ya hay muchas presiones para fomentar y justificar el consumo de ultraprocesados. La gente ya los come sin necesidad de que digamos que no pasa nada y que hay que comer de todo un poco con moderación. Es curioso cómo hay preocupación por no generar trastornos de la conducta alimentaria por no comer ultraprocesados, y luego se considera que el que no desayuna porque hace ayuno intermitente o toma unos huevos con aguacate y salmón para desayunar es raro y susceptible de ser tildado de trastornado.

Así que sí, en esta ocasión prefiero posicionarme de forma radical para hacer de contrapeso de quienes dicen que por un poco no pasa nada. Ésos ya son muchos, no necesitan a una más entre sus filas.

Estos debates desvían la atención de lo realmente importante: ¿cómo comer para estar sanos? Curiosamente, incluso se ataca a las personas que abogan por estrategias de alimentación diferentes de la pirámide clásica o con modificaciones de la frecuencia de la ingesta. En las redes sociales hay auténticas batallas campales entre diversos sectores defensores de una corriente u otra, y parece que de forma irreconciliable.

Es difícil estar libre al cien por cien de sesgos en lo que a alimentarse se refiere. Y yo me incluyo. No pasa nada mientras seamos conscientes de ello. Comer no es un acto relacionado solamente con la salud, sino que también tiene que ver con la cultura, los aspectos psicosociales, las preferencias personales, la ideología o incluso la religión. De hecho, para algunas personas su dieta es una neorreligión. Cuando alguien sigue un determinado patrón de alimentación y otra persona lo ataca, es como si le estuvieran atacando algo muy íntimo.

Este debate es complejo, pero podemos simplificarlo y dar unas pautas básicas por el bien de nuestro sistema inmunitario.

EVITA ESTO TODO LO QUE PUEDAS

Azúcar y fructosa libre

El exceso de consumo de hidratos de carbono refinados y azúcar, y la fructosa en formato líquido o añadido, como jarabe de maíz alto en fructosa, genera inflamación. Esto es una realidad aceptada y demostrada por la ciencia. Consumir azúcar o fructosa en formato líquido o añadida en un producto no aporta nada positivo para nuestra salud y sí puede generar muchos problemas.

A menudo, los alimentos se clasifican según su índice o su carga glucémica. El **índice glucémico** es un valor que hace referencia a la velocidad con la que un alimento concreto aumenta los niveles de glucosa en sangre. La **carga glucémica** se refiere a la combinación del índice glucémico con el contenido en hidratos de carbono del alimento. Que uno o los dos sean altos no nos viene bien.

La próxima vez que vayas a la compra fíjate en las etiquetas de los productos que compres. Si el primer ingrediente es azúcar, es que no es bueno para tu salud.

Pero no es sólo el azúcar lo que nos genera inflamación y resistencia a la insulina. Los cereales refinados en grandes cantidades también son «azúcar», aunque en otro formato. Vamos a verlo.

La glucosa es el hidrato de carbono o azúcar más importante y abundante. Se encuentra libre en las frutas y la miel, y es una de las moléculas de obtención de energía más importantes en nuestro organismo. En condiciones normales, por cada molécula de azúcar nuestras células obtienen en las mitocondrias treinta y seis moléculas de ATP. Eso es un montón de energía. También se llama dextrosa, y puede ser que la veas en muchos productos ultraprocesados con ese nombre. Pues ya sabes, es glucosa sin más.

A partir de la glucosa surgen los polisacáridos, como el almidón, el glucógeno e incluso la celulosa, que es un tipo de fibra que somos incapaces de digerir.

La fructosa también es un monosacárido, pero tiene una estructura diferente a la glucosa. Todas las frutas tienen fructosa, pero va acompañada de un montón de fibra, vitaminas y minerales. Por otro lado, para comerte una manzana, la tienes que morder, masticar bastantes veces y luego digerirla. Vaya, que sus 6 gramos de fructosa por cada 100 gramos de manzana son más que asumibles. Por comparar la cantidad de fructosa que hay por cada 100 gramos de alimento, los dátiles tienen 31 gramos, la sandía 3,5 gramos, el mango 2-4 gramos, el kiwi unos 5 gramos, las fresas 2-3 gramos, la piña 2 gramos... En cambio, una lata de refresco tiene 35 gramos de azúcar, y una parte es fructosa libre. Un vaso de zumo puede tener 20-30 gramos de azúcar (una parte es fructosa). Es poco probable que te comas cuatro naranjas de una sentada, pero bien te puedes beber el zumo exprimido con ellas.

La fructosa se absorbe, va al hígado y no necesita insulina para su procesamiento; sin embargo, no nos sirve para obtener energía, pues prácticamente de forma directa se transforma en triglicéridos, es decir, en grasas. Además, con la fructosa sucede una cosa curiosa, y es que aumenta los niveles de grelina en la sangre y reduce los de leptina. La grelina aumenta el apetito y la leptina lo inhibe. Por eso, si se toma mucha fructosa, no sólo no se calma el apetito, sino que además dan ganas de comer más.

La sacarosa o el azúcar de mesa está formada por la combinación de una molécula de glucosa con otra de fructosa. Por lo tanto, cualquier producto que tenga azúcar tendrá fructosa.

Insisto, no se debe demonizar la fruta por su contenido en fructosa. El problema no es la fruta entera, sino los refrescos, el azúcar líquido en general y los ultraprocesados, que tienen un montón de azúcar y fructosa.

Además, cualquier cosa que contenga grandes cantidades de cereales refinados como el trigo o el maíz tiene un montón de glucosas formando cadenas largas de almidón. Cuando ese almidón se rompe, da lugar a grandes cantidades de glucosa. La mayoría de las personas de nuestra sociedad no necesita esa cantidad de energía para su grado de actividad física.

Las grasas malas

Otro componente de la alimentación que nos inflama y nos enferma son los diversos tipos de aceites vegetales y margarinas que contienen muchísimos ácidos grasos omega-6, además de grasas trans. Estas últimas no existen de forma natural en los alimentos (con algunas excepciones), sino como un añadido industrial. Casi todas generan inflamación y son peligrosas para la salud cardiovascular. También pueden aumentar el riesgo de diabetes de tipo 2.

Desde abril de 2021 en Europa se ha limitado la cantidad de grasas trans en los alimentos a 2 gramos por cada 100.

En nuestra dieta, las grasas trans proceden de cuatro fuentes:

- Las producidas por la hidrogenación parcial de aceites vegetales.
- Las producidas durante los procesos de calentamiento.
- Las que ocurren de forma natural en fuentes de rumiantes.
- Las sintetizadas para su utilización como suplementos dietéticos.

Hay pequeñas cantidades de grasas trans que se producen en el rumen de los rumiantes como las vacas o las cabras. Algunas de nuestras bacterias también producen estas grasas, aunque su cantidad es prácticamente despreciable; la mayoría de las grasas trans que ingerimos son de origen industrial. Los productos que más grasas trans tienen son los de panadería, pastelería y confitería. En el proceso de fritura con aceites vegetales a altas temperaturas también se generan grasas trans.

Las grasas trans de origen industrial tienen diferentes efectos negativos en la salud. Curiosamente, las de origen natural presentes en la grasa de los lácteos de los rumiantes pueden ser hasta beneficiosas para la salud, por la presencia de isómeros de ácido linoleico conjugado (CLA), que tiene la capacidad de luchar contra la inflamación, reducir el riesgo de enfermedad cardiovascular e incluso se le han atribuido propiedades anticancerosas. Es por ello por lo que se dice que la naturaleza no hace grasas malas, sólo las hacemos los humanos.

¿Qué hacen las grasas trans industriales?

- Aumentan el riesgo de obesidad y favorecen la resistencia a la insulina.
- Predisponen a sufrir enfermedades cardiovasculares. De hecho, las grasas trans son las peligrosas desde el punto de vista de la salud cardiovascular (junto con el exceso de omega-6). La OMS estima que unas quinientas cuarenta mil muertes anuales pueden atribuirse a la ingesta de grasas trans procedentes de fuentes industriales. Las grasas trans de origen natural procedentes de rumiantes no se han asociado (o incluso podrían ser protectoras) a un aumento del riesgo de enfermedades cardiovasculares.
- Hay alguna evidencia controvertida sobre el efecto de las grasas trans industriales en los procesos de carcinogénesis.
- En muchos estudios se ha comprobado que las grasas trans industriales favorecen la presencia de inflamación crónica de bajo grado, con aumento de marcadores como la PCR y la IL-6.
- En cuanto a los efectos de las grasas trans sobre la microbiota, parece que las grasas trans naturales producidas por nuestra propia microbiota son beneficiosas para la salud; sin embargo, las grasas trans industriales son xenobióticos que producen disbiosis, es decir, aumentan las bacterias con efectos patógenos y disminuyen las bacterias beneficiosas, como las bifidobacterias.

La pregunta del millón es: ¿si son tan malas, para qué se usan? Pues para dar cierta textura y aspecto a los productos ultraprocesados, además de hacerlos durar más tiempo. Nada que ver con la salud.

¿Y qué pasa con el gluten?

El gluten es una proteína presente en el trigo, la cebada, el centeno y, por contaminación cruzada, también en la avena. Es la proteína que desencadena la celiaquía en las personas con predisposición genética.

Sobre el gluten y la celiaquía hablo de forma muy extensa en mi libro *¡Es la microbiota, idiota!*, por lo que no voy a repetirlo todo aquí. Si no te apetece leerlo, te recomiendo escuchar algunos pódcast sobre este tema.

Sin embargo, sí quiero dejar claras algunas cosas:

- El gluten no es necesario para alimentarse de forma saludable, aunque está presente de forma considerable en la alimentación de las sociedades WEIRD y es difícil comer fuera de casa evitándolo al cien por cien.
- La enfermedad celíaca es una patología multisistémica que puede afectar a cualquier órgano. Se trata de una entidad infradiagnosticada: la mayoría de los celíacos no saben que lo son. Para su diagnóstico no es suficiente determinar unos anticuerpos, pues el hecho de que sean negativos no descarta la celiaquía. Además, la celiaquía se asocia a otras enfermedades autoinmunes.
- Aunque no se sea celíaco, si se tiene una enfermedad autoinmune, hay evidencia suficiente como para realizar una estrategia individual para su retirada (de forma complementaria con otras medidas) y evaluar la evolución. Pero recuerda, primero siempre se debe descartar la celiaquía. Las personas con síntomas compatibles con sensibilidad al gluten no celíaca también deben retirarlo de su dieta tras un estudio diagnóstico completo.
- El gluten y el trigo pueden ser dañinos para las personas no celíacas, fundamentalmente porque aumentan la permeabilidad intestinal, es decir, dañan una de las primeras líneas de defensa, la barrera intestinal. Por otro lado, se sabe que el trigo en general puede provocar inflamación posprandial.
- ¿Significa esto que todo el mundo debe dejar de consumir trigo o gluten? No. Sin embargo, incluso aunque no se tenga

ningún problema con el trigo, reducir su consumo puede ser una buena idea, y cuando se coma, que sea como pan de masa madre de fermentación larga. Comer trigo entre tres y cinco veces al día todos los días no mejora la salud; en cambio, genera un embudo alimentario que desplaza otros alimentos necesarios para una alimentación completa en micronutrientes.

- Una dieta saludable sin gluten no consiste en asaltar la sección sin gluten del supermercado. Los productos ultraprocesados sin gluten son igual de malos que sus análogos con gluten, además de contener transglutaminasa microbiana, una sustancia dañina para la barrera intestinal cuya presencia en los productos de alimentación no es necesario declarar.

¿Otros cereales y lácteos?

Otros cereales o pseudocereales, aunque no contengan gluten, tienen unas proteínas que se parecen a él. Por eso en las personas celíacas o con patologías autoinmunes se debe realizar una valoración individualizada para ver hasta qué punto los toleran o no.

En cuanto a los lácteos, se debe distinguir entre:

- Intolerancia a la lactosa, que puede ser genética desde que se deja la lactancia materna. Otras veces se debe a una alteración de la microbiota, que se deberá solucionar.
- Los lácteos contienen caseína, una proteína que, sobre todo en las personas con autoinmunidad, puede generar inflamación y mal control de la patología. También puede tener efectos deletéreos en las personas con neuroinflamación. La sensibilidad a ella es muy individual.
- Además, en los productos mamíferos hay Neu5Gc, un tipo de azúcar que los humanos no tenemos pero que incorporamos en nuestras membranas celulares porque se parece a un azúcar nuestro. Por ejemplo, en la tiroiditis de Hashimoto hay más anticuerpos contra este azúcar que en la población general.

- Otros componentes de los lácteos como la butirofilina o los miRNA-148 bovinos también pueden generar algunos problemas.

¿Significa esto que no debemos tomar lácteos? No. Sin embargo, hay muchas personas que mejoran de ciertos dolores, molestias o su autoinmunidad si retiran la mayor parte de los lácteos de su dieta. Al cabo de un tiempo, quizá puedan consumirlos de forma ocasional en formas fermentadas.

Si te preocupa el calcio, has de saber que hay sociedades en las que no se consumen prácticamente lácteos, y sin embargo tienen menos osteoporosis que en otras en las que se toman muchos lácteos. Para mucha gente, el verdadero problema para su salud ósea no es el déficit de calcio, sino el de magnesio y el de las vitaminas D y K. Además, existen estupendas fuentes de calcio (con mayor biodisponibilidad) que las lácteas.

LA MEJOR ALIMENTACIÓN

Hoy en día muchas personas se definen según el tipo de dieta que llevan a cabo: vegetariana, vegana, flexitariana, ovolactovegetariana, pescovegetariana, pescomediterránea, cetogénica, carnívora, dieta paleo con o sin lácteos, comida real...

Pero ¿cuál es la mejor? Pues depende. En su libro *Réquiem por una pirámide*, Ismael Galancho dice: «No hablo de una única pirámide, hablo de una pirámide para cada persona», lo cual comparto plenamente. En su pirámide, el contexto personal está en la base.

Aun así, a continuación revisamos alguna propuesta interesante, sabiendo que estamos generalizando.

La dieta pescomediterránea

Confieso que yo soy particularmente fan de la dieta pescomediterránea o de la adaptación que corresponda al lugar geográfico donde viva la persona. En este tipo de alimentación, en la base encontramos verduras de todo tipo, junto a tubérculos, frutos secos, frutas y aceite de oliva; por encima están los pescados, crustáceos y moluscos; en el siguiente nivel encontramos los huevos, los productos lácteos fermentados y las aves, y arriba del todo se posiciona la carne de mamíferos. Además, se recomienda un ayuno intermitente, con una duración del ayuno nocturno de dieciséis horas. En esta pirámide pescomediterránea no se mencionan de forma específica las setas, pero si las añadimos, constituiría una propuesta de alimentación saludable óptima para la mayoría de la población. Y sería magnífica si le añadimos alimentos fermentados.

La justificación de esta propuesta se basa en varios preceptos. En primer lugar, en el hecho de que los seres humanos somos omnívoros y estamos adaptados para obtener calorías y nutrientes tanto de las fuentes animales como de las vegetales. Por otro lado, se ha comprobado que, en general, los pescovegetarianos tienen menores riesgos de mortalidad por cualquier causa que las personas con otros estilos de alimentación.

Se trata de una dieta rica en plantas y nueces. El pescado y otros alimentos de origen marino son la principal fuente de proteína animal. Y además, el aceite de oliva virgen extra tiene un papel principal para la obtención de grasas, junto con algunos lácteos fermentados y los huevos.

Los productos de origen marino se incorporan fundamentalmente porque contienen vitaminas, proteínas y ácidos grasos omega-3, que son necesarios para una buena salud cardiovascular y un adecuado funcionamiento del sistema inmunitario.

A su vez, el aceite de oliva virgen extra tiene un perfil de grasas saludable y contiene los polifenoles de las aceitunas.

En cuanto a las nueces y semillas, son ricas en grasas insaturadas, fibra, proteínas, polifenoles, fitoesteroles y tocoferoles. Su consumo se asocia a una disminución de la incidencia de la mortalidad por enfermedades cardiovasculares.

Por otro lado, se incorporan las legumbres, que son fuente de proteína vegetal, folato y magnesio, junto a la fibra, que tiene un efecto beneficioso en la microbiota. Las semillas que se añaden en esta pirámide también son fuente de fibra, minerales, vitaminas y polifenoles.

Los lácteos fermentados están incluidos por ser fuentes de proteínas, minerales, probióticos y vitamina D. En cuanto a los huevos, se incluyen por contener todos los aminoácidos esenciales, además de minerales como selenio, fósforo, yodo, zinc, vitaminas (A, D, B2, B12, niacina) y carotenoides, como luteína y zeaxantina.

En esta propuesta se incluyen pequeñas cantidades de cereales o granos integrales, además de café y té, y también podríamos añadir el chocolate. No se recomienda específicamente consumir alcohol, aunque si alguien lo hiciera, debería ser vino tinto y nunca más de una copa (en el caso de las mujeres) o dos (en el caso de los hombres). En cualquier caso, en general no se debe recomendar el consumo de alcohol; la gente ya bebe sin que se la anime a ello.

Si la mayoría de la población de forma global adoptara este estilo de alimentación, es previsible que mejoraran muchos parámetros de salud poblacionales e individuales. Disminuiría la obesidad y la resistencia a la insulina, y por lo tanto las patologías cardiovasculares. Además, es una dieta que podríamos calificar de antiinflamatoria y prebiótica.

La individualización es clave

A pesar de lo que he dicho en el punto anterior, puede que la dieta pescomediterránea no sea la ideal para ti. ¿Por qué? Porque somos individuos únicos, cada uno con nuestra genómica y nuestra microbiota, nuestras preferencias particulares y puede que algún problema particular que requiera de un ajuste.

Por ejemplo, quizá consideres que no quieres usar ningún tipo de fuente animal en tu alimentación y que optes por una alimentación vegana. En tal caso, lo ideal es que te informes sobre cómo adaptar la alimentación vegana a tu caso particular. Además de suplementarte con vitamina B12, probablemente necesites DHA. La ingesta de proteínas también se debe ajustar muy bien, sobre todo si haces mucho ejercicio físico. Una dieta vegana puede ser muy sana o tremendamente perjudicial si se realiza a base de ultraprocesados veganos.

Si padeces de alguna patología autoinmune, probablemente te beneficies de retirar los productos lácteos durante un tiempo para ver la respuesta, y es posible que los cereales no te vengan bien del todo, salvo tal vez el pseudocereal trigo sarraceno. En cualquier caso, recuerda siempre descartar la celiaquía antes de retirar los cereales con gluten. Incluso las legumbres pueden generar problemas en algunas personas, sobre todo si no se remojan, se cuecen lo suficiente o germinan. Muchas personas con patologías autoinmunes consiguen mejorías interesantes con dietas del estilo «paleo», aunque ésta es una denominación más comercial que otra cosa. Puede ser una vía a explorar; son diferentes patrones de alimentación, cada uno con sus características particulares.

La dieta cetogénica cada vez tiene más adeptos y puede realizarse de muchas maneras. Hay dietas keto «sucias», en las que uno se atiborra a postres keto y carnes ultraprocesadas, y dietas cetogénicas muy saludables con un excelente perfil nutricional. Hay personas que siguen este tipo de alimentación de forma continua y otras que la realizan algunas semanas una o dos veces al año para ganar flexibilidad metabólica.

Respecto a la frecuencia de ingestas en los adultos, lo ideal es que el ayuno nocturno dure al menos doce o trece horas y que la cena sea al menos cuatro horas antes de acostarse (mínimo dos horas). El ayuno nocturno puede ser más largo y el número de comidas al día puede variar entre una y tres. Eso sí, idealmente las comidas se llevarán a cabo siempre más o menos a la misma hora para tener unos ritmos circadianos regulares.

El ayuno intermitente, es decir, alargar el ayuno nocturno más allá de esas doce o trece horas fisiológicas, es una opción magnífica para conseguir algunos beneficios en la salud, pero no es obligatorio. Por otro lado, no es recomendable (sin supervisión estrecha) en las personas con antecedentes de trastornos de la conducta alimentaria y tampoco en caso de porfiria aguda intermitente. En el caso de una diabetes tratada con fármacos se debe ser muy cuidadoso con la dieta y recurrir a un profesional para el tratamiento nutricional.

Como ya comentaba en *¡Es la microbiota, idiota!*, hay muchísima ideología en la forma en que comemos. Y yo también me incluyo, pues también como todos los días y he recorrido un largo camino hasta encontrar lo que me funciona. Te animo a encontrar la forma de alimentarte y nutrirte que se adapte mejor a tus circunstancias, lo cual no tiene que ser necesariamente lo mismo que le vaya bien a tu pareja o amigos. Quizá a uno le funciona estupendamente comer una o dos veces al día con un patrón muy bajo en hidratos, a otro comer tres veces con muchas plantas, pescado y nada de carne, y a otro le sienta genial algo de pan de masa madre en el desayuno.

RESUMEN

Ahora añadiré algunas referencias a libros sobre formas de alimentarse y nutrirse. El objetivo de tu alimentación es:

- Reducir y eliminar la inflamación crónica.
- Equilibrar la microbiota.
- Conseguir un aporte adecuado de macro- y micronutrientes.
- Sanar la barrera intestinal y evitar el exceso de permeabilidad.
- Comer para vivir, no vivir para comer, y disfrutar el camino.

Y esto se consigue con:

- Comida real, pocas etiquetas, menos códigos de barras, muchos colores, y una pirámide personalizada para ti. O un plato como modelo, si se prefiere.
- Más mercado y cocina, menos supermercado y comida a domicilio.
- Movimiento para conseguir el alimento.

En lo personal, me gusta el siguiente lema:

> Vive y deja vivir, come y deja comer, aprende lo que te va bien a ti y no juzgues el camino de otras personas, no estás en sus zapatos.

PARA SABER MÁS

Libros:

- Galancho Reina, I., *Réquiem por una pirámide*, Círculo Rojo, 2020.
- Este libro es un clásico: Seignalet, J., *La alimentación, la tercera medicina*, Integral, 2014.
- Sobre alimentación prebiótica: Gillioz, M., *Happy Food Therapy*, Lunwerg (Planeta), 2021.
- Dieta vegetariana: Martínez Argüelles, L., *Vegetarianos con ciencia*, Arcopress, 2016.
- Dieta *low carb*/keto: Hyman, M., *Come grasa y adelgaza*, Grijalbo, 2016.
- Dieta «paleo»: Wolf, R., *La solución paleolítica*, Victory Belt Publishing, 2011.
- Ayuno intermitente: Fung, J., y Moore, J., *La guía completa del ayuno*, EDAF, 2019.

14

De la vitamina A al zinc: el ABC de un sistema inmunitario sano

En esta parte he querido revisar de forma resumida algunos micronutrientes importantes para el buen funcionamiento del sistema inmunitario. No están todos los que son, pero sí son todos los que están.

Las vitaminas son compuestos esenciales y que necesitamos en pequeñas cantidades para que nuestro cuerpo funcione de manera óptima. Algunas de ellas son fabricadas por la microbiota (vitaminas B1, B3, B6, B12 y K, y ácido fólico), aunque también necesitamos de su ingesta mediante la dieta.

El descubrimiento de cada vitamina fue tan importante en su momento, que muchos de los científicos involucrados en ello recibieron un Premio Nobel.

Muchos minerales también son esenciales para el buen funcionamiento del sistema inmunitario. De nuevo, revisaremos los más importantes, pero otros no incluidos aquí también son importantes, como el manganeso, el yodo, el cobre o el molibdeno.

Por último, mencionaré algunas herramientas de suplementación que podemos utilizar en diversas patologías. De algunas ya he hablado en el capítulo 10, por lo que no las volveré a mencionar aquí, como la glutamina y la arginina.

Sobre los inmunobióticos, probióticos que pueden tener una acción más específica sobre el sistema inmunitario, hablaré de forma específica en el capítulo 15.

De nuevo quiero dejar claro que los suplementos son una ayuda para mejorar el funcionamiento del organismo, pero la alimentación, el ejercicio físico y otros hábitos saludables son la base de una buena salud. Sustituir los fármacos por un montón de suplementos no hace que una persona que come mal, no se mueve, no duerme lo suficiente y nunca sale al campo esté en un buen estado de salud.

Por otro lado, no te animo a autosuplementarte, salvo que seas un profesional de la salud y sepas lo que haces. Las vitaminas, los minerales, la fitoterapia, los probióticos, las setas medicinales... son herramientas terapéuticas magníficas bien usadas, a las dosis apropiadas y con los tiempos correctos, pero algunos pueden tener contraindicaciones, interacciones (entre ellos o con fármacos) e incluso efectos adversos. Como norma general, hay que tener especial cuidado en los niños, durante el embarazo y la lactancia, y en las personas que toman fármacos. Las sustancias «naturales» tienen efectos reales en nuestro organismo, por lo que se deben usar con conocimiento y de manera personalizada.

VITAMINA A

¿Qué es?

Se entiende por vitamina A todo un conjunto de compuestos orgánicos nutricionales, como el retinol, el retinal o el ácido retinoico, además de carotenoides como el betacaroteno, que son provitaminas.

La vitamina A es un micronutriente lipofílico y liposoluble, lo que significa que se disuelve en las grasas. La conseguimos con la alimentación y la absorbemos en el intestino delgado, y de ahí se transporta al hígado.

Ya los antiguos egipcios sabían que las personas que tenían problemas de visión por la noche podían mejorarla si consumían hígado. Hoy sabemos que es así porque el hígado contiene mucha vitamina A y ésta es muy importante para una correcta función de la retina. Esto fue descubierto a principios del siglo XX por Frederick Hopkins, a quien más tarde otorgaron el Premio Nobel por su descubrimiento, aunque otros investigadores ya la encontraron de forma más o menos simultánea.

¿Dónde está?

En los alimentos encontramos fundamentalmente dos tipos de vitamina A:

- La vitamina A preformada o retinol es la de origen animal, abundante sobre todo en el hígado (bacalao, ternera...), aunque también se encuentra en la mantequilla o la leche.
- Los carotenoides son las provitaminas de origen vegetal, que luego se transforman en nuestro cuerpo en retinol. Son muy abundantes en los alimentos de color naranja, rojo o amarillo, como el boniato, la zanahoria o la calabaza.

¿Qué hace?

De forma general, la vitamina A es importante para la vista, en concreto para la retina. Además, el ácido retinoico regula la transcripción de muchos genes. Otras funciones son el desarrollo embrionario y la reproducción, el metabolismo del hueso y la salud de los dientes, la formación de las células de la sangre, la salud de la piel y todas las mucosas.

Funciones en el sistema inmunitario:

- Mantenimiento de la integridad funcional y estructural de las células en las barreras como el intestino, la piel y el tracto respiratorio.
- Permite que en el intestino haya células productoras de IgA y linfocitos T (para la respuesta inmunitaria intestinal).
- Reduce los efectos tóxicos de los radicales libres de oxígeno.
- Ayuda a mantener la integridad de las uniones estrechas en el intestino.
- Regula el número y la función de las células NK.
- Contribuye a la actividad fagocítica y oxidativa de los macrófagos.
- Regula la producción de interferón gamma.
- Ayuda a regular la producción de IL-2 y TNF-alfa.
- Participa en el desarrollo de la diferenciación de los linfocitos Th1 y Th2.
- Fundamental para la conversión de los linfocitos T *naive* en linfocitos T reguladores.
- Ayuda a mantener la respuesta mediada por anticuerpos de los linfocitos Th2.
- Participa en la función normal de los linfocitos B para generar anticuerpos.
- Es importante para la producción de IgA en la respuesta a antígenos polisacarídicos bacterianos.

Por desgracia, el déficit de vitamina A es frecuente en los países desfavorecidos. Es la primera causa de ceguera infantil en muchas zonas del mundo por la xeroftalmia, que puede llegar a producir perforación de la córnea. Se estima que entre medio y un millón de niños sufren este problema cada año, de los cuales la mitad pueden quedarse ciegos para siempre. Además, muchos de ellos fallecen porque no les funciona bien el sistema inmunitario. Por ejemplo, su déficit aumenta la mortalidad del sarampión entre los no vacunados.

¿Cuánta necesitamos?

Como pasa con otros micronutrientes, las recomendaciones de ingesta diaria dependen de la edad y el sexo de la persona, y en el caso de la mujer, también de si está embarazada o dando el pecho. Así, las recomendaciones varían entre los 350 µg (microgramos) al día para los niños de uno a tres años hasta los 750 µg para los hombres adultos. Una mujer lactante necesita una mayor cantidad. La equivalencia es de 300 µg = 1.000 UI.

El beta- y el alfacaroteno se tienen que transformar a retinol. Unos 12 µg de betacaroteno dan lugar a 1 µg de retinol, y 24 µg de alfacaroteno equivalen a 1 µg de retinol.

Las mujeres embarazadas deben ser especialmente cuidadosas en recibir suficiente cantidad de vitamina A por la alimentación. Sin embargo, un exceso (procedente de suplementación) es peligroso, ya que puede producir malformaciones en el feto.

Se podría pensar que en nuestra sociedad no deberíamos tener problemas con la vitamina A; sin embargo, hay evidencia de que el 74 por ciento de la población española no toma suficiente vitamina A. Por lo tanto, en un gran número de personas quizá el sistema inmunitario no esté funcionando de forma adecuada por este déficit.

La vitamina A es liposoluble, lo que significa que, si se toma en demasiada cantidad, puede llegar a acumularse en el cuerpo. Es difícil que solamente por la alimentación se llegue a tener una ingesta excesiva de vitamina A. Esto sucede con dosis muy elevadas, que en general sólo ocurren con la toma de suplementos de forma excesiva y prolongada.

En consecuencia, no es recomendable tomar suplementos de vitamina A sin que nos lo indique un profesional sanitario actualizado. Los niveles de vitamina A se pueden medir en sangre, aunque la única forma de saber exactamente cómo están las reservas sería midiéndolas en el hígado, cosa habitualmente poco factible.

Comiendo hígado ocasionalmente ya tenemos bastante vitamina A. Además, el consumo de zanahorias y de los otros alimentos comentados también nos ayudará a tener una cantidad adecuada de este micronutriente.

VITAMINAS DEL GRUPO B

Todas las vitaminas del grupo B son hidrosolubles, es decir, si hay un exceso, se eliminan por la orina (hasta un cierto punto), aunque por el mismo motivo se pueden perder en el agua de cocción de los alimentos que las contienen.

Se nombran con números según el orden en que fueron descubiertas. Son varias vitaminas relacionadas con el metabolismo celular. Algunas sustancias que inicialmente se consideraron vitaminas del grupo B ya no entran en esta categoría, por eso tenemos las vitaminas B1, 2, 3, 5, 6, 7, 9 y 12. La antes llamada B8 es el inositol, y la B11, la carnitina, por ejemplo, pero ya no se consideran vitaminas como tales.

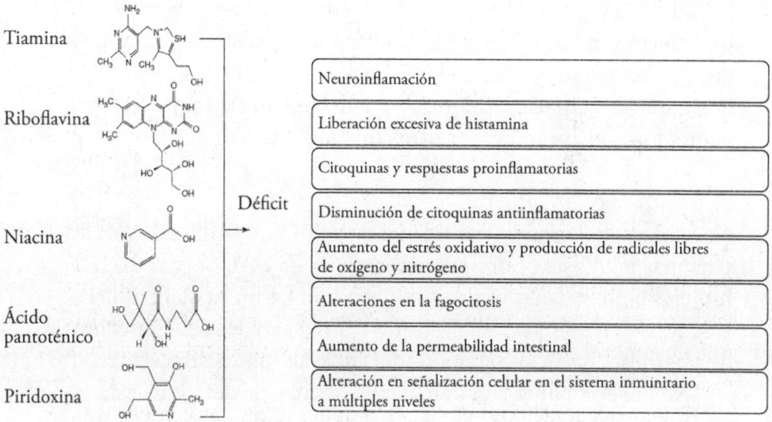

Figura 24. Efectos del déficit de las cinco primeras vitaminas del grupo B sobre el sistema inmunitario.

Vitamina B1 o tiamina

¿Qué es?
La vitamina B1, también llamada tiamina, se absorbe en el intestino delgado (con mayor facilidad en presencia de vitamina C y folato); sólo se almacena una pequeña cantidad en el hígado y el músculo. Tiene una vida media corta en el organismo, por eso se requiere una ingesta continuada de esta vitamina en la dieta.

¿Dónde está?
Se encuentra en legumbres, frutos secos, cereales integrales, huevos, vísceras y carnes. En algunos productos procesados se añade esta vitamina. El cocinado de un alimento o cualquier tipo de procesamiento en general hace que se reduzca el contenido de tiamina de ese alimento en concreto.

¿Qué hace?
La tiamina es importante en el metabolismo energético, y por lo tanto en el crecimiento, el desarrollo y la función de las células. Actúa de una forma sinérgica con otras vitaminas del grupo B en lo que respecta al sistema inmunitario, como vemos en la figura 24 (que indica cómo afecta su déficit a nuestras defensas).

El déficit grave causa una enfermedad denominada beri-beri, que afecta fundamentalmente al sistema nervioso o cardiovascular. En las personas alcohólicas puede causar otro cuadro muy grave que se llama síndrome de Wernicke-Korsakoff, que afecta a la memoria, el aprendizaje y otras funciones cerebrales.

¿Cuánta necesitamos?
No necesitamos grandes cantidades de tiamina en el día a día. En las personas adultas, la cantidad necesaria es de 1,1-1,2 mg al día. Las mujeres embarazadas y lactantes necesitan 1,4 mg al día. Las necesidades de los niños varían desde los 0,2 mg para los bebés menores de seis meses hasta los 0,9 mg al día entre los nueve y trece años.

No debería haber con demasiada frecuencia déficit de esta vitamina si se sigue una dieta adecuada, el intestino funciona bien y no se consume alcohol.

En general, el déficit grave aparece en situaciones como el alcoholismo o la anorexia, después de algunas cirugías gastrointestinales o por dietas insuficientes o desequilibradas de larga duración. En estos casos se deben utilizar dosis altas, de varios cientos de miligramos al día, para solucionar el déficit de forma rápida.

Vitamina B2 o riboflavina

¿Qué es?

Si alguna vez has tomado multivitamínicos y luego te salía la orina muy amarilla es por la presencia de esta vitamina. *Flavum* significa «amarillo» en latín.

¿Dónde está?

La riboflavina se halla sobre todo en productos lácteos, verduras, huevos y carne.

¿Qué hace?

Como otras vitaminas del grupo B, también es importante en la producción de energía en el organismo, y por lo tanto necesaria para la función, el crecimiento y el desarrollo de las células. Además, tiene un papel crucial en el metabolismo de las grasas, los fármacos y los esteroides. Adicionalmente, la riboflavina tiene actividad antiinflamatoria y antioxidante.

Cuando hay déficit de esta vitamina, puede provocar inflamación de la mucosa de la boca (estomatitis), migrañas y alteraciones del funcionamiento cerebral, que pueden llevar incluso a la depresión y trastornos de la personalidad.

Para que funcionen bien las vitaminas B3 y B6 necesitan de la riboflavina.

¿Cuánta necesitamos?

Las necesidades de riboflavina son de 1,2 mg por día en las mujeres y de 1,5 mg por día en los varones. Estas cifras aumentan a 1,4 mg en las mujeres embarazadas y a 1,6 mg en las lactantes. En los niños, como siempre, las necesidades dependen de la edad: desde los 0,4 mg para los bebés de menos de seis meses hasta los 1,3 mg para los niños entre nueve y trece años.

Su deficiencia de forma aislada es rara, pues suele ocurrir en combinación con el déficit de otras vitaminas, como sucede en el alcoholismo o la anorexia. Las personas físicamente muy activas puede ser que tengan unos requerimientos ligeramente mayores de lo habitual.

En el caso de las migrañas, hay evidencia de que su uso a dosis altas (400 mg/día) ayuda a reducir la frecuencia de los ataques de migraña. En algunas situaciones con ciertos polimorfismos genéticos también puede ser necesaria una mayor cantidad de riboflavina y otras vitaminas del grupo B.

Vitamina B3 o niacina

¿Qué es?

La vitamina B3, también llamada niacina, en el cuerpo se utiliza como nicotinamida (NAD+). Es muy importante para el equilibrio redox del cuerpo (son los fenómenos de oxidación y reducción). No tiene nada que ver con la nicotina del tabaco, aunque el nombre sea similar.

Se descubrió en 1867. También se la ha llamado vitamina PP, porque es el factor de prevención de la pelagra, la enfermedad que aparece cuando hay un déficit de vitamina B3. Esta patología consiste en dermatitis, diarrea, alteraciones de la memoria y cansancio, y es mortal si no se trata a tiempo.

La historia de esta enfermedad es curiosa. En un principio se creía que era una enfermedad infecciosa, aunque ya a principios del siglo XVIII un médico español, el doctor Casal, pensaba que era un problema de la dieta. Sin embargo, ni al doctor Casal ni al doctor Goldberger, quien luchó durante quince años por defender la teoría del origen dietético de la pelagra, les hicieron mucho caso. No fue hasta principios del siglo XX que se aceptó esta teoría como válida. Por aquel entonces hubo una epidemia que afectó a tres millones de personas en Estados Unidos, de las cuales fallecieron más de cien mil. Además, muchas personas tuvieron secuelas, como demencia.

¿Dónde está?
La niacina está sobre todo en la carne de aves de corral, la ternera y los pescados rojos, pero también en algunos productos vegetales como los frutos secos y las legumbres. La niacina presente en los cereales es menos biodisponible que la que está en los productos de origen animal. Los alimentos que contienen triptófano, un aminoácido, también se consideran en cierta manera una fuente de niacina, porque el triptófano se puede convertir en el cuerpo en niacina.

¿Qué hace?
Más de cuatrocientas enzimas necesitan NAD para llevar a cabo diferentes tipos de reacciones en el cuerpo. El NADP es otra coenzima derivada de la niacina. Estas dos sustancias son necesarias para el metabolismo energético y el ATP, la moneda de intercambio energético en el cuerpo. Además, son importantes para mantener la integridad del material genético, controlar la expresión de diferentes genes, la comunicación entre las células, la síntesis de colesterol y ácidos grasos, además de diversas funciones antioxidantes en las células.

La niacina participa de las funciones generales de las vitaminas del grupo B para el sistema inmunitario, y es importante para las mucosas, que en casos de déficit de niacina se inflaman y atrofian.

¿Cuánta necesitamos?
Los adultos necesitan entre 14 y 16 mg al día, y, como siempre, las mujeres embarazadas y lactantes tienen unas necesidades un poco mayores, de hasta 18 mg al día. Los niños precisan entre 2 y 12 mg al día según su edad.

En general, con una dieta variada hay suficiente ingesta de niacina o triptófano, aunque la anorexia, el consumo de alcohol o las dietas desequilibradas pueden provocar cierta deficiencia.

Sustancias como el ácido nicotínico o la nicotinamida ribósido se pueden usar en dosis más altas en circunstancias concretas de salud. Esta última se está estudiando en investigaciones sobre la longevidad, porque el NAD es crítico para la estabilidad del genoma.

Vitamina B5 o ácido pantoténico

¿Qué es?

A la vitamina B5 también se la llama ácido pantoténico porque «está en todas partes» (*pantothen*).

¿Dónde está?

Se encuentra sobre todo en las vísceras de animales, además de en pescados, mariscos, lácteos, huevos, aguacates, brócoli, legumbres, setas y boniatos. El procesamiento de los cereales, y el congelado y enlatado de los alimentos provocan que pierdan una parte de su vitamina B5.

¿Qué hace?

Su principal función es la síntesis de la coenzima A y de la proteína portadora de acilo necesaria para sintetizar grasas. Estas sustancias son fundamentales para multitud de procesos metabólicos para todas las formas de vida.

Si faltara esta vitamina habría síntomas de alteraciones sensitivas en brazos y piernas, dolores de cabeza, fatiga, irritabilidad, alteraciones del sueño y trastornos gastrointestinales con anorexia.

¿Cuánta necesitamos?

Se recomienda una ingesta de 5 mg cada día en los adultos, y entre 6 y 7 mg en el embarazo y la lactancia, respectivamente. Como siempre, las ingestas necesarias varían con la edad en los niños, desde los 1,7 mg en los menores de seis meses hasta los 4 mg en los niños entre nueve y trece años.

Su déficit es raro, aunque se ha descrito en casos de desnutrición muy grave. Si hubiera falta de esta vitamina, habitualmente también habrá déficit de otros micronutrientes, por lo que sería muy difícil saber exactamente a qué se deben los síntomas que puede haber.

En general, no suele ser necesario suplementar de forma aislada esta vitamina y suele incluirse en cantidades más que suficientes en los típicos multivitamínicos.

Vitamina B6 o piridoxina

¿Qué es?

La vitamina B6 es un grupo de tres compuestos químicos: piridoxina, piridoxal y piridoxamina.

¿Dónde está?

La vitamina B6 está en el pescado, el hígado de ternera y otras vísceras, en el pavo y el pollo, las patatas y otros tubérculos con almidón, y las frutas no cítricas. Un solo plátano contiene 0,4 mg de vitamina B6. Se encuentra también en cereales fortificados, aunque parece que en una forma menos biodisponible.

¿Qué hace?

La forma activa es el fosfato de piridoxal, necesaria para el funcionamiento de muchas enzimas del metabolismo de neurotransmisores, la producción de energía, la fabricación de anticuerpos y glóbulos rojos. También es importante para que se absorban y funcionen bien la vitamina B12 y el magnesio. Interviene en la síntesis de material genético y en la formación de la mielina, que protege los axones de las neuronas. Además, es importante en las reacciones de metilación, la gluconeogénesis y la glucogenólisis.

Su deficiencia se asocia con anemia, dermatitis con grietas en los ángulos de la boca e inflamación de la lengua, aunque también habrá alteraciones del estado de ánimo y de la función del sistema inmunitario.

Funciones en el sistema inmunitario:

- Regula la inmunidad intestinal modulando la migración de los linfocitos al intestino.
- Es necesaria en la síntesis y el metabolismo de los aminoácidos necesarios para la fabricación de citoquinas.
- Ayuda a regular la inflamación.
- Es necesaria para la proliferación, diferenciación, maduración y actividad de los linfocitos.
- Mantiene la respuesta de las células NK.

¿Cuánta necesitamos?

Los adultos necesitan 1,3 mg de vitamina B6 al día, las mujeres embarazadas 1,9 mg y las mujeres lactantes 2 mg. Los niños tienen unas necesidades variables entre los 0,1 mg de los bebés pequeños hasta 1 mg de los niños entre nueve y trece años.

Es raro que haya un déficit aislado de vitamina B6, pues en general, si falta esta vitamina, es porque también faltan otras vitaminas del grupo B. También es infrecuente que una persona sana con una dieta variada tenga falta de vitamina B6. Su déficit puede darse en enfermedades renales o problemas de malabsorción, como pasa en la celiaquía o la enfermedad inflamatoria intestinal. También se ha visto que en las enfermedades autoinmunes puede haber niveles bajos de vitamina B6.

En general, es difícil tomar demasiada vitamina B6 porque es una vitamina hidrosoluble, aunque la ingesta crónica de 1 a 6 gramos de vitamina B6 al día durante más de un año puede provocar una neuropatía y otros síntomas de toxicidad, pero es una dosis muy por encima de la que encontramos en cualquier suplemento.

Vitamina B7 o biotina

¿Qué es?

Esta vitamina del grupo B tiene una historia curiosa. Se descubrió en 1916, cuando dos investigadores, Bateman y Margaret Boas, observaron que tomar muchas claras de huevo crudas provocaba toxicidad en animales de laboratorio. Más tarde, ella denominó síndrome de lesión de clara de huevo al cuadro que tenían los animales que sólo tomaban claras, los cuales presentaban dermatitis, perdían el pelo y no podían coordinar bien los movimientos. En cambio, ingerir hígado y levadura protegían a los animales de ese síndrome. En 1931, el bioquímico György llamó al factor protector vitamina H. El nombre de biotina se puso más tarde. El problema con el huevo es que la avidina no cocinada impide la absorción de la biotina.

¿Dónde está?
La biotina se encuentra en la yema de huevo, el hígado y diversas levaduras, además de en la coliflor, las setas, la patata, el plátano, las uvas, las almendras...

¿Qué hace?
Como otras vitaminas del grupo B, es importante en diversas reacciones metabólicas, además de regular la expresión de muchos genes. Es importante también para mantener en condiciones adecuadas la piel, el pelo y las mucosas.

En cuanto al sistema inmunitario, hay estudios en los que se ha comprobado que un déficit de esta vitamina altera la función inmunitaria, sobre todo de las células T y NK, además de favorecer la secreción de citoquinas proinflamatorias.

¿Cuánta necesitamos?
En general, se considera que 30 µg al día de biotina es suficiente en los adultos, aunque las mujeres embarazadas o lactantes requieren 35 µg. Los bebés pequeños necesitan 5 µg al día, y los niños entre los nueve y trece años, entre 20 y 25 µg. Es difícil tomar demasiada biotina, aunque se han dado suplementos con hasta 200 mg al día sin problemas de toxicidad. Un suplemento de biotina sola suele contener entre 100 y 1.000 µg (es decir, hasta 1 mg), y los multivitamínicos estándar no llegan a los 100 µg.

Sería raro tener un déficit aislado de biotina, pero puede suceder en casos de dietas desequilibradas, problemas intestinales graves o alcoholismo.

Vitamina B9 o folato

¿Qué es?
El folato también se llama vitamina B9. El nombre viene de la palabra latina *folium*, porque se encontró por primera vez en las hojas de la espinaca, que es muy rica en folatos.

¿Dónde está?

El folato está sobre todo en las verduras de hoja verde de color oscuro, frutas, frutos secos, alubias y guisantes, pescado, marisco, huevos, lácteos, carne, pollo y cereales.

Los alimentos con más folato son las espinacas, el hígado, el espárrago y las coles de Bruselas. Además, muchos alimentos procesados contienen folato fortificado en forma de ácido fólico.

¿Qué hace?

El folato es receptor y donante de grupos metilo, y la metilación es crítica para el metabolismo de los ácidos nucleicos y los aminoácidos. Por eso los folatos son importantísimos para la división de las células, la formación de las células de la sangre, tener unos niveles normales de homocisteína, que se dividan las células de forma normal, el crecimiento de los tejidos en el embarazo, la síntesis normal de aminoácidos y el funcionamiento normal del metabolismo del sistema inmunitario.

Funciones en el sistema inmunitario:

- Esencial para la supervivencia de las células T reguladoras en el intestino delgado.
- Mantiene o acentúa la actividad citotóxica de las células NK.
- Importante en la respuesta inmunitaria mediada por Th1.
- Importante para la producción de anticuerpos.

Unos niveles insuficientes de folato se asocian a una alteración en la citotoxicidad por células NK y la hipersensibilidad tardía. También se deprime la proliferación de los linfocitos T en general, y de los linfocitos T citotóxicos en particular. Como también se altera la síntesis de timidina y purinas, habrá un trastorno en la secreción de inmunoglobulinas y una disminución de la respuesta de los anticuerpos. Si se suplementa con folato cuando está deficitario, mejora la inmunidad innata en las personas ancianas, la actividad de las células NK y la respuesta Th1.

¿Cuánta necesitamos?

Las personas adultas necesitan 400 µg de folato al día, aunque esta cifra aumenta hasta los 600 µg en las mujeres embarazadas y lactantes. Los niños pequeños necesitan una cantidad variable, entre los 65 µg de un bebé menor de seis meses hasta los 270 µg de los niños entre los diez y trece años.

El 75 por ciento de los niños de nueve a doce años en España no toman suficiente folato, cifra que aumenta al 96 por ciento en los adolescentes y adultos.

Es raro que haya un déficit aislado de folato, pues normalmente se asocia a otros déficits nutricionales por dieta inadecuada, alcoholismo y diversas situaciones en las que hay problemas de malabsorción.

Se pueden medir sus niveles en sangre para detectar el déficit, en cuyo caso se podría suplementar durante un tiempo, aunque lo ideal es realizar una alimentación con suficiente folato. Incorporando verduras de hoja verde todos los días en la alimentación conseguiremos tener una ingesta adecuada de este micronutriente esencial.

Vitamina B12 o cobalamina

¿Qué es?
Esta vitamina contiene en su molécula cobalto, que le da un color rojo, por eso también se llama cobalamina. Fue descubierta por Whipple, Minot y Murphy, ganadores del Premio Nobel de Medicina de 1934, quienes descubrieron que el jugo de hígado curaba la anemia perniciosa. En realidad, fue una mujer, Mary Shorb, quien, junto con otros dos químicos, consiguió aislar la vitamina B12. Esta vitamina y sus análogos (corrinoides) son producidos por muchos géneros de bacterias, pero los hongos, las plantas y los animales no podemos sintetizarla.

Hay diferentes tipos de cobalamina, aunque la metilcobalamina y el 5-deoxiadenosilcobalamina son las formas metabólicamente activas de la vitamina B12. La hidroxicobalamina y la cianocobalamina se vuelven activas cuando se convierten en las formas anteriores.

¿Dónde está?

Está presente en muchos alimentos de origen animal: el pescado, la carne tanto de mamíferos como de aves, los huevos y los productos lácteos. Los alimentos de origen vegetal no contienen vitamina B12, excepto si son fortificados.

¿Qué hace?

La vitamina B12 tiene muchas funciones. Por ejemplo, es necesaria para producir material genético y, entre otras células, forma los glóbulos rojos. También es importante para el sistema nervioso. Junto con la vitamina B6 y el folato, mantiene unos niveles adecuados de homocisteína en sangre, y esto es importante para la salud cardiovascular. Además, la microbiota utiliza la vitamina B12 como cofactor para muchas vías metabólicas importantes.

Funciones en el sistema inmunitario:

- Participa como inmunomodulador en la inmunidad celular y en las células citotóxicas.
- Facilita la producción de linfocitos T.
- Regula la ratio entre los linfocitos T *helper* y los citotóxicos.
- Es importante para la producción de anticuerpos como cofactor del folato.
- Es necesaria para la expansión clonal óptima de las células memoria.

Pero ¿qué sucede en el sistema inmunitario si hay déficit de vitamina B12? Pues que habrá una supresión de la actividad de las células NK y una respuesta disminuida de hipersensibilidad retardada. Además, hay una reducción significativa en las células de la inmunidad celular, y cambian las proporciones entre los linfocitos T citotóxicos y los *helper*. Cuando falta vitamina B12 está disminuida la proliferación de los linfocitos T y el número total de linfocitos. Además, se impide una respuesta adecuada de los anticuerpos.

La vitamina B12 se puede almacenar en el cuerpo, y por eso su déficit puede tardar tiempo en manifestarse. Antes de que aparezca la anemia con glóbulos rojos grandes, típica de esta situación, puede haber otros síntomas como trastornos del estado de ánimo y neurológicos, alteraciones en los nervios (sobre todo de las piernas) o desequilibrios en el funcionamiento del sistema inmunitario.

¿Cuánta necesitamos?

La cantidad diaria recomendada de vitamina B12 es de 2,4 µg en los adultos y un poco más en las mujeres embarazadas o lactantes. En los niños, la necesidad varía desde los 0,4 µg en los bebés menores de seis meses hasta los 1,8 µg en los niños entre nueve y trece años.

Los vegetarianos necesitan suplementarse con vitamina B12. Por otro lado, la ingesta de vitamina B12 es suficiente en el 95 por ciento de la población, pero si hay problemas con el ácido gástrico, no se absorbe bien. La hipoclorhidria es un problema frecuente que puede causar déficit de vitamina B12 por falta de absorción; es decir, la ingesta puede ser suficiente, pero hay déficit porque no entra en el cuerpo. Por eso hay un porcentaje relativamente alto de adultos que no tienen suficiente vitamina B12 para llevar a cabo todas sus funciones.

Hay un problema importante para detectar el déficit de vitamina B12, y es que muchas veces el laboratorio no la determina si los glóbulos rojos son de tamaño normal. Por otro lado, la vitamina B12 puede salir normal o incluso alta en la analítica, y sin embargo, que haya déficit. ¿Cómo es posible? Porque hay moléculas que se parecen a la vitamina B12 pero no realizan sus funciones; sin embargo, en la analítica esas moléculas aparecen como «vitamina B12». Por eso, para saber si hay suficiente vitamina B12, habría que medir una sustancia que se llama metilmalónico, y que está alta si hay déficit de vitamina B12. También se podría medir la homocisteína, pero no es tan fiable como el metilmalónico porque se puede elevar por otras causas.

En cualquier caso, la suplementación con vitamina B12 es segura, y se puede dar incluso sublingual. Según si hay déficit o no, se usará una dosis u otra (entre 1.000 o 2.000 µg con la frecuencia necesaria). De esta manera se absorberá seguro, o si se traga, a esas dosis ya no necesita una buena función gástrica para su absorción. Eso sí, en déficits graves el tratamiento inicial se suele administrar por vía intramuscular.

Vitamina C o ácido ascórbico

¿Qué es?
La vitamina C o ácido ascórbico es una vitamina hidrosoluble. Muchos animales son capaces de sintetizar la vitamina C en su organismo, pero el ser humano no tiene esta capacidad, por eso debemos adquirirla por la alimentación.

Hace siglos ya se sabía que tomar cítricos prevenía el escorbuto, la enfermedad provocada por la deficiencia de vitamina C, pero fue entre 1928 y 1933 cuando se aisló e identificó esta vitamina. Por cierto, su descubridor, Szent-Györgyi, se llevó el Premio Nobel (compartido) en 1937.

¿Dónde está?
La vitamina C está sobre todo en las frutas y las verduras, como los cítricos, el pimiento, las verduras verdes como el brócoli, las fresas, el mango y el kiwi.

¿Qué hace?
La vitamina C es necesaria para generar colágeno, el crecimiento y la reparación de los tejidos, la cicatrización de las heridas, la reparación y mantenimiento de los huesos y dientes, y la síntesis de los neurotransmisores. Además, es un antioxidante potente que bloquea los daños causados por los radicales libres. Por lo tanto, la vitamina C ayuda a proteger a las células del daño oxidativo. Además, es necesaria para el sistema nervioso, el metabolismo energético y la absorción del hierro no hémico.

Funciones en el sistema inmunitario:

- Promueve la síntesis de colágeno y protege a las estructuras celulares del daño causado por los radicales libres, apoyando así la integridad de las barreras epiteliales.
- Es necesaria para la proliferación, la función y el movimiento de los neutrófilos, otros fagocitos y monocitos.
- Mantiene y potencia la actividad de las células NK.
- Mejora la fagocitosis y aumenta la actividad de eliminación de los microorganismos patógenos.

- Está relacionada con la apoptosis y el aclaramiento de los neutrófilos utilizados en una inflamación.
- Atenúa la formación de trampas extracelulares y reduce el daño tisular que éstas producen.
- Protege contra el daño producido por los radicales libres de oxígeno y nitrógeno.
- Regenera otros antioxidantes importantes como el glutatión o la vitamina E a su estado activo.
- Modula la producción de citoquinas y disminuye los niveles de histamina.
- Tiene diversos roles en la producción, diferenciación y proliferación de los linfocitos T.

La enfermedad producida por el déficit grave de vitamina C se llama escorbuto, que era típico en los marineros que no tomaban fruta fresca ni verduras. Ya los españoles, en la segunda mitad del siglo XVI, conocían la utilidad del uso de los cítricos como prevención del escorbuto.

El déficit de vitamina C se asocia a un aumento de la incidencia y la severidad de neumonías y otras infecciones. Además, si falta vitamina C, habrá mayor daño oxidativo y una mala cicatrización de las heridas. La vitamina C administrada a altas dosis estimula la actividad fagocítica y la de los linfocitos T. Sus propiedades antioxidantes protegen a los leucocitos y los linfocitos, en particular, del estrés oxidativo. Su suplementación también mejora la quimiotaxis de los neutrófilos.

¿Cuánta necesitamos?

La cantidad mínima imprescindible para no tener escorbuto es de 10 mg al día. Las recomendaciones oficiales son de 1 mg por kilogramo de peso al día, pero es muy probable que esa cantidad no sea suficiente para todas las funciones que tiene que llevar a cabo la vitamina C. El 30 por ciento de la población española no llega ni siquiera a esa cantidad mínima de 75 mg de media al día.

Aunque hoy en día el escorbuto sea raro, es relativamente frecuente un déficit relativo de vitamina C por sus muchas funciones. Curiosamente, una cabra fabrica hasta 200 mg de vitamina C por kilogramo de peso cada día, pero puede llegar a producir hasta 100.000 mg (¡100 g!) al día si está bajo mucho estrés. Muchos primates, como los gorilas, que tampoco pueden fabricar vitamina C como nosotros, toman 4,5 gramos de vitamina C al día.

Por eso, posiblemente las dosis recomendadas sean insuficientes para tener plena salud, sobre todo si estamos sometidos a diversos estresores. Así, el Instituto Linus Pauling recomienda una ingesta de al menos 400 mg al día. Es una vitamina hidrosoluble que, en general, en suplementación se tolera bastante bien, aunque se recomienda no tomar demasiada para evitar diarreas. No existe evidencia científica de que hasta 10 gramos al día en adultos sea tóxico. Hay controversia sobre si dosis moderadas (más de 1-1,5 g/día) de vitamina C de forma continua pueden aumentar el riesgo de cálculos renales de oxalato.

La vitamina C no es una sustancia milagrosa. Como cualquier otro micronutriente, necesitamos optimizar su ingesta y absorción de forma individualizada. Si sólo tomamos vitamina C pero no mejoramos el resto de nuestro estilo de vida, poco beneficio conseguiremos de tener buenos niveles de ella. Por otro lado, es muy antioxidante, por lo que tomarla de continuo quizá no sea lo óptimo. Hay quien recomienda suplementarla por ciclos, con descansos de días o semanas entre los períodos de suplementación.

VITAMINA D

¿Qué es?

La vitamina D es liposoluble y tiene, literalmente, miles de funciones en el cuerpo. En la década de 1920 se descubrió que dar aceite de hígado de bacalao mejoraba el raquitismo en los niños; la sustancia que lo conseguía era distinta de las vitaminas A, B y C que ya se conocían, así que la llamaron vitamina D.

¿Dónde está?

Aunque podemos obtener vitamina D por la alimentación, fundamentalmente la fabricamos nosotros mismos con la exposición a la radiación ultravioleta de tipo B de la luz solar. En la piel se sintetiza una forma inactiva que luego se transporta al hígado, donde se forma la 25-hidroxivitamina D, que después debe ser activada en los riñones.

En cuanto a los alimentos, en general está presente de forma escasa. La mayor cantidad de vitamina D se encuentra en el aceite de hígado de pescado y en los pescados grasos, como los arenques, las sardinas, el salmón o la caballa. Los huevos, la carne, los productos lácteos y las setas también la contienen, aunque en pequeñas cantidades.

¿Qué hace?

Muchas personas aún tienen la creencia de que la vitamina D sólo es importante para la salud de los huesos. Sin embargo, la vitamina D también participa del funcionamiento normal del sistema inmunitario, la función muscular, la función renal, la división celular normal, el funcionamiento del sistema nervioso y la salud cardiovascular.

Algunas funciones en el sistema inmunitario:

- Regula la producción de proteínas antimicrobianas, que ayudan a tener una microbiota intestinal sana y apoyan la función de barrera del intestino, además de proteger a los pulmones contra las infecciones.
- Aumenta la expresión de las proteínas de las uniones estrechas.
- Mantiene o mejora la función de barrera epitelial en el riñón y en la córnea.
- Aumenta la diferenciación de monocitos a macrófagos.
- Promueve el movimiento y la habilidad fagocítica de los macrófagos.
- Aumenta la capacidad de oxidación y la síntesis de superóxido.
- Reduce la expresión de citoquinas inflamatorias y aumenta la expresión de citoquinas antiinflamatorias por los macrófagos.
- Estimula la inmunidad innata y regula la activación descontrolada excesiva de la inmunidad adaptativa.
- Promueve la producción de linfocitos T reguladores.
- Programa a las células dendríticas para la inmunotolerancia y promueve el procesamiento de antígenos.

El déficit de vitamina D provoca en el sistema inmunitario el aumento de las infecciones respiratorias de tracto inferior, y un aumento de la gravedad y la mortalidad por infecciones en general, además de incrementar el riesgo de enfermedades autoinmunes. También altera la composición de la microbiota, disminuye el número de los linfocitos, reduce el peso de los órganos linfoides y disminuye las capacidades inmunitarias de los macrófagos, incluyendo sus funciones antimicrobianas.

¿Cuánta necesitamos?

Las recomendaciones oficiales en los adultos son de 500 UI (unidades internacionales) al día. Sin embargo, esta cifra es la mínima imprescindible para evitar una patología ósea, pero no para asegurar que se cumplan todas las otras funciones de la vitamina D de forma óptima.

Esta cifra se basa en un cálculo estadístico erróneo realizado para un artículo publicado en 1997. La realidad es que para evitar el déficit de vitamina D en un 97,5 por ciento de la población adulta haría falta un aporte de 9.000 UI al día. Este aporte se puede conseguir fácilmente con media hora de exposición solar en los meses de verano en nuestra latitud, pero en otoño, invierno y primavera no es suficiente. Por ello, el déficit de vitamina D es muy frecuente. No se llega a manifestar en forma de raquitismo, pero sí conduce a un funcionamiento subóptimo de otros sistemas corporales. La ingesta de vitamina D por los alimentos no es suficiente para solventar este problema, por eso hay entidades que recomiendan una suplementación individualizada y suficiente para mantener unos niveles adecuados de vitamina D cuando no hay suficiente radiación ultravioleta.

Una cosa es la cantidad y concentración de vitamina D mínima para una buena salud ósea, y otra la necesaria para un adecuado funcionamiento del sistema inmunitario. Por ejemplo, para estar protegidos frente a la gripe, hay estudios que indican que habría que tener más de 50 ng/ml de vitamina D en sangre. También se estima que si todo el mundo tuviera unos niveles adecuados de vitamina D se podrían evitar miles de casos de cáncer y se conseguiría reducir la mortalidad por COVID, entre otros beneficios.

Por otro lado, debido a ciertos polimorfismos genéticos hay muchas personas que tienen una resistencia el receptor de la vitamina D, por lo que ésta no les hace suficiente efecto.

Por todo ello, sería muy conveniente que se midieran los niveles de vitamina D y que se suplementara de forma adecuada e individualizada. Por desgracia, hay críticos respecto a la detección y el tratamiento del déficit, quienes se basan en que hay estudios en los que la suplementación de vitamina D no consiguió demostrar claramente una mejoría en algunos parámetros de salud. Sin embargo, en la mayoría de estos estudios no concluyentes no se administraba suficiente vitamina D y no se llegaban a alcanzar niveles adecuados, o se daba con calcio (lo que puede empeorar el problema si hay inflamación y déficit de vitamina K), o había otros problemas añadidos que no se corregían.

Raramente los problemas de salud basados en las deficiencias nutricionales los vamos a corregir con una única intervención de suplementación. Así sucede también con la vitamina D. La corrección de un único déficit nutricional no es milagrosa, sino un paso entre otros muchos para optimizar la salud de las personas; dicho esto, es un paso imprescindible.

Te recomiendo seguir a la nutricionista María Hernández Bascuñana, quien en su web e Instagram <@mariahbascu> comparte mucha información actualizada sobre la vitamina D.

VITAMINA E

¿Qué es?

La vitamina E es un conjunto de ocho moléculas liposolubles: cuatro tocoferoles y cuatro tocotrienoles. Cuando se descubrió en la década de 1920 se la llamó la vitamina de la fertilidad, porque se vio que era muy importante para que las ratas tuvieran un embarazo normal.

¿Dónde está?

La vitamina E está presente en grandes cantidades en el aceite de girasol, de nueces o de sésamo; sin embargo, los aceites vegetales de este tipo tienen un exceso de omega-6. Afortunadamente, también hay vitamina E en otro tipo de alimentos, como las avellanas, las nueces, las almendras o el aceite de oliva. Asimismo, encontramos vitamina E en las verduras de hoja verde, como el brócoli o las espinacas, además de en la levadura de cerveza y la yema de huevo.

¿Qué hace?
A nivel general, la vitamina E tiene una importante actividad antioxidante y consigue evitar que se enrancien otras grasas. Es necesaria para una buena salud del aparato cardiovascular, los ojos y el cerebro.

Funciones en el sistema inmunitario:

- Protege las membranas celulares del daño causado por los radicales libres y apoya la integridad de las barreras epiteliales.
- Mantiene o incrementa la actividad citotóxica de las células NK.
- Inhibe la producción de PGE2 por los macrófagos, lo que indirectamente protege la función de los linfocitos T.
- Protege a las células contra el daño oxidativo causado por los radicales libres.
- Aumenta la producción de IL-2.
- Acentúa la proliferación de linfocitos y las funciones mediadas por los linfocitos T.
- Optimiza y acentúa la respuesta Th1 y regula el exceso de respuesta Th2.
- Ayuda a formar unas sinapsis inmunes efectivas entre los linfocitos T *helper*.
- Aumenta la proporción de los linfocitos T memoria que ya tienen experiencia con antígenos.

Si hay déficit de vitamina E, en el sistema inmunitario se reduce la maduración de las células T y se impiden algunos aspectos concretos del funcionamiento de la inmunidad adaptativa, incluyendo la función correcta de los linfocitos B y T. Si se mejoran los niveles de vitamina E deficitarios, se consigue mejorar la función del sistema inmunitario. En las personas ancianas mejora las respuestas de hipersensibilidad retardada y aumenta la producción de anticuerpos.

¿Cuánta necesitamos?
En los adultos, las recomendaciones oscilan entre 11 y 15 mg. En los niños pequeños las necesidades varían entre los 4 y 7 mg. Los niños lactantes obtienen la mayor parte de la vitamina E de la leche materna, por lo que las mujeres lactantes necesitarían hasta 19 mg al día según las recomendaciones oficiales de Estados Unidos. La equivalencia en unidades internacionales es de 1,5 UI = 1 mg.

No obstante, estas recomendaciones son para evitar los síntomas de deficiencia, no tanto para la promoción de la salud o la prevención de enfermedades crónicas. Por ejemplo, parece que si se toma suficiente cantidad de vitamina E se podría tener una cierta protección contra algunas enfermedades neurodegenerativas o cardíacas.

Como sucede con la vitamina A, también la ingesta de vitamina E es insuficiente en un alto porcentaje de la población: de los mayores de sesenta y cinco años, el 90 por ciento no ingiere la suficiente cantidad de esta vitamina, y en niños, adolescentes y adultos el porcentaje es del 60-80 por ciento. Por lo tanto, hay personas que quizá no tengan un funcionamiento adecuado del sistema inmunitario por una deficiencia relativa de esta vitamina.

No obstante, al ser una vitamina liposoluble, lo adecuado es suplementarse según la indicación de un profesional actualizado de forma individualizada.

Dicho esto, en general la suplementación con vitamina E se tolera bien, pero pueden aparecer efectos adversos a muy altas dosis, como tomar de forma prolongada 1.000 mg diarios en adultos o 450 mg en niños. No hay evidencia de que se pueda producir un exceso de vitamina E por la ingesta de alimentos.

VITAMINA K

¿Qué es?
Hay dos formas principales de vitamina K: la K1 (filoquinona) y una familia de moléculas que se llaman menaquinonas (K2), de las que hay muchos subtipos.

Al bautizarla, se saltaron varias letras. Su descubridor fue el danés Henrik Dam, quien le puso el nombre porque es importante para la coagulación sanguínea (en alemán, *Koagulation*, pues el bueno de Henrik publicó sus hallazgos en una revista alemana). A Dam y a otro científico, Edward Doisy, les otorgaron el Premio Nobel compartido en 1943 por sus trabajos sobre esta vitamina.

¿Dónde está?

La vitamina K1 está sobre todo en los vegetales de hoja verde y en algunos aceites, incluido el de oliva. Cuando se toman los vegetales con grasas, mejora la absorción de esta vitamina.

La vitamina K2, en cambio, es de origen microbiano y está sobre todo en los alimentos fermentados y en el hígado de los animales. Además, nuestra propia microbiota también la sintetiza.

¿Qué hace?

La vitamina K es importante para muchas proteínas que participan de la coagulación sanguínea, el metabolismo óseo y la regulación de diversas funciones celulares. En concreto, es muy importante para que el calcio se dirija al hueso. Cuando no hay suficiente vitamina K, si hay un desequilibrio entre calcio y magnesio, puede ser que se produzcan calcificaciones de tejidos inflamados, como sucede por ejemplo en la arterioesclerosis. De la misma manera, para tratar la osteoporosis, muchas personas lo que necesitan es vitamina K y magnesio, junto con vitamina D, no calcio.

En el sistema inmunitario, la vitamina K actúa junto a algunas proteínas del plasma influyendo en las respuestas inflamatorias e inmunes, sobre todo las mediadas por los linfocitos T. Además, la vitamina K puede favorecer la apoptosis y la autofagia.

¿Cuánta necesitamos?

Los adultos varones necesitan 120 µg al día, mientras que las mujeres requieren 90 µg. No hay una dosis tóxica establecida cuando se trata de las vitaminas K1 y K2. Antes se usaba una forma sintética, la K3, que sí puede producir efectos adversos, por lo que ya no se utiliza.

Es difícil detectar una ingesta subóptima de vitamina K, que puede ser frecuente. Muchas personas no toman la suficiente verdura de hoja verde y su microbiota no fabrica la suficiente vitamina K; los fermentados no son tampoco de consumo muy habitual.

Por eso, sobre todo si se requieren suplementos de vitamina D, a menudo puede ser necesario valorar si hay que sumarle una dosis complementaria de vitamina K.

HIERRO

¿Qué es?

El hierro es un mineral presente en muchas proteínas y enzimas de nuestro cuerpo.

¿Dónde está?

El hierro hemo, que se absorbe más que el hierro no hemo, es el que está unido a la hemoglobina y la mioglobina de la carne. Se encuentra en las carnes, las aves y el pescado.

El hierro no hemo se encuentra en los alimentos de origen vegetal como las legumbres, en los productos lácteos y en los suplementos. Las carnes también tienen hierro no hemo, además del hemo. Este tipo de hierro se absorbe mejor en presencia de vitamina C y se inhibe por el fitato presente en las legumbres, granos y semillas, por los polifenoles del café y el té, por el calcio y por la proteína de la soja.

¿Qué hace?

El hierro es esencial en cientos de proteínas y enzimas de nuestro cuerpo, y por supuesto para el transporte de oxígeno.

Funciones en el sistema inmunitario:

- Diferenciación y crecimiento de tejidos epiteliales (es decir, las barreras).
- Producción de interferón gamma.
- Diferenciación y proliferación de linfocitos T.
- Ayuda a regular la ratio entre los T *helper* y los citotóxicos.

El hierro es fundamental para el desarrollo del sistema nervioso central, y el déficit de hierro precoz puede comprometer el desarrollo cerebral e intelectual.

El déficit de hierro causa anemia ferropénica y cansancio, y puede provocar síndrome de piernas inquietas, irritabilidad y otros síntomas inespecíficos. El déficit subclínico de hierro también puede ser una causa de rendimiento subóptimo en las personas que hacen deporte de una forma moderada o intensa, incluso aunque no tengan anemia.

¿Cuánto necesitamos?

Las mujeres en edad fértil necesitan 18 mg de hierro al día, mientras que los hombres y las mujeres posmenopáusicas, 8 mg. En el embarazo, las necesidades se incrementan a 27 mg, y los niños necesitan una cantidad variable según su edad.

Se estima que en España hasta la mitad de la población no ingiere el suficiente hierro, aunque no llegan a desarrollar anemia. En el resto del mundo el déficit de hierro es bastante frecuente, a menudo hasta provocar anemia.

Sin embargo, el exceso de hierro tampoco es bueno, pues se ha relacionado con inflamación y aumento de la morbimortalidad cardiovascular, entre otros efectos, por lo que no se debería suplementar si no hay una verdadera deficiencia.

Es importante saber que, si hay falta de hierro, siempre se debe averiguar la causa. En particular, en las mujeres con menstruación no es suficiente con pensar que es como consecuencia de la regla. La celiaquía es una causa frecuente de ferropenia, a veces sin ningún otro síntoma, por lo que siempre debe pensarse en ella.

MAGNESIO

¿Qué es?

El magnesio es un mineral esencial para el ser humano. Tenemos unos 25 gramos de magnesio total en el cuerpo, la mayor parte del cual se encuentra en los huesos y los músculos; en el sistema músculo-esquelético está el 87 por ciento del magnesio total del cuerpo.

¿Dónde está?

El magnesio se encuentra en las verduras de hoja verde, como la espinaca, y también en semillas, frutos secos y algunas legumbres. Sin embargo, uno de los problemas con los alimentos en la actualidad es que tienen menor densidad de micronutrientes que hace décadas por el empobrecimiento de los terrenos de cultivo.

¿Qué hace?

El magnesio es fundamental para al menos seiscientas reacciones enzimáticas, la generación de energía y el funcionamiento del ATP, la función muscular y nerviosa normal, la división celular, el mantenimiento de los huesos y los dientes, la síntesis proteica y el equilibrio electrolítico.

Funciones en el sistema inmunitario:

- Cofactor de enzimas del metabolismo de los ácidos nucleicos; también se involucra en la estabilización, replicación y reparación del ADN.
- Participa en que los antígenos lleguen a los macrófagos.
- Regula la activación leucocitaria.
- Participa en la regulación de la apoptosis celular.
- Puede proteger al ADN del daño oxidativo.
- Es un cofactor en la síntesis de anticuerpos, además de tener un rol en la citólisis dependiente de anticuerpos y la unión de los linfocitos al IgM.
- Rol clave en la unión del antígeno al ARN del macrófago.

Los síntomas del déficit son muy variables, aunque las contracturas musculares, estreñimiento, cansancio, dolores de cabeza, insomnio, alteraciones cardiovasculares, palpitaciones o hipertensión son quizá las manifestaciones más frecuentes.

El déficit de magnesio favorece las infecciones bacterianas recurrentes y también las infecciones fúngicas. Además, disminuye la cantidad de monocitos y la actividad de las células NK. La falta de magnesio provoca un mayor estrés oxidativo después del ejercicio, además de propiciar niveles más altos de citoquinas como la

IL-6, generar mayor inflamación y una alteración de las ratios de los linfocitos T.

¿Cuánto necesitamos?

Las recomendaciones estándar son unos 400 mg de magnesio al día para los varones y 320 mg al día para las mujeres. A los niños se les recomienda una cantidad variable entre los 30 mg para los bebés pequeños hasta los 240 mg para los niños entre nueve y trece años. Como siempre, las mujeres embarazadas y lactantes necesitan algo más.

Es difícil detectar el déficit de magnesio en una analítica de sangre, pues en la sangre siempre tiene que haber una cantidad adecuada de magnesio, sobre todo para una correcta función cardiovascular. Sin embargo, si hay un déficit de magnesio corporal total, éste se extraerá de los músculos y los huesos para asegurar una concentración correcta en sangre de este elemento. Hay estudios que indican que para considerar que en el cuerpo hay suficiente magnesio, en sangre los niveles deberían estar por encima de 2,19 mg/dl (es decir, en la parte alta del rango de normalidad). Se estima que entre el 50 y 75 por ciento de la población tiene un déficit de magnesio corporal total.

En el mundo moderno tenemos un estilo de vida que hace que tengamos unas mayores necesidades de magnesio, por ejemplo por estrés crónico. El ejercicio físico y el dolor crónico también aumentan las necesidades de magnesio.

Para la mayoría de las personas, tomar un suplemento de magnesio puede ser relativamente seguro si no hay algunos problemas como la insuficiencia renal. También hay que tener en cuenta que el magnesio puede interaccionar con algunos fármacos y hacer que no se absorban bien. Por lo general, es muy posible que muchas personas necesiten tomar alguna dosis de suplemento de magnesio cada día para asegurar un adecuado aporte de este mineral esencial; sin embargo, lo ideal es que tomemos el suplemento según la indicación de un profesional sanitario actualizado. Hay muchas formas de magnesio diferentes, por lo que no siempre es fácil saber cuál es la más indicada para nuestro caso; además, hay personas que pueden necesitar de forma individual unas dosis más elevadas.

SELENIO

¿Qué es?
El selenio es un nutriente esencial para los humanos. Fue descubierto en 1817 por Berzelius, quien le puso ese nombre en referencia a la Luna.

¿Dónde está?
El alimento que más selenio contiene es la nuez de Brasil; con una sola nuez ya tendríamos suficiente selenio para un día. Otros productos ricos en selenio son los alimentos procedentes del mar y las vísceras o la carne en general, lo cual incluye al pollo y el pavo. El huevo también contiene selenio.

¿Qué hace?
El selenio forma parte de las selenoproteínas, importantes para la fertilidad, la función tiroidea, la síntesis del ADN y la protección contra el daño oxidativo y las infecciones.

Funciones en el sistema inmunitario:

- Se relaciona con la función de los leucocitos y las células NK.
- Aumenta la producción de interferón gamma.
- Tiene un papel en la diferenciación y la proliferación de los linfocitos T.
- Ayuda a aumentar el número de linfocitos T *helper*.
- Ayuda a mantener los niveles de anticuerpos.
- Las selenoproteínas son importantes para el sistema de defensa antioxidante de las personas.

El déficit de selenio aumenta el riesgo de infecciones del tracto respiratorio inferior en los recién nacidos, por eso es importante que sus madres tengan suficiente para asegurar la adquisición de este oligoelemento por la leche materna. Si hay déficit de selenio se puede alterar la función inmune en general, disminuir la citotoxicidad de las células NK, e impedir una adecuada inmunidad humoral y celular; también disminuyen los niveles de anticuerpos, y se interfiere la inmunidad celular y la respuesta a las vacunas. Por otro lado, puede aumentar la virulencia de las infecciones virales. Si se suplementa el selenio en personas con déficit, se mejora la inmunidad celular y las cifras de linfocitos T, además de mejorar la respuesta inmunitaria a los virus.

¿Cuánto necesitamos?

Las mujeres adultas necesitan 55 µg al día, y los hombres, 70 µg. Como siempre, las mujeres embarazadas y en período de lactancia tienen unas necesidades ligeramente más altas, de 60 y 70 µg, respectivamente. En cuanto a los niños, los muy pequeños reciben los 12 µg al día que necesitan de la leche materna, mientras que los que tienen entre nueve y trece años necesitan 40 µg al día.

El déficit de ingesta de selenio no es tan prevalente en la población española como el de otros micronutrientes. Así, se estima que sólo un 15 por ciento de la población tiene una ingesta insuficiente de selenio, aunque esta cifra se eleva hasta el 22 por ciento en el caso de las personas mayores de sesenta y cinco años.

No se debe consumir un exceso de selenio, porque esto puede conducir a una selenosis. Su señal más frecuente es tener fragilidad de uñas o pelo. La intoxicación por selenio también puede provocar otros síntomas como alteraciones del sistema nervioso, digestivas, cutáneas o irritabilidad.

En general, por la alimentación es difícil que haya un exceso de ingesta de selenio salvo si se consumen muchas nueces de Brasil, que tienen entre 70 y 90 µg por cada nuez. Los adultos no deberían tomar más de 400 µg de selenio al día. No por tomar selenio de más el sistema inmunitario y resto del cuerpo va a funcionar mejor.

ZINC

¿Qué es?

El zinc es un mineral esencial que está presente en muchos alimentos. A pesar de ello, se estima que en el mundo unos dos mil millones de personas tienen déficit de zinc.

¿Dónde está?
El zinc es muy abundante sobre todo en las ostras, pero la mayoría de la gente nunca las ha probado. Por fortuna, también lo encontramos en las carnes rojas, carnes de ave y en algunos productos del mar, como el cangrejo, los mejillones o la langosta. Los frutos secos y las legumbres también contienen zinc, aunque su fitato hace que se absorba menos cantidad.

¿Qué hace?
El zinc participa en muchísimas funciones de nuestro metabolismo. Es necesario para al menos trescientas enzimas diferentes, en la síntesis de proteínas, la curación de las heridas, la síntesis de ADN y la división de las células. También es necesario para el crecimiento y para los sentidos del gusto y el olfato. Las glándulas como el páncreas, la próstata o la mama precisan zinc.

Uno de los motivos por los que el tabaco puede hacer daño de forma epigenética, es decir, en generaciones sucesivas a las personas que han fumado, es porque el cadmio que hay en el tabaco antagoniza con el zinc. El zinc está en unas estructuras que se llaman dedos de zinc, que son partes de unas proteínas con una función estructural importante en su interacción con nuestro material genético.

El déficit de zinc se puede manifestar por alteraciones del gusto, el apetito, caída de pelo, problemas en la cicatrización de heridas o alteraciones de la concentración. Como son síntomas muy inespecíficos, no hacen pensar en que pueda haber un problema con el zinc.

Funciones en el sistema inmunitario:

- Ayuda a mantener la integridad de la piel y las mucosas, por ejemplo, al participar en las metaloenzimas que se necesitan para reparar las membranas celulares.
- Mantiene o mejora la actividad citotóxica de las células NK.
- Tiene un rol central en el crecimiento y la diferenciación de las células del sistema inmunitario que tienen una diferenciación y recambio rápido.

- Mejora la actividad fagocítica de los macrófagos peritoneales para patógenos como *Escherichia coli*.
- Aumenta la capacidad fagocítica de los monocitos.
- Es necesario para la actividad del complemento.
- Tiene un papel en la producción de interferón gamma.
- Es un agente antiinflamatorio que regula la producción y diferenciación de linfocitos proinflamatorios, y puede frenar la generación de citoquinas inflamatorias excesivas (como IL-2, IL-6 y TNF-alfa).
- Tiene efectos antioxidantes que protegen contra las especies reactivas de oxígeno y nitrógeno.
- Esencial para la actividad de las proteínas antioxidantes.
- Induce la proliferación de linfocitos T citotóxicos.
- Regula y apoya las respuestas Th1.
- Es esencial para los receptores de linfocitos T intracelulares de tirosina-cinasa, necesarios para el desarrollo, la diferenciación y la activación de los linfocitos T.
- Induce el desarrollo de células T reguladoras y, por lo tanto, es importante para mantener la tolerancia inmunitaria.
- Importante para la producción de anticuerpos, sobre todo de tipo IgG.

El déficit de zinc es un problema grave y frecuente que aumenta el riesgo de padecer enfermedades inflamatorias y provoca que no se puedan curar bien las heridas. Además, aumenta el riesgo de infecciones bacterianas, virales y fúngicas, sobre todo la diarrea y la neumonía. Este efecto es especialmente llamativo en los ancianos y niños. Se considera que hasta la mitad de las muertes infantiles pueden ser atribuibles, en parte, a un déficit de zinc. Además, en los niños el déficit de zinc provoca retraso de crecimiento. En el mundo es responsable del 16 por ciento de las infecciones en el tracto respiratorio inferior, el 8 por ciento de las malarias y el 10 por ciento de las diarreas. Por eso, tanto la OMS como Unicef recomiendan administrar suplementos de zinc durante seis meses para tratar la diarrea de los niños.

¿Cuánto necesitamos?

Las necesidades de zinc varían mucho según la edad y el sexo. Se recomienda que las personas adultas consuman cada día 8 mg en el caso de las mujeres y 11 mg en los hombres. Las mujeres embarazadas y lactantes necesitan 10 y 12 mg al día, respectivamente. En los niños los requerimientos son menores: desde los 2,8 mg al día en los niños menores de seis meses hasta los 8-9 mg en los que tienen entre diez y trece años.

En España, el 92 por ciento de la población general no ingiere suficiente zinc. En los mayores de sesenta y cinco años este porcentaje es del 96 por ciento. Por otro lado, no tenemos un sistema de almacenamiento de zinc en el cuerpo, por lo que lo debemos obtener todos los días.

No se debería tomar un suplemento de zinc sin saber exactamente los niveles y las necesidades concretas de una persona. Por otro lado, el zinc entra en desequilibrio con el cobre si se toma de forma suplementada crónicamente sin conocer los niveles de ambos elementos.

No se van a obtener beneficios para la salud por tomar una cantidad de zinc mayor de la que se necesita. Por eso, lo ideal es medir los niveles de zinc y, en el caso de que no haya una cantidad óptima, suplementarlo el tiempo necesario. Posteriormente, puede estar indicado tomar una pequeña dosis, por ejemplo en un multivitamínico o según nos indique el profesional de la salud.

ACEITES ESENCIALES

Antes del advenimiento de la farmacología con compuestos sintéticos, las sustancias medicamentosas se obtenían fundamentalmente de las plantas, pero también de hongos y animales.

Los aceites esenciales se utilizan desde hace siglos y se extraen de diversas variedades de árboles, arbustos, hierbas, raíces, frutas y flores; según la planta, el aceite se sacará de una parte o de otra. Los métodos de extracción también pueden variar. Hay al menos ciento treinta aceites esenciales diferentes.

Un aceite esencial puede tener decenas de sustancias químicas diferentes en proporciones variables. Hay miles de artículos científicos con los efectos de los aceites esenciales y de sus componentes. Todas estas sustancias tienen efectos reales sobre las células, la microbiota y la salud de las personas; sin embargo, por diversos motivos no se habla nada sobre los aceites esenciales cuando se estudia medicina, a pesar de que se conocen su composición y los efectos sobre la salud.

Recuerdo que en plena pandemia del COVID salió cierto político muy polémico de un país de Latinoamérica hablando sobre una sustancia desarrollada por un médico. En algún que otro chat de WhatsApp muchas personas se mofaron del individuo. Normal, el señor no es muy apreciado en general. Sin embargo, busqué de qué sustancia se trataba. Era el carvacrol, presente en muchos aceites esenciales, como el de tomillo y el de orégano. El carvacrol es una sustancia muy estudiada por sus propiedades antimicrobianas, antibiofilm y antioxidantes, entre otros efectos. Hay artículos publicados sobre de qué manera podría tener un cierto efecto sobre el SARS-CoV-2, por lo que existe la plausibilidad biológica como para al menos plantearse su uso en combinación con otras medidas.

En este caso, se desechó directamente la idea de que una sustancia propuesta por semejante sujeto pudiera servir de algo; sin embargo, eso es una falacia *ad hominem*, un tipo de falacia lógica muy común: se niega la veracidad de una idea por quien la defiende, no por la idea en sí.

No hay estudios doble ciego con carvacrol en el tratamiento de los pacientes con COVID, aunque tampoco los había para muchos de los fármacos que usamos en la primera ola en estos pacientes. Hoy en día, sería difícil hacer un estudio doble ciego para el tratamiento del COVID con una sustancia cualquiera sin administrar nada más.

Por otro lado, no hay ningún interés por realizar este tipo de investigaciones. Tampoco yo propondría a nadie tratarse sólo con carvacrol o aceite de orégano en caso de COVID. Esta visión tremendamente simplista de la salud, la enfermedad y la medicina es muy limitada y, desde luego, no va en beneficio de los pacientes.

Hay personas que confunden los aceites esenciales con la homeopatía, pero nada más lejos de la realidad. Los aceites esenciales son sustancias muy concentradas y activas. Hay estudios que demuestran que, por ejemplo, el aceite de orégano tiene una gran capacidad antiinfecciosa frente a muchas bacterias que incluso son resistentes a la mayoría de los antibióticos de uso farmacológico.

Por ejemplo, en un estudio se investigó el efecto de diversos aceites esenciales contra bacterias muy resistentes a antibióticos, como el enterococo resistente a la vancomicina, el *S. aureus* resistente a la meticilina o la *E. coli* BLEA (resistente, por lo tanto, a los antibióticos que normalmente se usan contra esta bacteria número uno en producir infecciones de orina). Se comprobó que, de los cinco aceites que se testaron (dos cítricos, melaleuca, eucalipto y ciprés), todos eran activos frente a esas bacterias, sobre todo en combinación. Por eso, por parte de muchos investigadores se lleva años proponiendo su uso en las infecciones bacterianas por este tipo de bacterias resistentes.

Sin embargo, yo no animaría a nadie a tomarse un aceite esencial por su cuenta, pues éstos se deben indicar siempre de forma individualizada. Algunos se toman por vía oral, otros son de aplicación tópica y unos otros pueden utilizarse para purificar el ambiente. La mayoría no se pueden emplear en niños pequeños o embarazadas, al menos por vía oral. Los aceites esenciales deben ser quimiotipados, determinando la sustancia predominante para garantizar cuál es el componente principal del aceite esencial y así poder predecir los resultados terapéuticos.

Por ejemplo, en el tratamiento del SIBO hay muchísima experiencia clínica que demuestra que muchos componentes naturales procedentes de plantas son tan o más eficaces que los antibióticos farmacológicos que se suelen recomendar, los cuales, de hecho, funcionan más bien poco y mal en el SIBO. Asimismo, en la enfermedad periodontal se ha comprobado la capacidad de muchos aceites esenciales de contrarrestar los periodontopatógenos. También hay estudios con algunos aceites para modular al sistema inmunitario.

No te puedo decir qué aceites esenciales podrías tomar para según qué problema. Hay, como he comentado, más de un centenar de ellos, cada uno con su forma de uso, sus indicaciones y contraindicaciones, con sus sustancias activas. Si no eres un profesional de la salud, no deberías usarlos por vía oral ni tópica sin una indicación personalizada. Si eres un profesional de la salud, puedes formarte en su uso para prescribirlos con seguridad y eficacia.

Si quieres saber más sobre ellos, en el libro de Valerie Ann Worwood *Aceites esenciales y aromaterapia* (Gaia Ediciones, 2014) hay más de ochocientas páginas de información. Este libro se centra en el uso de los aceites con difusores, que en general es seguro para aromatizar tu casa.

ÁCIDOS GRASOS OMEGA-3

Para estar sanos necesitamos grasas, y los ácidos grasos omega-3 son un tipo de grasas poliinsaturadas que se consideran esenciales, porque nuestro organismo no las puede sintetizar.

Hay diferentes tipos de ácidos grasos omega-3, pero los más importantes son: el ácido alfa-linolénico (ALA) —de origen vegetal—, el ácido eicosapentaenoico (EPA) y el ácido docosahexaenoico (DHA), fundamentalmente en pescados, crustáceos y moluscos; también las algas marinas contienen DHA. Existen otros ácidos grasos omega-3 menos conocidos como el ácido docosapentaenoico (DPA).

El DHA y el EPA son fundamentales sobre todo para las membranas celulares, la retina y el cerebro, y para que el sistema inmunitario pueda fabricar suficientes moléculas que resuelvan las inflamaciones. Se estima que ancestralmente ingeríamos una o dos partes de ácidos grasos omega-6 por cada parte de omega-3.

En las dietas occidentales se toman entre veinte y cincuenta veces más de omega-6 que de omega-3. El exceso de omega-6 procede sobre todo de los aceites vegetales como el de girasol. Este desequilibrio favorece la inflamación crónica de bajo grado, además de impedir que se fabriquen diversas sustancias que ayudan a resolver las inflamaciones.

Por lo tanto, para mejorar el funcionamiento del sistema inmunitario no sería suficiente con aumentar la ingesta de omega-3, sino que es crucial disminuir la ingesta excesiva de ácidos grasos omega-6.

El ALA, de origen vegetal, se transforma en EPA y DHA, pero en un porcentaje variable y es difícil saber si suficiente para tener una buena relación entre los omega-6 y los omega-3. Para optimizar esta relación, lo ideal es reducir al máximo la ingesta de todos los aceites vegetales (salvo el de oliva virgen extra y el de coco) y de los productos ultraprocesados, y comer pescado, crustáceos y mariscos como fuente preferente de proteína y grasa animal. Los días que no se coman alimentos con omega-3 de tipo EPA y DHA se puede tomar un suplemento. Para los vegetarianos, una opción es tomar DHA procedente de las algas, porque el DHA se puede transformar en EPA. Hay diversas recomendaciones sobre la cantidad necesaria de omega-3 según el resultado en salud que busquemos. Un mínimo imprescindible son 250 mg de DHA al día, aunque hay estudios con hasta algunos gramos cuando se quiere optimizar la salud cardiovascular. Sin embargo, tomar mucho omega-3 si se sigue manteniendo una ingesta excesiva de omega-6 no es la panacea. En muchos casos, es más importante reducir el exceso de omega-6 procedente de los ultraprocesados y de aceites vegetales ricos en estos ácidos grasos.

ADAPTÓGENOS

El concepto adaptógeno surgió a mediados del siglo XX en la Unión Soviética, y actualmente su definición es la de **sustancias medicinales que causan un estado de resistencia aumentada no específica del organismo**. Los introdujo el toxicólogo Lazarev, tras los estudios que realizó con *Schisandra sinensis* durante la Segunda Guerra Mundial. A raíz de ello, se buscaron otras plantas que pudieran tener los mismos efectos que la *Schisandra*. Así, se realizaron estudios con eleuterococo, *ginseng* y *rhodiola*, por mencionar algunas.

En realidad, muchas de estas plantas ya se usaban en la medicina tradicional china o japonesa, en el ayurveda y otros sistemas de medicina tradicionales. Se considera que hay más de cien plantas con características adaptógenas.

Hay muchas definiciones del término adaptógeno, pero todas hacen hincapié en que:

- Aumentan la resistencia del organismo de manera no específica.
- Son sustancias no tóxicas de origen natural o vegetal.

- Son reguladores metabólicos que mejoran la respuesta de estrés de forma no específica, es decir, frente a cualquier estresor, normalizando la respuesta en el sentido que sea (calmando un sistema hiperactivo o reforzando uno hipoactivo).

En definitiva, se trata de productos nutracéuticos de fitoterapia para una buena salud, adaptabilidad, resiliencia, supervivencia y envejecimiento saludable. Estos efectos se logran por múltiples mecanismos de acción regulando las vías de señalización tanto extra- como intracelulares, además de modular el metabolismo y la homeostasis por sus efectos en las hormonas del estrés y sus receptores. Tienen capacidad para mejorar el sistema de defensas innato y la recuperación de los daños causados por el estrés agudo o crónico.

Los adaptógenos más conocidos son *ashwagandha*, eleuterococo, *ginkgo, ginseng, schisandra, rhodiola* y *maca*. En general, todos contienen múltiples sustancias activas con actividad inmunomoduladora, antiinflamatoria y antioxidante, cada una con sus funciones.

Por ejemplo, sobre *Andrographis paniculata* hay treinta y tres estudios (más de siete mil pacientes en total) en los que se demuestra que mejora los síntomas de las infecciones respiratorias sin efectos adversos importantes. Sobre el eleuterococo también existen estudios en miles de pacientes en este sentido; por ejemplo, redujo las complicaciones en pacientes con gripe en un estudio con 1.376 pacientes. Respecto al *ginseng*, la *rhodiola*, la *schisandra* o la *ashwagandha* también hay estudios sobre su efecto en la respuesta inmunitaria o las infecciones virales.

Una vez más, preguntas como «¿Necesito alguno?» o «¿Cuál puedo tomar?» deben ser respondidas de forma individualizada para las necesidades personales de cada uno.

Los adaptógenos no se deberían tomar sin una evaluación personalizada, pues es posible que algunos mejoren, por ejemplo, una enfermedad autoinmune determinada, pero no se ha comprobado su efecto en todas y en ocasiones su efecto podría hipotéticamente ser contraproducente. Además, pueden tener interacciones con otros suplementos o fármacos. Por otro lado, son sólo una herramienta de apoyo; si estás sometido a muchos estresores de forma crónica, necesitas cambiar algo en tu vida, no tomar pastillas, aunque sean «naturales». Los adaptógenos son un apoyo más dentro de una intervención terapéutica específica e individualizada, no la solución de las causas del desequilibrio del sistema inmunitario.

FITOTERAPIA

La fitoterapia es un cajón de sastre en el que el único denominador común es que son sustancias que proceden de las plantas. En realidad, aquí podríamos englobar diversos polifenoles, como la curcumina y el resveratrol, los aceites esenciales o los adaptógenos.

Sin embargo, los aceites esenciales son una forma de presentación muy concreta, los polifenoles de forma aislada no son la planta entera y los adaptógenos tienen sus propias características, aunque estrictamente entran dentro de la fitoterapia. La micoterapia, es decir, las setas medicinales, no entra dentro de la fitoterapia porque las setas no son plantas.

Entonces, ¿a qué nos referimos cuando hablamos de fitoterapia?

Se trata de un concepto muy amplio: plantas medicinales. La fitoterapia científica se basa en estudiar esas plantas y seguir criterios de seguridad, calidad y eficacia. Existen cientos de plantas medicinales con actividad beneficiosa para la salud. Los humanos llevamos consumiendo plantas decenas de miles de años y nuestro cuerpo las conoce. Pero ¡cuidado!, no por ser naturales significa que no puedan tener efectos adversos o interacciones. Como cualquier otro tratamiento, la fitoterapia debe ser prescrita por un profesional que la conozca. De hecho, muchos fármacos activos que se utilizan de forma habitual proceden de plantas, como por ejemplo la digoxina o los derivados de la vinca (fármacos quimioterápicos). La morfina procede del opio, y la aspirina, de la corteza del sauce blanco.

Como pasa con otras muchas sustancias, en general los productos de fitoterapia no se deben usar en embarazadas, lactantes o niños pequeños, porque habitualmente no hay estudios de seguridad en estos grupos con muchas de estas plantas.

Pero ¿cuáles pueden ser interesantes cuando hablamos del sistema inmunitario? Algunos de los más usados son:

- El ajo. Este humilde superalimento, tan presente en la cocina mediterránea, tiene efectos positivos cuando hay daño endotelial vascular. Además, regula la microbiota intestinal de una forma beneficiosa al contrarrestar a los microorganismos patógenos. También está aprobado por parte de la EMA* como coadyuvante para aliviar los síntomas del resfriado común.
- La *boswellia*. Es una planta con propiedades antiinflamatorias que bloquea la producción de algunas sustancias proinflamatorias, por eso se propone su uso en algunos procesos reumatológicos crónicos y en la enfermedad inflamatoria intestinal.
- La equinácea. Se usa en el tratamiento y profilaxis de infecciones virales recurrentes de la vía respiratoria alta, sobre todo en gripes y resfriados. Este uso está establecido y aceptado por la propia EMA.
- La uña de gato. Se usa en procesos inflamatorios osteoarticulares, en infecciones recurrentes y cuando hay defensas bajas de forma general. Tiene acción antiviral y estimula la fagocitosis.

OTRAS SUSTANCIAS INTERESANTES

Betaglucanos

Son un tipo de fibras presentes fundamentalmente en las setas. Las de tipo 1,3 ayudan a activar los macrófagos contra los agentes patógenos. Lo ideal sería consumir setas de forma diaria, pero, si no es posible, se pueden tomar setas medicinales o incluso comprar un suplemento aislado de beta-1,3-glucanos.

Lactoferrina

Es una glicoproteína presente en la leche. Por ejemplo, en el calostro humano hay 7 gramos por cada litro, y en la leche madura, entre 1 y 2 gramos por cada litro. Esta proteína también la seguimos

* Agencia Europea del Medicamento.

fabricando en la vida adulta; la saliva, el fluido seminal o las lágrimas la contienen, aunque en poca cantidad. La lactoferrina es muy interesante porque tiene propiedades inmunomoduladoras, pero además ha demostrado sus propiedades antimicrobianas tanto frente a bacterias como frente a virus y hongos patógenos. Se puede tomar en forma de suplemento (habitualmente de origen bovino) como prevención y apoyo en las infecciones de todo tipo, sin contraindicaciones ni interacciones. Además, ayuda a mejorar el metabolismo del hierro.

Melatonina

La melatonina la fabricamos en nuestro cuerpo, aunque su producción decae entre los treinta y cuarenta años. Fundamentalmente se relaciona con el sueño nocturno por su producción en la epífisis, pero también tiene efectos en otros muchos órganos y tejidos por sus propiedades antioxidantes y antiinflamatorias.

En suplementación no se debería tomar de forma descontrolada ni a dosis inadecuadas. Incluso para regular el sueño y los ritmos circadianos, si se toma en exceso y no se metaboliza bien, puede resultar perjudicial para el descanso, porque se pierde su carácter rítmico.

Por otro lado, en algunas enfermedades autoinmunes puede llegar a tener un efecto inmunoestimulante en exceso, por lo que también en estas situaciones deberá emplearse con cuidado.

Se ha propuesto su uso en caso de COVID (entre 6 y 12 mg cada noche) por sus aparentes propiedades para mejorar el estado de hiperinflamación en estos pacientes, aunque nunca como medida única.

Naltrexona a dosis bajas

La naltrexona es un fármaco antagonista de los opioides que inicialmente se diseñó para usarla en la deshabituación de las personas adictas a drogas como la heroína. Para este uso, la dosis está entre los 50 y 300 mg al día.

En la década de 1980, un internista y psiquiatra estadounidense, el doctor Bihari, lo ensayó a dosis bajas en pacientes con infección por VIH que iban a morir de forma irremediable. Observó que a dosis de entre 0,5 y 4,5 mg tiene un efecto inmunomodulador por una vía relacionada con la regulación del sistema de las endorfinas. Hoy sabemos que también modula los endocannabinoides.

Este fármaco a dosis bajas se usa sobre todo en diversas situaciones de dolor crónico, inflamación crónica o autoinmunidad por su efecto inmunomodulador. Se han realizado ensayos clínicos con este fármaco a dosis bajas en diversas situaciones clínicas con resultados prometedores: incluso ya hay algún metaanálisis. De momento, su prescripción se realiza fuera de ficha técnica, pero son miles de pacientes los que la toman con buenos resultados. Puedes leer más sobre ella en la web <https://ldnresearchtrust.org/>. Como cualquier otro fármaco, su indicación y seguimiento están sujetos a prescripción facultativa.

POLIFENOLES

Los polifenoles son sustancias presentes en las plantas que nosotros prácticamente no absorbemos hasta que no son procesados por parte de la microbiota.

Los polifenoles son uno de los motivos por los que tan a menudo salen artículos sensacionalistas, en la prensa generalista, con titulares como «Las uvas prolongan la vida» o «El tomate combate el cáncer».

Con una alimentación variada tendremos una ingesta de pequeñas cantidades de muchos polifenoles diferentes. A veces podemos utilizar algunos en forma de suplementación buscando unos efectos concretos para ciertas indicaciones. A continuación, nombro sólo algunos (piensa que se han identificado más de cinco mil de estas sustancias):

- **Astaxantina, fucoxantina, luteína, zeaxantina:** sustancias antioxidantes y antiinflamatorias.
- **Curcumina:** quizá uno de los más estudiados en diversas

indicaciones clínicas, con más de dieciocho mil artículos científicos indexados. Se ha propuesto su uso en procesos de neuroinflamación, trastornos respiratorios y alérgicos, y alteraciones del sistema inmunitario, como las enfermedades autoinmunes.

- **Licopeno:** potente antioxidante presente en el tomate, pero también en la granada, el higo, la papaya o el pimiento. Además, tiene efectos anticarcinogénicos, de protección cardiovascular y un efecto antiinflamatorio a múltiples niveles.
- **Quercetina:** abundante sobre todo en la cebolla y la manzana. Como otros bioflavonoides, tiene propiedades antioxidantes y anticarcinogénicas, además de poder reducir los síntomas de la alergia al actuar como un antihistamínico natural.
- **Resveratrol:** presente en las uvas y las bayas, por ejemplo. Tiene propiedades antioxidantes y antiinflamatorias. Además, se está estudiando como molécula interesante contra el *oxi-inflamm-aging*.

SETAS MEDICINALES

Las setas medicinales constituyen una forma de tratamiento que se denomina **micoterapia**. Sería ideal comer diferentes tipos de setas a diario, y además, algunas setas medicinales se podrían utilizar de forma específica.

Las setas tienen diversos componentes con acciones específicas en el sistema inmunitario, como por ejemplo un tipo de fibras llamadas beta-glucanos, que no sólo modulan la microbiota intestinal de una forma beneficiosa, sino que además ayudan a equilibrar el sistema inmunitario. Hay muchas setas medicinales distintas. Algunas de uso más común son:

- ***Agaricus blazei* o champiñón del sol:** para diversos procesos alérgicos e infecciosos.
- ***Coriolus versicolor* o cola de pavo:** con actividad antiviral.
- ***Cordyceps sinensis:*** para procesos infecciosos virales, pero también como energizante en estados de fatiga y estrés crónico.

- ***Ganoderma lucidum* o *reishi*:** se suele usar en problemas de estrés oxidativo e inflamatorios.
- ***Grifola frondosa* o *maitake*:** es la seta más adecuada para los problemas de salud cardiovascular o metabólica, junto a ***Lentinula edodes (shiitake)*;** y si hay problemas de retención de líquidos, el ***Polyporus umbellatus***.
- ***Hericium erinaceus* o melena de león:** es excelente para los trastornos gastrointestinales, aunque también en los problemas de memoria o cognitivos.
- ***Inonotus obliquus* o chaga:** es un hongo parásito del abedul blanco que se lleva usando en Finlandia desde hace siglos. En diversos estudios se han demostrado efectos anticarcinogénicos, además de propiedades antiinflamatorias e inmunomoduladoras.

Las setas medicinales tienen un precio relativamente elevado y suelen necesitarse períodos algo largos para su efecto. Se deben prescribir de forma personalizada, como cualquier otro suplemento.

RESUMEN

- Una alimentación variada no siempre es suficiente para una optimización micronutricional personalizada. Si tienes algún desequilibrio del sistema inmunitario probablemente necesites ajustar el aporte de algunos elementos.
- Los profesionales que te pueden ayudar a identificar lo que te falta y lo que necesitas son fundamentalmente médicos y nutricionistas con estudios específicos de suplementación, fitoterapia, micoterapia, inmunonutrición, microbioterapia...
- Recuerda que lo natural no siempre es inocuo, y que diversos suplementos pueden tener interacciones con fármacos o no ser apropiados para tu situación particular. Consulta siempre con tu profesional de referencia ante cualquier duda.

PARA SABER MÁS

- El Linus Pauling Institute de la Oregon State University: <https://lpi.oregonstate.edu/es/mic>.
- Sobre suplementos y micronutrientes en general: Información para el consumidor de National Institutes of Health de Estados Unidos: <https://ods.od.nih.gov/HealthInformation/RecursosEnEspanol.aspx>.

15

Inmunobióticos: los bichos buenos que te echan una mano

ERES UN SUPERORGANISMO

En las primeras páginas de *¡Es la microbiota, idiota!* explico cómo una vez que estaba incubando un catarro, inhalando unos probióticos concretos conseguí abortar la invasión de virus en mi mucosa nasal. Ésa no ha sido la única ocasión en la que los probióticos me han ayudado a mejorar mi salud. Llevo cuatro años tomando probióticos de forma continua, variando las cepas según la situación de cada momento y aplicándolos tanto en la prevención de nuevos problemas como en el mantenimiento de mi salud.

Te voy a contar un secreto. A pesar de ser una auténtica friki de la microbiota, aún no he analizado mi microbiota fecal. En cambio, nunca he dejado de tomar probióticos desde que empecé con ellos.

Pero por si no has leído ese libro o necesitas un refresco sobre la microbiota, voy a resumir algunos de los aspectos más importantes sobre ella para complementar el epígrafe sobre la disbiosis del capítulo 5.

La microbiota es el conjunto de los microorganismos que tenemos en la boca, el intestino, el tracto respiratorio, el aparato genitourinario y la piel. También existe evidencia de presencia microbiómica en sitios como el ojo, el cerebro o la sangre. En la mujer en período de embarazo o lactancia, la microbiota del líquido amniótico o de la leche son cruciales para la configuración de la salud del bebé.

Cuando estos microorganismos están equilibrados y funcionan como deben, son nuestros amigos y los necesitamos para ser un superorganismo funcional.

Quizá lo más importante que debemos saber sobre la microbiota es que todo lo que nos hacemos a nosotros mismos también se lo hacemos a nuestra microbiota. Así, para tener una microbiota saludable, debemos conocer los factores que influyen en ella, que se pueden resumir en:

- **La salud de la madre durante la gestación, la forma de nacer y el tipo de lactancia.** Sobre esto ya no podemos influir en lo que a nosotros mismos nos respecta, pero, si vamos a tener hijos, es importante saber que tanto la madre como el padre deben cuidarse desde antes del embarazo, durante éste y en el período posterior al nacimiento del bebé, pues la microbiota de los progenitores va a condicionar la del nuevo ser.
- La **alimentación** es el factor individual más importante para un buen estado de salud de nuestra microbiota, y el patrón de alimentación que comentamos en el capítulo 13 es también el más adecuado desde el punto de vista de la microbiota.
- La toma de **fármacos** puede tener un impacto negativo en la microbiota. Los antibióticos son lo primero que se nos viene a la cabeza como auténticos asesinos en serie de las bacterias amigas. Otros muchos fármacos, como los mal llamados protectores gástricos (omeprazol y similares), analgésicos, antihistamínicos o psicofármacos, también pueden alterar la microbiota de forma negativa. Si necesitamos un fármaco, lo tendremos que tomar, pero solamente cuando de verdad sea necesario y durante el tiempo mínimo imprescindible. Debería realizarse una desprescripción activa de aquellos que realmente no necesitamos.
- El **lugar donde vivimos**, tanto por factores culturales y de la alimentación como otros ambientales (la contaminación y la exposición a tóxicos), influye en nuestros microorganismos. Así, no es igual la microbiota de una persona que vive en una zona boscosa a la de un urbanita. Para tener una microbiota saludable es importante tener contacto frecuente con la naturaleza y exponernos a la «suciedad limpia» del suelo y los árboles. El entorno marítimo también es beneficioso.

- Nuestros **convivientes** tienen un impacto muy importante en nuestros microorganismos. El contacto diario con nuestra pareja y nuestros hijos, padres u otros familiares (incluidas las mascotas), moldea nuestra microbiota por los intercambios constantes que tenemos con ellos. De esta manera, por ejemplo, tener *Helicobacter pylori* puede ser algo que afecte a toda la familia. Esta influencia es por compartir entorno y hábitos; la genética también juega un papel, pero mucho más pequeño.
- El **estrés crónico**, ya sea metabólico, psicológico, social o por alteración de los ritmos circadianos, no le gusta a nuestra microbiota. Aquí incluyo el **sedentarismo**, pues éste es perjudicial para el equilibrio de nuestros microorganismos. En cambio, el ejercicio físico ayuda a tener una microbiota más saludable.

En el mundo actual, en nuestras sociedades WEIRD, los factores que más influyen sobre nuestra microbiota de forma negativa son una alimentación inadecuada, el sedentarismo, la falta de contacto con la naturaleza, el estrés crónico y actualmente, en la época pandémica, la falta de contacto con otros seres humanos. También el uso excesivo de fármacos hace que haya tantísima gente con disbiosis.

Compatriotas científicos de Finlandia ya nos explican cómo por la pérdida de la diversidad microbiana quizá todos necesitemos tomar probióticos de forma continua. Hasta hace pocas décadas comíamos muchos alimentos fermentados y teníamos mucho contacto con el suelo. Nuestros alimentos no estaban producidos por cultivos intensivos ni repletos de agroquímicos que modifican el microbioma de los alimentos. Pero todo eso ha cambiado.

Estos factores provocan **que suframos una pérdida de la diversidad de la microbiota intestinal fundamentalmente**. Por eso, si tenemos cualquier desequilibrio, puede ser interesante tomar probióticos de forma individualizada que nos permitan mejorar los parámetros de inflamación o desequilibrio del sistema inmunitario.

LAS BASES DE UNA BUENA SALUD ORAL

Antes de hablar de los probióticos que podemos considerar inmunobióticos, es decir, dirigidos de forma específica a mejorar el funcionamiento de nuestro sistema inmunitario, repasemos las bases de una buena salud digestiva, incluyendo por supuesto el estado de la microbiota oral.

Ya hemos visto antes cómo la gingivitis y la periodontitis son problemas graves de salud que condicionan una inflamación crónica con serias consecuencias para la salud sistémica.

Lo primero que debemos hacer para garantizar **una buena salud de nuestra microbiota oral**, y por lo tanto también de la intestinal, es acudir a revisiones periódicas con un profesional de la salud oral que sea experto en detectar cualquier problema salud periodontal.

Quizá no tengamos ningún problema aparente en la salud de nuestras encías, pues la boca de una persona con enfermedad periodontal puede tener un aspecto saludable, y sin embargo haber presencia de bolsas periodontales en las que habiten maliciosos microorganismos dispuestos a producir una inflamación sistémica, además de comprometer la viabilidad de las piezas dentarias de la zona afectada.

Los **cuidados básicos para la salud de nuestra boca** son:

- **Higiene oral adecuada** después de las comidas, con un cepillado cuidadoso y el uso de seda dental, cepillos interproximales y arcos dentales. Es conveniente consultar a nuestro profesional de la salud oral cuál es la metodología de higiene oral óptima para nuestro caso particular.
- En general **no se recomienda usar colutorios comerciales**. Solamente recurriremos a ellos si nos lo indica nuestro odontólogo.
- Una medida que nos puede ayudar a mantener un buen estado de salud oral sin dañar a las bacterias beneficiosas de la boca es el ***oil pulling***, que consiste en realizar enjuagues con aceite de coco o de oliva en ayunas por la mañana y antes de ir a dormir. Si le aplicamos una gota de aceite de orégano, de menta o árbol de té (¡sólo una, y nunca sin diluir!), consegui-

remos mantener a raya los microorganismos patógenos. Después podemos aplicar en la boca un probiótico específico.

- Es importante recordar que para tener unos tejidos sanos en la boca **el estado nutricional** es crucial. Los ácidos grasos omega-3, la vitamina C y el magnesio son importantes para una buena salud oral y ósea. Los niveles bajos de vitamina D en sangre también se asocian a una enfermedad periodontal más grave, aunque su suplementación por sí sola no va a ser suficiente para solucionar este problema, como es obvio.

Si ya nos han diagnosticado de gingivitis o enfermedad periodontal, debemos seguir las indicaciones de nuestro odontólogo. Se puede realizar un cultivo para averiguar exactamente qué bacterias están produciendo la enfermedad periodontal para un tratamiento dirigido contra ellas, que tal vez deba realizarse con antibióticos farmacológicos.

Es importante recordar que para el tratamiento de la enfermedad periodontal se debe optimizar la nutrición, evitar el tabaco y el alcohol, y mejorar los niveles de estrés. El estrés crónico cambia la composición de la saliva y puede dificultar mucho un buen resultado del tratamiento periodontal.

Se suele utilizar la técnica de raspado y alisado radicular en el tratamiento de la enfermedad periodontal para eliminar la placa y las bacterias que están por debajo de la encía. Pero muchas veces este tratamiento no es suficiente para solucionar el problema, por lo que se utilizan otros procedimientos o terapias como los antibióticos, los aceites esenciales, el láser o la terapia fotodinámica; a veces es necesario recurrir a la cirugía.

En los últimos años se han realizado estudios con varias **cepas de probióticos para mejorar los resultados de los tratamientos**. Las cepas más interesantes son de *Limosilactobacillus reuteri, Saccharomyces boulardii* y *Ligilactobacillus salivarius*. Los parámetros que se mejoran con la administración de estos probióticos son el nivel de inserción clínica periodontal, la profundidad de las bolsas en el sondaje y el sangrado al sondaje. Se ha observado que a los tres meses de seguimiento persisten los buenos resultados, pero a los seis meses, al dejar de administrarse los probióticos, no se consigue mantener esos resultados. La enfermedad periodontal es un cuadro complejo y crónico, y hay que ser muy persistente con el tratamiento.

Pero ¿cómo se pueden aplicar los probióticos? Pues en polvo, como enjuague bucal, en forma de chicle o como pastillas para chupar y masticar. No hay estudios con todos los probióticos que podríamos utilizar para la enfermedad periodontal; hay muchas especies que son interesantes por lo que sabemos sobre su forma de acción. Muchas de estas cepas deben su función a la fabricación de bacteriocinas, unas pequeñas proteínas o péptidos que se segregan por las bacterias como mecanismo de defensa y que matan a las bacterias malas. Algunos ejemplos son:

- *L. fermentum*: es activo contra las bacterias microaerófilas.
- *L. gasseri*: tiene actividad contra los anaerobios.
- *L. paracasei* y *L. acidophilus*: pueden contrarrestar al *S. aureus*, que se ha encontrado en casos de periodontitis agresiva.
- *L. salivarius* y *S. salivarius*: producen salivaricina, que contrarresta las bacterias anaerobias que causan la halitosis.
- *L. reuteri*: su reuterina es activa frente a *Tannerella forsythia*.
- *L. plantarum*: la plantaricina contrarresta a *P. gingivalis*.
- *L. lactis*: produce nisina, con actividad antibiofilm y antimicrobiana contra muchos periodontopatógenos como *P. gingivalis, P. intermedia, A. actinomycetemcomitans, F. nucleatum* y *T. denticola*.

Lo bueno de estas bacterias beneficiosas es que, además de matar los microorganismos perjudiciales, mejoran la respuesta inflamatoria excesiva que está presente en la enfermedad periodontal.

La aplicación de los probióticos tiene beneficios para la salud oral y del resto del organismo, porque se modula la respuesta inflamatoria tanto local como sistémica. Incluso se puede llegar a frenar la pérdida de hueso.

No lo dudes, invertir en la salud de tu boca hoy es acumular un capital de salud de todo tu cuerpo para toda la vida.

LAS BASES DE LA SALUD INTESTINAL

Antes de empezar a tomar probióticos se debería revisar la salud intestinal de una forma global, utilizando la estrategia de las «R» que ya quizá conozcas. Pero, por si acaso, vamos a recordarla.

Para empezar, debemos **reflexionar, repensar y razonar** sobre por qué tenemos problemas de salud intestinal. Es muy probable que no lo podamos hacer solos y que necesitemos la guía de un profesional sanitario actualizado.

De esta manera podemos plantearnos un verdadero **reinicio,** *reset* o **revolución de nuestro estilo de vida**, modificando nuestra actitud frente a la salud y la enfermedad. Debemos comenzar a buscar la salud crónica a través del estilo de vida, lo cual implica cambiar la alimentación, nuestra forma de descanso, cómo nos movemos...

Ineludiblemente, debemos **reducir todas las causas que nos están quitando la salud**. También podríamos llevar a cabo medidas que nos ayuden a mejorar los síntomas que estemos sufriendo, para tener adherencia terapéutica y energía suficiente para llevar a cabo todos los cambios que necesitamos. También debemos **retirar todos los patógenos** que tengamos dentro del cuerpo, como los del intestino o la boca. Lo podemos hacer incluso con probióticos, pues hay cepas que ayudan a luchar contra los microorganismos patógenos presentes en una disbiosis.

A menudo puede ser necesario **reemplazar aquello que nos pueda faltar**. La **hipoclorhidria**, es decir, la falta de ácido gástrico, es muy frecuente, a menudo por un estrés crónico que no permite que nuestro nervio vago funcione bien. Otras veces puede ser por la toma crónica de fármacos como el omeprazol o bien por una enfermedad autoinmune que se llama gastritis atrófica, en la que nuestras células parietales gástricas están dañadas y cada vez se fabrica menos ácido gástrico. En estos casos, hay medidas que pueden ayudar a mejorar la secreción ácida gástrica. También puede ser que necesitemos **enzimas pancreáticas** si no fabricamos las suficientes.

Además, se debe **restaurar y reparar la barrera intestinal**, aportar los micronutrientes que falten para una adecuada **optimización metabólica** y llevar a cabo **estrategias antiinflamatorias**. En esta fase ya será cuando podremos **reinocular los microorganismos beneficiosos** que queramos en forma de probióticos.

Éste es un **proceso continuo de mejora**, por lo que, al igual que en los procesos de control de calidad, habrá que realizar **evaluaciones periódicas** del estado de salud global de la persona para solucionar cualquier eventualidad que pueda surgir en un momento determinado. De esta forma se conseguirá mantener un equilibrio de la salud intestinal y sistémica para conseguir esa salud crónica.

Imaginemos que ya nos encontramos en una situación en la que estamos preparados para utilizar los probióticos específicos dirigidos a una mejor función de nuestro sistema inmunitario. ¿Cuáles deberíamos utilizar?

INMUNOBIÓTICOS

La definición de inmunobióticos se remonta a 2003, cuando el inmunólogo especializado en mucosas Robert Clancy los definió como aquellos probióticos que permiten conseguir efectos beneficiosos inmunomoduladores, ya sean locales o sistémicos.

Este investigador australiano pensaba que se avanzaría rápidamente en el concepto novedoso de la microbioterapia para mejorar los sistemas inmunitarios de las personas con diversas patologías. Sin embargo, han pasado casi veinte años y estos abordajes todavía no están demasiado presentes en los tratamientos de la mayoría de los pacientes con problemas del sistema inmunitario.

Inmunobióticos contra las infecciones virales

Un tipo de inmunobióticos son los que nos ayudan a enfrentar con más garantías infecciones virales o a mejorar la respuesta inmunitaria cuando se administra una vacuna. Para estos usos hay estudios con cepas de varias especies.

- Género *Lacticaseibacillus*: es el género inmunobiótico por excelencia. Todas sus especies ejercen muchas acciones beneficiosas en el sistema inmunitario. Son fundamentalmente.
  - *L. rhamnosus*: la cepa GG es la más estudiada.
  - *L. casei*, como la Shirota o LC-11.
  - *L. paracasei*, como LPC-37.

- Otras especies particularmente interesantes son:
  - *L. plantarum, L. acidophilus, L. salivarius, L. fermentum* y *L. reuteri.*
  - De las bifidobacterias, sobre todo cepas de *B. breve, B. bifidum* y *B. longum.*

Todas estas especies tienen cepas que han demostrado su utilidad, por ejemplo, en las infecciones respiratorias o las gastroenteritis de origen viral. Además, algunas de ellas mejoran la respuesta del sistema inmunitario cuando se administra una vacuna. Por ejemplo, en una gripe se sabe que la administración de cepas de estos probióticos ayuda a reducir la cantidad de virus en las vías aéreas, a mejorar la tasa de supervivencia y a reducir el número, la intensidad y la duración de los síntomas.

Mecanismos de acción de los inmunobióticos:

- Mejoría de la producción de interferones antivirales (tipo I) e inducción de un estado inmunitario antiviral.
- Mejoría de la respuesta Th1 en la mucosa respiratoria y los ganglios linfáticos del mediastino.
- Modulación de la producción de citoquinas y el reclutamiento de las células del sistema inmunitario.
- Mejoría del número y la actividad de las células NK.
- Mejoría de la producción de anticuerpos específicos.

Hay inmunobióticos que actúan de forma beneficiosa en las respuestas aberrantes de inmunocoagulación asociadas a algunas infecciones virales, como la gripe (también sucede en el COVID). Estas respuestas a veces desencadenan, sobre todo si hay otros factores predisponentes, un tromboembolismo venoso. Por ejemplo, hay cepas de *L. plantarum* y *L. rhamnosus* que:

- Reducen la activación inflamatoria del endotelio.
- Disminuyen la activación excesiva de la coagulación.
- Contrarrestan la deposición de fibrina en los pulmones.
- Mejoran las alteraciones de la barrera epitelio-endotelial.

Hay estudios que nos dicen que si se tomaran probióticos de tipo inmunobiótico de forma generalizada por parte de la población (tanto niños como adultos), sobre todo en la época invernal, se conseguirían muchos resultados beneficiosos sin efectos adversos, como:

- Ahorro de dinero y menos días de baja laboral o escolar.
- Mejoría del número y la función de los linfocitos.
- Disminución de la incidencia de infecciones respiratorias virales.
- Disminución de la duración y la severidad de las infecciones respiratorias virales.
- Disminución del uso de antibióticos.
- Disminución del riesgo infeccioso por *Picornavirus*, *Influenzavirus* (el de la gripe) y otros virus que producen cuadros gripales, *Rhinovirus* y otros virus que provocan catarros en general, como diferentes coronavirus.

En un estudio canadiense se comprobó que los probióticos podían ahorrar hasta medio millón de días perdidos de trabajo por infecciones respiratorias cada año y evitar decenas de miles de tratamientos antibióticos. Se ha calculado que esto supondría un ahorro de millones de dólares en gasto sanitario y pérdida de productividad.

¡Qué bueno sería incorporar estas estrategias de cuidado de la microbiota de forma amplia!, sobre todo si se hace en el contexto de estrategias de salud integral para conseguir unos resultados mucho mejores.

Ejemplos de inmunobióticos

Podemos examinar una única cepa probiótica para averiguar hasta qué punto puede beneficiar a la persona que la toma. Vamos a conocer a BeBé, o ***B. longum* BB536**.

Ésta es una de las cepas probióticas más estudiadas, seguras y eficaces. Se conoce desde principios de la década de 1960 y tiene múltiples beneficios para la salud. Por ejemplo, se ha comprobado que:

- Ejerce una inmunomodulación antiinfecciosa: ayuda a reducir los casos de gripe entre ancianos, mejora la actividad de las células NK y estimula la capacidad de los neutrófilos para matar bacterias.
- Es beneficiosa para mejorar la microbiota de manera global. Por ejemplo, aumenta el número de otras bifidobacterias.
- Es capaz de disminuir las citoquinas inflamatorias en los pacientes críticos.
- Induce disminución de la inflamación en los pacientes con colitis ulcerosa.
- Tiene un efecto antiinfeccioso propio frente a patógenos como *P. aeruginosa*, *Candida* o *Helicobacter pylori*.
- Consigue una inmunomodulación beneficiosa en los procesos de alergia.

En cuanto a los inmunobióticos por excelencia, los *Lacticaseibacillus*, que incluyen al *casei*, al *paracasei* y al *rhamnosus*, se han estudiado en diversos escenarios clínicos y se ha comprobado que:

- Tienen resultados positivos en los cuadros de alergias.
- Ayudan a luchar contra los patógenos resistentes por fabricación de bacteriocinas y exclusión competitiva.
- Ayudan a equilibrar las respuestas Th1 y Th2 del sistema inmunitario adaptativo en los problemas autoinmunitarios.
- Mejoran la producción de citoquinas antiinflamatorias, como la IL-10, favoreciendo así la inmunotolerancia.
- Algunas cepas mejoran los cuadros de neuroinflamación, por lo que se podrían considerar (neuro)psicobióticas.
- Podrían mejorar las respuestas a los tratamientos antineoplásicos.

Es decir, no son «inmunoestimulantes» en el sentido de que hagan que el sistema inmunitario funcione «de más», sino que consiguen equilibrarlo para que funcione mejor frente a las infecciones, por un lado, o que no se pase de rosca en las alergias o las enfermedades autoinmunes.

Las **bifidobacterias** también son interesantes para el sistema inmunitario y la salud intestinal. Es importante conocer sus efectos, ya que en muchas personas con disbiosis hay falta de bifidobacterias. Tienen muchos mecanismos de acción y efectos, entre los que destacan:

- De forma global, impiden que los microorganismos patógenos puedan adherirse a las células del intestino e inhiben su crecimiento por varios mecanismos:
  - Producen bacteriocinas.
  - Modifican el pH.
  - Compiten por los nutrientes, es decir, les quitan la comida a las bacterias «malas».

Y además:

- En el sistema inmunitario:
  - Mejoran la inmunidad tanto innata como adaptativa.
  - Estimulan la producción de la IgA secretora y a los linfocitos T reguladores (los de Asuntos Internos que vigilan para que el resto se porte bien).
  - Son capaces de disminuir una citoquina inflamatoria como el TNF-alfa y de aumentar la citoquina de la inmunotolerancia por excelencia, la IL-10.
- En la barrera intestinal:
  - Aumentan la producción de los ácidos grasos de cadena corta al producir metabolitos que luego son aprovechados por otras bacterias que los producen.
  - Mejoran el exceso de permeabilidad intestinal.

Pero ¿qué bifidobacterias en concreto nos interesa tomar? Pues dependerá de para qué, pero sobre todo buscaremos cepas de *B. longum* y otras de *B. breve, B. lactis* o *B. bifidum.* Hay decenas de especies, y cada una tiene una o más cepas interesantes.

RESUMEN

Se debe evaluar y tratar la salud oral e intestinal en todos los pacientes que tienen cualquier problema o desequilibrio del sistema inmunitario, ya sea una alergia, una enfermedad autoinmune, una inflamación crónica de bajo grado o lesiones que se cronifican.

En el diagnóstico de la situación es especialmente importante plantearse varias cuestiones:

- **Salud oral:** buscar de forma activa caries y enfermedad periodontal. Se necesita tratamiento específico si fuera el caso. Además, debemos optimizar la alimentación, asegurar un buen estado de los micronutrientes como la vitamina D, C o magnesio, y podemos tomar probióticos que ayuden a mejorar el resultado del tratamiento.
- **Salud gástrica:** ¿cómo es la producción ácida del estómago? Si es insuficiente, lo cual podemos sospechar porque no digerimos bien sobre todo las proteínas, o si tenemos molestias con la digestión, debemos buscar la causa y tratarla.
- **Salud biliopancreática:** ¿hay suficiente producción de enzimas pancreáticas y bilis para poder digerir los alimentos? La insuficiencia pancreática con falta de producción suficiente de enzimas es más frecuente de lo que parece, y se puede diagnosticar midiendo la elastasa en heces.
- **Salud intestinal**, sobre todo si hay molestias o intolerancias de cualquier tipo:
  - ¿Hay parásitos?
  - ¿Hay algún sobrecrecimiento fúngico, como un exceso de *Candida*? ¿Hay presencia de SIBO o IMO (sobrecrecimiento de metanógenas)?
  - ¿Se han descartado la enfermedad celíaca y la sensibilidad al gluten no celíaca?
  - ¿Hay indicios de algún otro problema, como colitis microscópica o enfermedad inflamatoria intestinal, alergias alimentarias, mucositis por exposición al níquel, o cualquier otro trastorno digestivo no diagnosticado?

Como verás, no es que sea fácil. Si no hay problemas orales o intestinales graves, podemos mejorar mucho con la alimentación, el control del estrés y el ejercicio físico, pero si tenemos síntomas como los de la tabla 19, probablemente necesitemos ayuda profesional.

Tabla 19. Síntomas que hacen necesario buscar ayuda profesional (no es una lista exhaustiva)

- Sangrado de encías
- Mal aliento
- Molestias o dolor abdominales después de las comidas
- Excesiva hinchazón o distensión abdominal después de las comidas
- Intolerancias a alimentos
- Estreñimiento o diarrea
- Presencia de sangre, moco o pus en las heces
- Pérdida del apetito
- Pérdida de peso no deseada, fiebre
- Síntomas en otros órganos o sistemas

PARA SABER MÁS

Libros:

- Sobre probióticos: Otero, O., *El maravilloso mundo de los probióticos*, Alienta Editorial, 2022.
- Los alimentos fermentados no son una terapia en sí (no sabemos qué cepas lleva un alimento fermentado), pero sí un apoyo interesante en nuestra alimentación. Un libro muy completo es el de Katz, S., *El arte de la fermentación*, Gaia, 2017.

En internet:

- En el pódcast «Slow Medicine Revolution» tenemos toda una serie de episodios sobre microbiota, y también dos capítulos sobre los prebióticos y alguno sobre los probióticos.

16

SI 360°: movimiento y más

LA MEJOR MEDICINA

Imagina una medicina que tenga todos los siguientes efectos positivos sobre el sistema inmunitario:

- Reducir la inflamación sistémica de bajo grado.
- Reducir la neuroinflamación.
- Disminuir las citoquinas proinflamatorias.
- Reducir el estrés oxidativo.
- Contribuir a la fabricación de citoquinas antiinflamatorias.
- Mejorar o retrasar la inmunosenescencia: disminuir los linfocitos T senescentes y aumentar la capacidad proliferativa de las células T.
- Incrementar la capacidad fagocítica de los neutrófilos.
- Aumentar la capacidad citotóxica de las células NK.
- Mejorar la respuesta a las vacunas.

Además de estos efectos directos sobre el sistema inmunitario, también tiene otros efectos positivos que indirectamente son beneficiosos para el sistema inmunitario. He aquí una breve lista, pues en realidad tiene otros muchos beneficios:

- Producir citoquinas neurotróficas que mejoran el aprendizaje y la plasticidad cerebral.
- Mejorar la salud metabólica y reducir la inflamación del tejido adiposo.
- Mejorar el estado de la microbiota intestinal.
- Mejorar la función mitocondrial.

- Aumentar la longitud de los telómeros, lo que se asocia con una mayor longevidad.
- Mejorar la salud cardiovascular y la capacidad respiratoria.

¿Has visto? Es una medicina con efectos espectaculares sobre la salud, además de ser gratuita y no tener efectos adversos perjudiciales, y prácticamente todo el mundo la puede llevar a la práctica.

A lo mejor ya lo has adivinado. Pues sí, es el ejercicio físico moderado. Pero ¿qué quiere decir moderado? Significa «no pasarse»: correr un maratón todos los días o practicar ocho horas de *crossfit* al día es excesivo. Moderado se refiere a caminar (y correr, ir en bici...) todos los días y realizar ejercicios de fuerza con frecuencia, además de alguna actividad deportiva que a uno le guste. Y por supuesto, interrumpir la sedestación cada poco.

Ya lo dijo Hipócrates:

> Todas las partes del cuerpo que tienen una función, si se usan con moderación y se ejercitan en labores en las que están acostumbradas, se vuelven sanas, bien desarrolladas y envejecen más lentamente, pero, si no se usan, se vuelven propensas a enfermarse, tienen un crecimiento defectuoso y envejecen rápidamente.

Hace poco titularon una noticia tergiversando unas palabras de Daniel Lieberman, un biólogo que divulga sobre la evolución del cuerpo humano. El titular decía algo así: «No estamos hechos para correr, sino para estar sentados». Y es verdad, no se trata de correr diez horas al día. Sin embargo, lo que no se dice en el titular es que los individuos sanos de las poblaciones ancestrales que pasan tiempo sentados, en realidad se levantan cada diez minutos para realizar pequeñas tareas. Por otros estudios sabemos que caminan o corren entre 8 y 16 km al día. Es decir, no están todo el día corriendo y caminando, pero sí se mantienen muy activos. Publicar una noticia con ese titular resulta bastante engañoso.

No hay nada, pero nada en absoluto, que sustituya los beneficios del ejercicio físico, por sus múltiples efectos positivos globales para la salud de los humanos.

Pero ¿qué ejercicio se debería hacer?

Las recomendaciones mínimas de la OMS para los adultos son:

- Realizar entre ciento cincuenta y trescientos minutos de actividad física moderada aeróbica cada semana, o entre setenta y cinco y ciento cincuenta minutos de actividad física vigorosa.
- Realizar actividades específicas de entrenamiento de fuerza al menos dos o más días a la semana, aunque para los mayores de sesenta y cinco años deberían ser más de tres días.
- Limitar el tiempo que se permanece en estado sedentario: cualquier tipo de actividad que reemplace el tiempo sedentario tiene beneficios para la salud.

Estas recomendaciones son mínimas, por lo que lo ideal sería aumentar la actividad física por encima de estas cifras.

Los niños entre los cinco y diecisiete años:

- Se recomiendan al menos sesenta minutos de actividad física aeróbica de moderada a vigorosa cada día.
- Deberían realizar ejercicios vigorosos que ayuden a fortalecer los músculos y los huesos al menos tres días a la semana.
- Deben limitar el tiempo sedentario, sobre todo el que se gasta en el uso de pantallas.

Para los niños más pequeños es importante:

- Pasar poco tiempo en tronas, carritos, hamacas y similares.
- No utilizar pantallas.
- Moverse de forma libre al menos tres horas al día.
- Cuando estén sedentarios, se recomienda que lean, jueguen o que se les cuenten historias.

Estas recomendaciones a mí me hacen preguntarme algo. ¿Por qué los adultos supuestamente necesitamos movernos menos? Considero que no tiene nada que ver con nuestra salud, sino con el modelo económico y la productividad. En las sociedades modernas, muchísimos trabajos implican pasarse horas sentado, en una misma postura o realizando la misma actividad. Quizá no sería viable para las grandes corporaciones mantener nuestro modelo de sociedad de consumo ultratecnológico con un montón de adultos brincando por ahí varias horas a lo largo del día. Por supuesto, quizá no consumiríamos lo que se espera de nosotros.

Se ha debatido mucho sobre la cantidad de pasos diarios que deberían darse para estar saludables. Decir una cifra mínima puede ser un error, pues parece que si das diez mil pasos ya no hace falta que te muevas más. Sin embargo, ¿qué es mejor, estar caminando por el campo o la playa, o pasar tiempo en el scroll infinito de las redes sociales? Depende, ¿mejor para quién? Si las empresas de ocio digital quieren captar tu atención, no es por tu bien.

EN LOS BRAZOS DE MORFEO

Hicimos la luz... y perdimos la noche.

Título de un libro de Emilio J. Sánchez Barceló

Ya te he hablado de la importancia de un sueño adecuado para el sistema inmunitario. Es fundamental dormir las suficientes horas y cuidar los ritmos circadianos para evitar la cronodisrupción.

Pero ¿cómo lo podemos hacer?

En primer lugar, puedes hacer un autodiagnóstico con varios test. Te recomiendo los que encuentras en la web de Cronolab, de la Universidad de Murcia:

- Test de calidad del sueño.
- Test de cronotipo para saber si tienes conducta de búho o alondra (aunque haya debate sobre los cronotipos, tienen su utilidad).
- Test para saber si tienes excesiva somnolencia diurna.
- Test para ver cómo están sincronizados tus tiempos: el interno (el que marca tu reloj biológico), el social (al que te obligan tu trabajo y vida social o familiar) y el ambiental (el que

depende de la luz y la oscuridad por el ciclo solar). Si los tres tiempos no coinciden, es que tienes una desincronización cronobiológica.

¿Cómo tener un sueño de calidad y reparador? Casi me da vergüenza contarte esto, porque son cosas que «todo el mundo sabe», pero se pueden resumir en:

- Acuéstate siempre a la misma hora; preferentemente acorde a tu cronotipo.
- Pasa tiempo al aire libre con luz natural por el día. Esta parte es especialmente importante y quizá una de las que más descuidamos. Pasamos mucho tiempo en la cueva por el día, a oscuras. La luz artificial no es suficiente para lo que nuestro cerebro espera. Necesitaríamos pasar mucho más tiempo al aire libre y expuestos a la luz natural.
- No utilices dispositivos de pantalla desde la hora a la que se pone el sol. Si por tu trabajo no te queda más remedio, ponles un filtro de luz azul o utiliza unas gafas con ese filtro en horario nocturno.
- Cena cuatro horas antes de acostarte (si no es posible, dos horas entre el final de la cena y la hora de acostarse es el mínimo imprescindible). Puede ser mejor no cenar, que cenar muy tarde.
- No tengas el móvil en la mesilla de noche; mejor déjalo en otra habitación. Adicionalmente, si puedes, apaga el wifi por la noche. No, no tengo estudios que demuestren que esto sea necesario, pero tampoco hay ningún estudio que demuestre que mantener el wifi encendido por la noche sea beneficioso para tu salud o no dañino. Aplica el principio de precaución.
- La cama es para dormir (y estar con tu pareja o hijos si practicáis el colecho), no un lugar para trabajar o estudiar.
- La habitación debe estar bien ventilada y ser más bien fresca.
- Evita, si es posible, el ejercicio físico intenso poco antes de ir a dormir.
- Si tienes un desplazamiento de tu ritmo circadiano, ya sea

atrasado o adelantado, puede ser que mejores con melatonina. Sin embargo, algunas personas la necesitan por la noche, y otras, por la mañana a dosis bajita. Mejor consulta con un profesional.

Si llevas tiempo tomando fármacos para dormir, no los retires de golpe. La mayoría de estos fármacos producen dependencia y tolerancia, y a largo plazo tienen muchos efectos adversos. Si tienes problemas para dormir, procura no empezar con ellos. No solucionarás la causa de tu problema de sueño y le vas a sumar otro: la dependencia a un fármaco es perjudicial. **Si tienes insomnio de conciliación o de mantenimiento**, posiblemente puedas mejorar con las medidas de higiene de sueño que te acabo de comentar. Además, se puede recurrir a:

- Aumento del ejercicio físico por el día.
- Como suplementos, pueden ser de ayuda el magnesio, la melatonina y algunas otras sustancias como la teanina, la amapola de California, la valeriana o la pasiflora.
- El déficit de vitamina D y de otros micronutrientes también puede interferir en el sueño de una forma negativa.
- El sexo es un somnífero natural, tanto el practicado en pareja como uno solo.
- Si a la hora de ir a la cama tu cabeza no para, practica *mindfulness* o ejercicios de respiración. En la web <https://e.nirakara.org/> tienes muchos recursos gratuitos de *mindfulness*. Lo suyo es que aprendas la técnica y luego la puedas poner en práctica.

DESESTRÉSATE

En su artículo sobre los peligros del estrés crónico, el profesor de Psiquiatría de Stanford Firdaus Dhabhar nos sugiere varias medidas que podemos llevar a cabo para tolerarlo mejor. Vamos a revisarlas y añadiremos alguna más.

Pilar 1: estresores ancestrales

En cuanto al estilo de vida, para aguantar los estresores de la vida moderna paradójicamente lo mejor que hay es exponerse a los estresores ancestrales de la vida paleolítica. Es el concepto de **vida intermitente** —del que ya te hablé en mi libro sobre la microbiota—, ideado por el doctor Leo Pruimboom y que consiste en:

- Ayuno intermitente: con un ayuno nocturno largo.
- Bebida intermitente: beber (agua) sólo cuando se tenga sed.
- Pasar de vez en cuando frío, ya sea con duchas frías o con baños de agua fría en la naturaleza. No puedo dejar de recomendar el método Wim Hof una y otra vez, con el instructor Luke Wills y sus talleres.
- El calor ocasional, con una sauna (finlandesa, de vapor, de infrarrojos), también es una ayuda.
- Por supuesto, además se debe hacer ejercicio físico y llevar a cabo una alimentación saludable.

Pilar 2: amortiguadores psicosociales

Otra parte importante para mejorar la tolerancia a los estresores crónicos de la vida moderna son lo que Dhabhar denomina **amortiguadores psicosociales** contra el estrés crónico y malo. Se trata de disponer de soporte social, amigos y familiares con los que mantengamos buenas relaciones. Además, la práctica de la gratitud, la compasión sincera y ser auténticos y honestos también nos ayuda a llevar mejor el desquiciado mundo moderno.

Aquí incluyo también la salud mental. Te hablé brevemente de las experiencias adversas de la infancia: conviene detectarlas y tratar la huella que nos hayan dejado. Si tenemos ansiedad, depresión o incluso falta de propósito vital, se necesita una terapia psicológica. No tiene nada de malo ir al psicólogo, aunque aún haya gente a la que le dé vergüenza. Tanto es así que abiertamente te digo que una de las mejores cosas que he hecho por mi salud fueron dos años de consultas con una psicóloga. Fue mucho tiempo, pero es que tenía una enorme mochila que vaciar. No siempre tiene que ser tan largo, pues hay estrategias de terapia breve o centradas en la solución, que no por más cortas son menos efectivas.

Pilar 3: mente, cuerpo y grupo

El tercer pilar para luchar contra el estrés crónico consiste en **actividades** como la meditación, el yoga o el *mindfulness*, que son quizá las que nos vienen a la mente en primer lugar cuando pensamos en actividades antiestrés. Pero no sólo ésas, pues bailar, tocar un instrumento musical, cantar, pintar, hacer manualidades, pescar o diversas prácticas espirituales o religiosas también nos ayudan.

Lo mejor de todo sería unir todo ello en practicar el movimiento y el ejercicio físico con otras personas en la naturaleza, dando un paseo, recogiendo setas o incluso cuidando un huerto.

Un plus

Sí, claro que hay adaptógenos y otros suplementos que ayudan a llevar mejor el estrés, pero... no hay nada en absoluto que sustituya todas estas actividades, que además suelen ser gratuitas.

Por supuesto, la desconexión digital y preguntarnos por nuestro propósito vital también son aspectos importantes.

Todas estas medidas que te he comentado son beneficiosas para equilibrar el sistema nervioso autónomo. En la primera parte del libro ya comentaba que el nervio vago, del sistema nervioso parasimpático, constituye una vía antiinflamatoria. Muchas personas tienen una falta de activación parasimpática, es decir, un nervio vago que no está muy activo. Todo lo que te he comentado en esta sección mejora el estado del nervio vago. Algunas actividades son particularmente beneficiosas, como cantar o bailar, o ciertos ejercicios de respiración lenta que nos permiten mejorar la variabilidad de la frecuencia cardíaca, que es un marcador de salud general y cardiovascular. Los masajes, las caricias y los abrazos también mejoran nuestro tono vagal.

Puedes hacer el ejercicio que verás en el vídeo, durante cinco minutos cada día, o cada vez que te sientas nervioso. Mejorarás el estado de tu vago y notarás cómo tu mente y tu cuerpo se relajan. Recuerda, por cierto, que en general por donde debemos respirar es por la nariz. La respiración oral es muy deletérea para nuestra salud. En algunos ejercicios de respiración ocasionalmente puede ser que usemos la boca (por ejemplo, para el «ooommmm» o alguna vez en el método Wim Hof), pero son excepciones muy puntuales.

Vídeo: Ejercicio de respiración para potenciar el vago

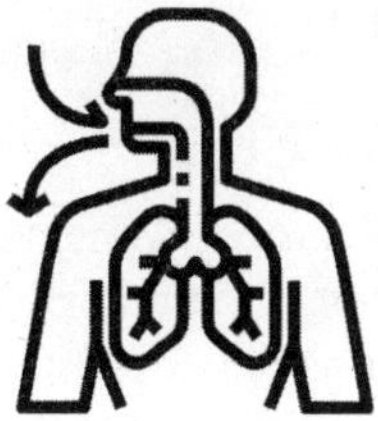

LIBÉRATE DE LOS TÓXICOS

Lo ideal es llevar a cabo un estilo de vida que nos permita resistir los tóxicos ambientales a los que estamos expuestos. Es muy difícil eliminarlos todos, pero debemos intentarlo. Lo más importante para evitar al máximo la exposición a los diversos tóxicos es:

- Ventilar la casa a diario.
- Utilizar sustancias no tóxicas en la limpieza del hogar y en tu higiene y cosmética personal.
- Comer comida real muy variada y, a poder ser, de producción ecológica.
- Limitar la compra de alimentos envasados; si los compras, mejor en bote de cristal, cerámica o acero inoxidable.
- Si es posible, vivir en una zona no urbana.

- No usar envases de plástico para guardar la comida, y desde luego, no calentarla en esos envases en el microondas. En general, procura evitar los plásticos en casa.

Hay mucho publicado sobre cómo «desintoxicarnos», pero todo lo que te he contado en esta parte del libro resulta muy útil. Además, es importante saber que precisamente los zumos, los batidos y los jugos no son la mejor manera de «desintoxicarse», pues tienen fructosa en formato líquido que produce inflamación de bajo grado y depósito de grasa en el hígado.

Lo más importante es comer de forma muy variada para que tengamos los sustratos adecuados para llevar a cabo todos los fenómenos de desintoxicación, además de la optimización micronutricional con una suplementación juiciosa si es necesario.

RESUMEN

En esta tercera parte del libro he comentado muchas herramientas para cuidar de tu sistema inmunitario de una manera general. Por la extensión del libro, no puedo centrarme de manera específica sólo en las enfermedades autoinmunes o en una sola de ellas, las alergias, el cáncer, infecciones como el VEB o el Lyme, el envejecimiento o la inflamación crónica de bajo grado y sus consecuencias. Cualquiera de ellas tiene suficiente entidad como para escribir un libro entero al respecto. Por eso ya te he recomendado algunos libros y otros recursos que pueden serte útiles si quieres profundizar en algunos de estos temas.

Por otro lado, todas las medidas generales que indicaba en el libro de la microbiota son muy parecidas a las que incluyo en éste, e incluso ahí desarrollaba más a fondo algunos de los puntos. Es lógico, pues cuidar de la microbiota y de nuestro sistema inmunitario se basa en las mismas estrategias. Si sales a correr, no es que los primeros 2,5 km sean para tu sistema inmunitario y los siguientes para la microbiota, sino que los 5 km benefician por igual a todo tu organismo, incluyendo aquello que lo hace un holobionte, la microbiota. Si haces flexiones, sentadillas o *burpees*, desde la primera hasta la última serán increíblemente beneficiosas para tu cuerpo de manera global. Cuando te comas esa ensalada completa con frutos secos, pescado y un poco de zanahoria fermentada, estarás dando de comer a tus bichos y, a la vez, cuidando de tu sistema inmunitario. El ayuno nocturno largo mejora el perfil de tu microbiota y reduce la inflamación excesiva de tu cuerpo.

Las bases para mejorar cualquier problema del sistema inmunitario, ya sea de las barreras y la microbiota o de los componentes innato y adaptativo, son las mismas independientemente del problema. Y, para la prevención, esto resulta especialmente cierto. En el tratamiento, lo específico, el ajuste fino, es algo que debe ir más allá y suele precisar de una valoración individualizada, quizá pruebas complementarias, alguna suplementación y a veces fármacos. Para todas estas estrategias más específicas no puedo dar una respuesta concreta para todos y cada uno.

Sin embargo, las bases son siempre las mismas. Si esas bases no están bien establecidas, el resto de las medidas que llevemos a cabo tampoco funcionarán bien. Si todo el mundo hiciera lo que vamos a resumir a continuación, la población estaría mucho más sana de forma global. Así pues, resumamos esas bases:

Alimentación: somos lo que la microbiota hace con lo que comemos y lo que luego absorbemos.

Procura llevar a cabo una alimentación prebiótica y antiinflamatoria, que puede realizarse de muchas maneras. Los ultraprocesados, el azúcar y las grasas malas son lo peor. Y para muchas personas, los cereales (sobre todo con gluten) y los lácteos pueden ser dañinos. Para los adultos, entre comer cinco veces al día o dos, es preferible dos que cinco. Y entre ocho o quince horas de ayuno nocturno, en general, mejor quince que ocho.

Ejercicio físico: «*If you don't use it, you lose it*», es decir, «lo que no se usa, se atrofia, se muere y se olvida» (Hipócrates).

Sobre todo, huye del sedentarismo. Camina lo que puedas, corre, salta, baila y ejercita tus músculos. El músculo es salud. ¡Recuerda! El ejercicio físico es la medicina gratuita que tiene más efectos beneficiosos para tu cuerpo y su sistema inmunitario que cualquier fármaco, y no tiene efectos adversos.

Descanso: «El secreto para tener buena salud es que el cuerpo se agite y que la mente repose» (Vincent Voiture).

Dormir por la noche no es opcional para tener un sistema inmunitario sano. ¿Cuántas horas? Depende, pero en general más de seis y menos de nueve en las horas de oscuridad.

Contacto con la naturaleza: «Voy a la naturaleza para ser aliviado y sanado, y para poner mis sentidos en orden» (John Burroughs).

Una parte de nuestros problemas de salud deriva de nuestra falta de contacto con la naturaleza y del exceso de tecnología, tóxicos, contaminación... Un paseo al aire libre en un entorno natural es terapéutico.

Desconexión y conexión: «El regalo más precioso que podemos ofrecer a los demás es nuestra presencia. Cuando la atención plena abraza a nuestros seres queridos florecen como árboles en primavera» (Thích Nhất Hạnh).

Desconecta de lo digital y conecta con seres vivos reales, humanos y animales. Tu microbiota y tu cerebro te lo agradecerán. Si además tienes un propósito vital y practicas la gratitud diaria, junto a la compasión sincera por otros seres humanos, quizá no necesites mucho más para ser feliz.

Un plus: La vitamina D, los ácidos grasos omega-3 y el magnesio son quizá tres de los suplementos casi imprescindibles para la mayoría de las personas. En realidad, la vitamina D la podrías obtener del sol (aunque en invierno es difícil) y los omega-3 de los bichos del mar. ¿Necesitamos más? Depende. Si haces todo lo demás y tienes una alimentación variada, quizá no. En cambio, si sufres de estrés crónico o algún desequilibrio del sistema inmunitario, entonces la optimización micronutricional, los inmunobióticos y algunos otros suplementos pueden ser útiles, pero insisto de nuevo: si te los pauta un profesional, amortizarás mejor la inversión.

PARA SABER MÁS

Libros:

- Burke Harris, N., *El pozo más profundo*, Eleftheria, 2021.
- Habib, N., *Activar el nervio vago*, Urano, 2019.
- Hof, W., *El método Wim Hof*, Gaia, 2021.
- Nhat Hanh, T., *Hacia la paz interior*, Penguin Random House, 1992.
- Nestor, J., *Respira*, Alienta Editorial, 2021.
- Olea, N., *Libérate de tóxicos*, RBA Libros, 2019.
- Prada, C., *Hogar sin tóxicos*, Ediciones i - Fundación Vivo Sano, 2013.
- Rojas Estapé, M., *Encuentra tu persona vitamina*, Espasa, 2021.
- Sapolsky, R., *¿Por qué las cebras no tienen úlceras?*, Alianza Editorial, 2008.
- Siegel, R., *La solución mindfulness*, Desclée de Brouwer, 2012.
- Valenzuela, A., *Hijos de la adversidad*, Alienta Editorial, 2022.
- Vázquez, M., *Invicto*, Salud Salvaje, 2020.

En internet:

- En el pódcast «Slow Medicine Revolution» tratamos temas de salud con invitados maravillosos.
- Te recomiendo de nuevo el pódcast y la web de Marcos Vázquez, de Fitness Revolucionario.
- En la web <https://e.nirakara.org/> tienes muchos recursos gratuitos.

Epílogo inmunológico

Me siento como si hubiéramos llegado juntos al final de la travesía por el universo inmunológico. Espero que para ti sea el principio del camino de la salud o, tal vez, una parada intermedia. Deseo que hayas disfrutado y aprendido, como lo he hecho yo escribiendo estas palabras.

En el libro de la microbiota decía: **«La salud es un camino que recorrer a lo largo de toda tu vida. Tú eres el máximo responsable de la tuya»**.

Espero que este libro te ayude en ese camino, pues lo he escrito con el mayor de mis cariños para ti, que me lees. Para mí la medicina es una vocación verdadera, y escribir sobre cómo cuidarnos es una forma de llegar a más gente y transmitir algo de lo que he aprendido en muchos años de profesión y estudio, y que además aplico en mi propia vida.

Ahora mismo vivimos un contexto social muy particular por la sindemia en la que se ha sumado una pandemia vírica con un trasfondo complejo que, como hemos visto, hace que no tengamos una salud poblacional ni individual óptimas. Las otras pandemias que nos enferman han colisionado con el maldito bicho SARS-CoV-2: la pandemia de la inflamación crónica de bajo grado, la pandemia disbiótica, la pandemia adiposa, el déficit pandémico de vitamina D y otros micronutrientes, la pandemia del estrés crónico, la contaminación global, la desigualdad, los disruptores endocrinos ubicuos, la pandemia sedentaria...

La situación sindémica, e incluso las propias medidas que se han tomado por ella, han provocado una crisis de salud mental, problemas económicos para familias y sociedades, y un retraso en el diagnóstico y el tratamiento de otras enfermedades. Además, la comunicación ha sido mejorable (por decir algo) y se ha producido una tremenda polarización en la sociedad. Adicionalmente, muchos científicos están preocupados por la ausencia de debate y libertad de expresión. Los *fact checkers* de las redes sociales han llegado a censurar nada menos que al *British Medical Journal*, una de las principales revistas de medicina del mundo, y a la *Cochrane*, la organización independiente de medicina basada en la evidencia sin ánimo de lucro.

Todos estamos cansados en alguna medida del COVID-19. Cuando escribía este libro, se me planteó una gran duda: ¿escribo un capítulo específico sobre él? Por un lado, tendría su lógica e incluso sería de esperar; sin embargo, es un tema que se actualiza a diario. Mi objetivo es que este libro tenga vigencia en la mayor parte de su contenido durante mucho tiempo, sin que lo que escriba hoy ya esté desfasado mañana. Podría escribir un libro entero sólo sobre la sindemia, aunque, de hecho, ya lo hice. En mi web, <drasariarponen.com>, te puedes descargar de forma gratuita la primera parte de ese libro, en el que realizo una introducción en clave de medicina evolutiva. El resto son mis experiencias en un hospital madrileño y en el IFEMA durante la primera ola del COVID, junto a los testimonios de una cincuentena de personas. Ahora mismo, ya podría decirse que esa parte es historia contemporánea. Además, en el pódcast «Slow Medicine Revolution» tratamos este tema en los episodios 11, 12 y 13.

Por otro lado, todos estamos ya un poquito saturados del monotema. No niego su importancia, pero son otras enfermedades las que siguen causando la mayoría de los problemas de salud, discapacidades y muertes. Debemos tener una visión global de la salud en su conjunto, y es lo que he procurado transmitir en estas páginas. Además, no podemos olvidarnos de la salud ambiental y animal, abarcadas por el concepto *One Health*. Puedes ver varias charlas sobre ello en un congreso online de 2021, en <https://www.observatoriomedicinaintegrativa.org/una-sola-salud-2021/>.

Todo lo que te he contado en este libro te ayudará a estar más sano de forma general, lo cual también incluye todo lo referente al COVID: reducir las probabilidades de tener un COVID grave, conseguir una mejor respuesta a la vacuna (y reducir sus eventuales efectos adversos), reforzar la inmunidad por infección pasada...

Para todo ello, necesitas un sistema inmunitario sano y equilibrado.

De todos modos, hay algunos aspectos concretos sobre el COVID que sí me gustaría tratar y que tal vez te sean de ayuda (o para alguien que conoces), como el COVID persistente. Lo haré aquí, al final del libro, en una serie de vídeos contestando a preguntas frecuentes sobre este tema que me han llegado a lo largo de dos años.

Vídeo: ¿Qué es lo último que se sabe sobre el origen del virus?

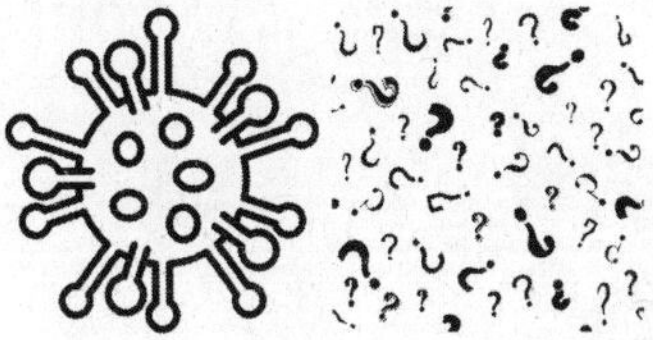

Vídeo: ¿Cuál es la mortalidad del COVID? ¿Cuántas personas son asintomáticas? ¿Qué hay de la incidencia del COVID persistente?

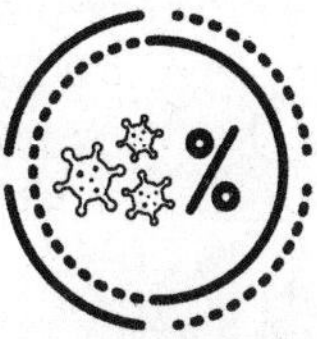

Vídeo: ¿Qué diferencia hay entre la inmunidad vacunal y la que se adquiere por la infección pasada (inmunidad natural)?

Vídeo: ¿Cómo se puede saber si un evento adverso se debe a la vacuna o no?

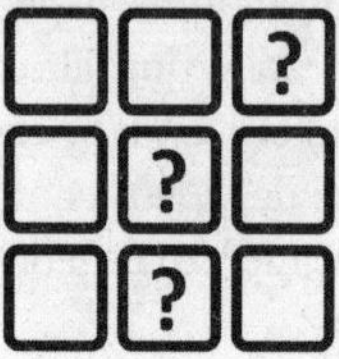

Vídeo: ¿Qué podemos decir sobre la inmunidad de rebaño?

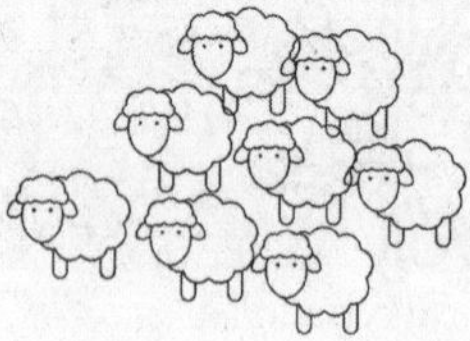

Vídeo: ¿Qué puedo hacer para evitar la infección por el COVID y otros virus respiratorios?

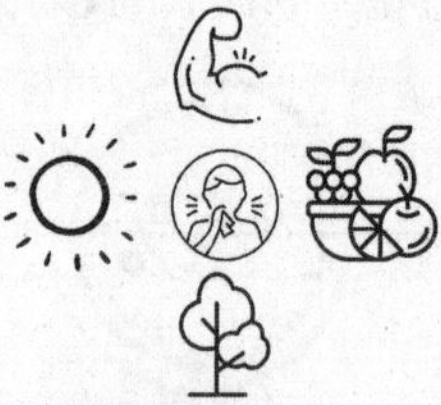

Vídeo: ¿Cómo puedo cuidarme si me infecto por el COVID (u otros virus respiratorios) si no necesito ayuda médica específica por la levedad del cuadro?

Vídeo: ¿Qué ocurre en el COVID persistente y qué se puede hacer?

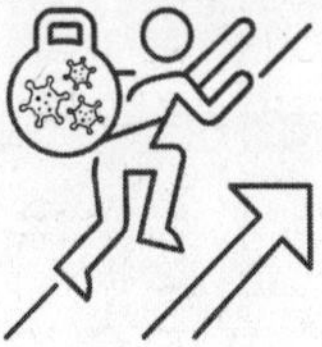

¿HACIA DÓNDE VAMOS?

La inmunología se ha convertido en una ciencia de moda. Se seguirá investigando en este ámbito. Se descubrirán nuevas células, nuevas moléculas y mecanismos de regulación genética y epigenética. Las ciencias ómicas y la bioinformática serán las herramientas de la medicina del futuro. Será apasionante.

A la vez, la base de una buena salud seguiría siendo la misma: todo lo que te he contado en la tercera parte de este libro. Por mucho que avance la ciencia, tendremos que ser artífices de nuestra salud con las herramientas gratuitas que conocemos. Cuando no sea suficiente, bienvenidos sean los avances.

Como dijo Pierre Teilhard de Chardin, «no somos seres humanos viviendo una experiencia espiritual, somos seres espirituales viviendo una experiencia humana».

Ser humano es más que física, bioquímica, biología, células, citoquinas, redes sociales, ocio digital y tecnología. Ser humano es sentir, reír, llorar, amar... Nuestro paso por la Tierra es efímero. Otros muchos estuvieron aquí antes que nosotros, y todos se fueron. Todos y cada uno de nosotros también nos iremos. ¿Adónde? A la nada o al todo. No lo sabemos. Por eso, vivamos hoy con coherencia humana, siendo buena gente y ofreciendo cada día nuestra mejor versión. Thích Nhất Hạnh, un monje budista zen que ha escrito varios libros muy recomendables, dice: «Despertándome esta mañana, sonrío. Dispongo de veinticuatro horas ante mí. Me comprometo a vivir plenamente cada momento y a mirar a los seres con los ojos de la compasión». Es la receta para un sistema inmunitario sano. Compromiso, compasión, coherencia, comida casera, caminatas en el campo, cantarle a la vida.

Agradecimientos

Este nuevo libro existe gracias a las personas que me ayudan, apoyan y enseñan.

En la dedicatoria inicial está mi familia, *donde comienza la vida y el amor nunca termina.*

Además, quiero mostrar mi gratitud y reconocimiento a todas las personas que menciono en los agradecimientos del libro de la microbiota. Pero, en esta ocasión, en especial a:

Raquel Neira Feáns y Vito di Lorenzo: sobran las palabras. Tengo la más grande de las suertes por haberos conocido y formar parte de vuestro mundo.

África Villarroel: gracias por tanto, y también por aguantar mis neuras y por leer en primicia lo escrito, en éste y el anterior libro. Tu opinión es valiosísima y no tiene precio.

Susan Judas: el cielo es el límite.

Mago More: gracias por regalarme títulos fantásticos y por darme consejos que son mejores que yo aplicándolos; y a Rosalía, la fortaleza personificada con una sonrisa que parece perenne.

Roger Domingo: un primer libro era un sueño, y el segundo, un paso más en mi propósito. Gracias por hacerlo posible. Y al resto del equipo de Alienta/Planeta por hacer de *¡Es la microbiota, idiota!* un libro que ha llegado a más gente de la que me atreví a soñar: Carola, María José B., María José A., Marta, Yolanda...

Estoy muy agradecida a todos los que me habéis entrevistado en prensa, radio, televisión y pódcast. Por las circunstancias, no pude hacer muchos actos promocionales presenciales. Gracias a quienes os acercasteis a verme en Madrid, Barcelona, Valencia, Vigo y Santander, y a los que me presentasteis (doctor Federico Mallo, Núria Coll y representantes del Ateneo de Santander con el doctor Julio Rama) en la Casa del Libro, Fnac, MARCO y Ateneo. Gracias también a todos los libreros que han tratado con cariño mi libro en sus librerías, lugares imprescindibles para el ser humano.

Marisa García Alonso: la curiosidad hecha mujer. Cecilia Almuiña: nos complementamos. Gemma Safont: coincidimos en mucho. Marcello Romeo: ojalá pronto nos reencontremos en un contexto microbiómico.

María, Agus y Guille: por la presencia y la amistad.

Carolina Neira (¡gracias por tus comentarios!), Olalla Otero, Lucía Álvarez, Raquel López y al resto del equipo NB (sobre todo Jorge, Lid, Aarón, Fran, por los vídeos): gracias por dejarme ser una más de vez en cuando.

Álvaro Otero, Victoria Garnacho (en especial por tus maravillosas manos) y L., Pedro Martínez, Toni Carmona, Cristina Baena, Alberto Blanco: ojalá os pudiera ver a todos y cada uno más a menudo y charlar muchos ratos.

El resto de los compañeros del máster de PNI Clínica: hace algunos años que nos vimos por última vez, ¡hay que ponerle remedio!

Diego Urgelés y Juan Santaolalla: ¡barbacoa ya!

Victoria Martínez, Stephanie Ngo, Itziar Hernández, José Luis de la Hoz, Pablo Martínez-Arroyo, Luis Palomeque, Montse Reus, Katia Westerdahl, María Hernández Bascuñana, Fernando Maestre, Yolanda Vázquez, Carmen Ramírez, Ester Martín (@esterzuski), Mari Luz Rivas, Cipriano Quintas, Camino Díaz, Alejandra Menassa, Rafa Guzmán, Alexandra Alonso: cada uno por algo. Y muchas otras personas más; sois todos los que nombro, pero no puedo nombrar a todos los que sois.

Almudena Nuño: cuya amistad es lo mejor que me llevé de IFEMA.

Miriam al Adib: con la que comparto visión y opiniones en muchos temas. Antonio Valenzuela, por la amistad, el buen rollo y la disposición. Jorge Fernández, que hace muchísimo de manera desinteresada por divulgar sobre salud.

Raúl, Cynthia, Itziar: por ayudarme en lo que soy torpiña.

Los «Médicos Inquietos»: nos falta corporeidad. Bet, Teresa, Sandra, Sergio, Blanca, Laura, María, Paula B., Paula H., Ingrid, Félix, Laia, Mónica... Un reconocimiento especial a todos los compañeros profesionales de la salud, de la rama que sean, que divulgan por amor al arte y por la pasión de ayudar. Mi especial agradecimiento a quienes ponen su granito de arena para lograr un cambio de paradigma.

Regenera University al completo: David, Xavi, Néstor, Carlos; Carlos González, Daniela, Claudia, Natalia,...; especialmente, gracias a los que os embarcasteis conmigo en el Máster Integrativo de Autoinmunes (a alguno ya lo he nombrado; añado a Gabriela Pocoví, Eugenia Benzaquén, Ivana Corona, Lorena Cervantes).

Gracias a las personas que he entrevistado para el pódcast «Slow Medicine Revolution». Alguna ya ha sido mencionada; además, gracias a Luke Wills, Marcos Vázquez, Javi Maeztu, Liam Black, Begoña Ruiz, Daniela Toro, Eider Unamuno, Mónica Molner, Eva Liljeström, Gustavo Diex, Mónica Lalanda, Laia Aguilar y los que estén por venir. Y gracias a quienes nos escucháis y apoyáis.

Si por un casual esto lo lee un «Humanoide UOC»: soy una de vosotros.

Sigo guardando un recuerdo especial de todos mis maestros, empezando por Toini Rönkkönen y terminando por Jesús Hurtado, Ignacio Santos, Mari Carmen Martínez y tantos otros. Incluyo aquí a todos los médicos, enfermeras, fisioterapeutas, celadores, auxiliares, técnicos y demás profesionales sanitarios con los que he coincidido en la sanidad pública española (en especial, Maite y Fátima, y todo el personal de los hospitales de Torrejón, Infanta Leonor y la Princesa).

También estoy agradecida de poder dedicarme a la docencia y la divulgación: un saludo a todos mis discentes pasados, presentes y futuros.

Gracias a todos mis pacientes, de quienes tanto he aprendido sobre la vida y la medicina. Y a quienes me habéis cuidado alguna vez; yo también soy paciente, a veces.

Todos los que participasteis con vuestro testimonio en el libro *Retrato de una sindemia en 3 actos*.

La Guardia Civil, cuyos miembros velan por nosotros por la íntima satisfacción del deber cumplido.

Infinitas gracias a quienes habéis leído (o escuchado) *¡Es la microbiota, idiota!* Gracias por la fantástica acogida y las palabras bonitas que me habéis hecho llegar de forma mayoritaria. Agradezco mucho todos los mensajes de apoyo que recibo por diversos canales y los comentarios positivos hacia el libro. Me encantaría poder contestar a todo el mundo; es frustrante no poder hacerlo. Os agradezco vuestro cariño y reconocimiento, y que me perdonéis en aquello en lo que necesito mejorar. Sigo aprendiendo cada día, aunque cuanto más estudio, más me doy cuenta de lo que me falta por saber.

«La calidad de nuestra vida depende de las semillas que sembremos en nuestra conciencia» (Thích Nhất Hạnh). Gracias a las buenas personas con las que me he cruzado por ayudarme a sembrar semillas de calidad en la mía.

Glosario

Alérgeno: sustancia antigénica que induce una reacción alérgica en un organismo.

Alergia: respuesta inmunitaria excesiva provocada en individuos hipersensibles por la acción de determinadas sustancias, especialmente ambientales.

Anafilaxia: reacción exagerada del organismo a partir de la nueva introducción de una sustancia extraña o del contacto con ella, que al ser administrada por primera vez provocó una reacción escasa o nula.

Anticuerpo: sustancia producida en el organismo animal por la presencia de un antígeno, contra cuya acción reacciona específicamente.

Antígeno: sustancia que, introducida en un organismo animal, da lugar a reacciones de defensa, tales como la formación de anticuerpos.

Antirretrovirales: fármacos utilizados para el tratamiento de la infección por el VIH.

Atopia: reacción de hipersensibilidad (respuesta exagerada del sistema inmunitario) que presentan las personas predispuestas genéticamente frente a diferentes agentes externos.

Autoinflamación: fenómeno en el que el sistema inmunitario innato ataca al propio cuerpo.

Autoinmunidad: fenómeno en el que el sistema inmunitario adaptativo ataca al propio cuerpo.

Barrera: la primera línea de defensa del organismo (piel y mucosas).

Basófilo: tipo de leucocito que contiene mucha histamina y circula por la sangre.

Carcinogénesis: proceso por el que se produce cáncer, es decir, por el que las células normales se transforman en cancerosas.

Célula dendrítica: célula del sistema inmunitario presente en los tejidos que funciona como fagocito y presentadora de antígenos.

Célula presentadora de antígenos: célula del sistema inmunitario que enseña antígenos a los linfocitos T.

Citoquina: molécula mensajera entre las células.

Colágeno: proteína que forma fibras que son importantes en los tejidos de sostén.

Disruptor endocrino: sustancia que trastorna el funcionamiento del sistema endocrino.

Eosinófilo: glóbulo blanco relacionado con la defensa frente a parásitos y alergias.

Glía: células del sistema nervioso que ejercen funciones de apoyo para las neuronas.

Hashimoto, tiroiditis de: enfermedad autoinmune de la glándula tiroides que suele causar hipotiroidismo.

Hematopoyesis: proceso de formación de las células de la sangre.

Hemograma: análisis que permite medir los elementos celulares de la sangre.

Hepatitis: inflamación del hígado.

Histamina: sustancia química del sistema inmunitario con muchas funciones; responsable en gran parte de los síntomas de la alergia.

HLA: proteínas que ayudan al sistema inmunitario del cuerpo a diferenciar entre sus propias células y sustancias extrañas y dañinas.

Homeostasis: equilibrio del organismo.

Inflamación: proceso defensivo del sistema inmunitario.

Inmunidad adaptativa: constituida por los linfocitos T y B, dota al sistema inmunitario de memoria y especificidad.

Inmunidad innata: esta parte genera respuestas inmunitarias inespecíficas y rápidas.

Inmunobiótico: probiótico que modula al sistema inmunitario.

Leaky gut: síndrome de intestino permeable.

Leucocito: glóbulo blanco.

Linfocito: un tipo de glóbulo blanco (B o T). Los linfocitos B fabrican anticuerpos.

Macrófago: glóbulo blanco grande que fagocita microorganismos y restos celulares.

Mastocito: célula llena de histamina que está en los tejidos.

Microglía: células inmunitarias presentes en el cerebro.

Monocito: tipo de glóbulo blanco que está en la sangre y del que proceden los macrófagos y las células dendríticas.

Neutrófilo: glóbulo blanco de tipo fagocito, importante en la inflamación.

Patógeno: microorganismo que genera enfermedad.

Patología: enfermedad.

Receptor: molécula presente en una célula a la que se unen otras moléculas para desencadenar respuestas celulares.

Sobrecrecimiento bacteriano en el intestino delgado (o SIBO): exceso de bacterias en el intestino delgado, sobre todo si son patógenas.

Bibliografía

PRIMERA PARTE

Capítulos 1-4

Abe, N.; Nishihara, T.; Yorozuya, T., y Tanaka, J., «Microglia and Macrophages in the Pathological Central and Peripheral Nervous Systems», *Cells*, 9 (9) (2020), pp. 1-21.

Abbas, A.; Lichtman, A., y Pillai, S, *Cellular and Molecular Immunology*, 10.ª edición, Elsevier, 2021.

Bennett, J.; Dolin, R., y Blaser, M., *Mandell, Douglas, and Bennett's Principles and Practice of Infectious Diseases*, 9.ª edición, Elsevier, 2019.

Cameron, M. J., y Kelvin, D. J., *Cytokines, Chemokines and Their Receptors*, Madame Curie Bioscience Database [Internet], Austin (TX), Landes Bioscience, 2000-2013.

Cremer, S.; Armitage, S. A., y Schmid-Hempel, P., «Social Immunity», *Current Biology*, 17 (16) (2007), pp. R693-702.

Cremer, S., y Sixt, M., «Analogies in the Evolution of Individual and Social Immunity», *Philosophical Transactions of the Royal Society of London. Series B, Biological Sciences*, 364 (1513) (2009), pp. 129-142.

Gluckman, P.; Beedle, A., y Hanson, M., *Principles of evolutionary medicine*, Oxford University Press, 2009.

Kusche, I., y Barker, J. L., «Pathogens and Immigrants: A Critical Appraisal of the Behavioral Immune System as an Explanation of Prejudice Against Ethnic Outgroups», *Frontiers in Psychology*, 10 (2019), p. 2412.

Turner, M.; Nedjai, B.; Hurst, T., y Pennington, D., «Cytokines and Chemokines: At the Crossroads of Cell Signalling and Inflammatory Disease», *Biochimica et Biophysica Acta (BBA) - Molecular Cell Research*, 1843 (11) (2014), pp. 2563-2582.

Van der Meer, J. W.; Joosten, L. A.; Riksen, N., y Netea, M. G., «Trained

Immunity: A Smart Way to Enhance Innate Immune Defence», *Molecular Immunology*, 68 (1) (2015), pp. 40-44.
WHO, The Global Health Observatory, Global Health Estimates, *Life expectancy and leading causes of death and disability*, disponible en: <https://www.who.int/data/gho/data/themes/mortality-and-global-health-estimates>.

Capítulo 5

Adegoke, E. O.; Rahman, M. S.; Park, Y. J.; Kim, Y. J., y Pang, M. G., «Endocrine-Disrupting Chemicals and Infectious Diseases: From Endocrine Disruption to Immunosuppression», *International Journal of Molecular Sciences*, 22 (8) (2021), p. 3939.

Akagi Camacho, S.; Alández Chamorro, J.; Archanco Gallastegui, S., *et al.*, «La gingivitis afecta al 90 por ciento de la población y casi la mitad de los ciudadanos padecen periodontitis. Escenario de la salud periodontal y periimplantaria: presente y futuro», *Gaceta dental: Industria y profesiones*, 279 (2016), pp. 98-112.

Andersen, L.; Corazon, S. S. S., y Stigsdotter, U. K. K., «Nature Exposure and Its Effects on Immune System Functioning: A Systematic Review», *International Journal of Environmental Research and Public Health*, 18 (4) (2021), p. 1416.

Babio, N.; Casas-Agustench, P., y Salas-Salvadó, J., *Alimentos ultraprocesados - Revisión crítica, limitaciones del concepto y posible uso en salud pública*, Unidad de Nutrición Humana, Universitat Rovira i Virgili, 2020.

Bzdok, D., y Dunbar, R. I. M., «The Neurobiology of Social Distance», *Trends in Cognitive Sciences*, 24 (9) (2020), pp. 717-733.

Cerf-Bensussan, N., y Gaboriau-Routhiau, V., «The Immune System and the Gut Microbiota: Friends or Foes?», *Nature Reviews Immunology*, 10 (2010), pp. 735-744.

Davis, D. R.; Epp, M. D., y Riordan, H. D., «Changes in USDA Food Composition Data for 43 Garden Crops, 1950 to 1999», *Journal of the American College of Nutrition*, 23 (6) (2004), pp. 669-682.

Davis, D. R., «Declining Fruit and Vegetable Nutrient Composition: What Is the Evidence?», *American Society for Horticultural Science*, 44 (1) (2009), pp. 15-19.

Dhabhar, F. S., «The Short-term Stress Response - Mother Nature's Mechanism for Enhancing Protection and Performance Under Conditions of Threat, Challenge, and Opportunity», *Frontiers in Neuroendocrinology*, 49 (2018), pp. 175-192.

Egger, G., «Healthy Living», *Australian Family Physician*, 46 (1) (2017), pp. 10-13.

Egger, G., «In Search of a Germ Theory Equivalent for Chronic Disease», *Preventing Chronic Disease*, 9 (2012), p. 110301.

Hawkley, L. C., y Cacioppo, J. T., «Loneliness Matters: A Theoretical and Empirical Review of Consequences and Mechanisms», *Annals of Behavioral Medicine*, 40 (2) (2010), pp. 218-227.

HEIW - NHS Wales. «Physical Activity, Exercise and Immune Function». En: *Motivate to Move*, disponible en: <https://gpcpd.heiw.wales/clinical/motivate-2-move/physical-activity-exercise-and-immune-function/>.

INE, *Ejercicio físico regular y sedentarismo en el tiempo libre*, disponible en: <https://bit.ly/3Iqr6tZ>. [Consulta: diciembre de 2021]

INE, *Encuesta Europea de salud en España 2020*, disponible en: <https://www.ine.es/dyngs/INEbase/es/operacion.htm?c=Estadistica_C&cid=1254736176784&menu=resultados&idp=1254735573175>. [Consulta: diciembre de 2021]

Kim, T.; Song, B.; Cho, K. S., y Lee, I. S., «Therapeutic Potential of Volatile Terpenes and Terpenoids from Forests for Inflammatory Diseases», *International Journal of Molecular Sciences*, 21 (6) (2020), p. 2187.

Martuzzi, M., y Tickner, J. A. (ed). *The precautionary principle: protecting public health, the environment and the future of our children.* WHO, 2004, disponible en: <https://www.euro.who.int/__data/assets/pdf_file/0003/91173/E83079.pdf>.

Mayo, X.; del Villar, F., y Jiménez, A., *Termómetro del Sedentarismo en España: Informe sobre la inactividad física y el sedentarismo en la población adulta española*, Observatorio de la Vida Activa y Saludable de la Fundación España Activa, Centro de Estudios del Deporte, Universidad Rey Juan Carlos, CSIC, Fundación España Activa, 2017.

Möller-Levet, C.; Archer, S.; Bucca, G.; Laing, E.; Slak, A.; Kabiljo, R., *et al.*, «Effects of Insufficient Sleep on Circadian Rhythmicity and Expression Amplitude of the Human Blood Transcriptome», *Proceedings of the National Academy of Sciences*, 110 (12) (2013), pp. E1132-E1141.

Observatorio Español de las Drogas y las Adicciones, *Monografía alcohol 2021. Consumo y consecuencias*, Madrid, Ministerio de Sanidad, Delegación del Gobierno para el Plan Nacional sobre Drogas, 2021, p. 109.

Organización Mundial de la Salud, Alcohol, 21/9/2018, disponible en: <https://www.who.int/es/news-room/fact-sheets/detail/alcohol>. [Consulta: diciembre de 2021]

Organización Mundial de la Salud, Tabaco, 27/7/2021. Disponible en <https://www.who.int/es/news-room/fact-sheets/detail/tobacco>. [Consulta: diciembre de 2021]

Qiu, F.; Liang, C. L.; Liu, H.; Zeng, Y-Q.; Hou, S.; Huang, S., *et al.*, «Impacts of Cigarette Smoking on Immune Responsiveness: Up and Down or Upside Down?», *Oncotarget*, 8 (1) (2017), pp. 268-284.

Sarkar, D.; Jung, M. K., y Wang, H. J., «Alcohol and the Immune System», *Alcohol Research*, 37 (2) (2015), pp. 153-155.

Shao, T.; Verma, H. K.; Pande, B.; Costanzo, V.; Ye, W.; Cai, Y., *et al.*, «Physical Activity and Nutritional Influence on Immune Function: An Important Strategy to Improve Immunity and Health Status», *Frontiers in Physiololy*, 12 (2020), p. 751374.

Simón Martín, C., y Sánchez-Muniz, F. J., «Cronodisrupción y desequilibrio entre cortisol y melatonina. ¿Una antesala probable de las patologías crónicas degenerativas más prevalentes?» *Journal of Negative and No Positive Results*, 2 (11) (2017), pp. 619-633.

Zhang, A.; Zou, T.; Guo, D.; Wang, Q.; Shen, Y.; Hu, H., *et al.*, «The Immune System Can Hear Noise», *Frontiers in Immunology*, 11 (2021), p. 619189.

SEGUNDA PARTE

Capítulo 6

Galli, S. J.; Tsai, M., y Piliponsky, A. M., «The Development of Allergic Inflammation», *Nature*, 454 (7203) (2008), pp. 445-454.

Hrubisko, M.; Danis, R.; Huorka, M., y Wawruch, M., «Histamine Intolerance-The More We Know the Less We Know. A Review», *Nutrients*, 13 (7) (2021), p. 2228.

Igea, J. M., «The History of the Idea of Allergy», *Allergy*, 68 (2013), pp. 966-973.

Noval Rivas, M., y Chatila, T. A., «Regulatory T Cells in Allergic Diseases», *The Journal of Allergy and Clinical Immunology*, 138 (3) (2016), pp. 639-652.

Prossegger, J.; Huber, D.; Grafetstätter, C.; Pichler, C.; Braunschmid, H.; Weisböck-Erdheim, R., *et al.*, «Winter Exercise Reduces Allergic Airway Inflammation: A Randomized Controlled Study», *International Journal of Environmental Research and Public Health*, 16 (11) (2019), p. 2040.

Simon, D., «Recent Advances in Clinical Allergy and Immunology», *International Archives of Allergy and Immunology*, 177 (4) (2018), pp. 324-333.

Sirufo, M. M.; De Pietro, F.; Catalogna, A.; Ginaldi, L., y De Martinis, M.,

«The Microbiota-Bone-Allergy Interplay», *International Journal of Environmental Research and Public Health*, 19 (1) (2021), p. 282.
Tang, M. L.; Ponsonby, A. L.; Orsini, F.; Tey, D.; Robinson, M.; Su, E. L., *et al.*, «Administration of a Probiotic with Peanut Oral Immunotherapy: A Randomized Trial», *The Journal of Allergy and Clinical Immunology*, 135 (3) (2015), pp. 737-744.e8.
Von Hertzen, L. C.; Savolainen, J.; Hannuksela, M.; Klaukka, T.: Lauerma, A.; Mäkelä, M. J., *et al.*, «Scientific Rationale for the Finnish Allergy Programme 2008-2018: Emphasis on Prevention and Endorsing Tolerance», *Allergy*, 64 (5) (2009), pp. 678-701.

Capítulo 7

Bayersdorf, R.; Fruscalzo, A., y Catania F., «Linking Autoimmunity to the Origin of the Adaptive Immune System», *Evolution, Medicine, and Public Health*, 2018 (1) (2018), pp. 2-12.
Cañas, C. A.; Bonilla-Abadía, F., y Tobón, G. J., «Evolution and Autoimmunity», *Autoimmunity: From Bench to Bedside* (editores Anaya, J. M.; Shoenfeld, Y.; Rojas-Villarraga, A.; Levy, R., y Cervera, R.), Bogotá (Colombia), El Rosario University Press, 2013.
Halder, N., y Lal, G., «Cholinergic System and Its Therapeutic Importance in Inflammation and Autoimmunity», *Frontiers in Immunology*, 12 (2021), p. 660342.
Hammer, G. D., y McPhee, S. J. (editores), *Pathophysiology of Disease: an Introduction to Clinical Medicine*, 7.ª ed., McGraw-Hill Medical, 2014.
Khan, M. F., y Wang, H., «Environmental Exposures and Autoimmune Diseases: Contribution of Gut Microbiome», *Frontiers in Immunology*, 10 (2020), p. 3094.
Lemke, D.; Klement, R. J.; Schweiger, F.; Schweiger, B., y Spitz, J., «Vitamin D Resistance as a Possible Cause of Autoimmune Diseases: A Hypothesis Confirmed by a Therapeutic High-Dose Vitamin D Protocol», *Frontiers in Immunology*, 12 (2021), p. 655739.
Mahmoudi, M., y Rezaei, N. (editores), *Nutrition and Immunity*, Springer, 2019.
Masters, S. L.; Simon, A.; Aksentijevich, I., y Kastner D. L., «Horror Autoinflammaticus: The Molecular Pathophysiology of Autoinflammatory Disease», *Annual Review of Immunology*, 27 (2009), pp. 621-668.
Opp, M. R. (editor), *Primer of Psychoneuroimmunology Research*, Los Ángeles, CA, Psycho NeuroImmunology Research Society, 2016.
Perricone, C., y Shoenfeld, Y., *Mosaic of Autoimmunity: The Novel Factors of Autoimmune Diseases*, Academic Press – Elsevier, 2019.

Romaní de Gabriel, J., «Darwinian Medicine and Psoriasis», *Actas Dermo-Sifiliográficas*, 106 (3) (2015), pp. 189-194.

Straub, R., *The Origin of Chronic Inflammatory Systemic Diseases and their Sequelae*, Academic Press, 2015.

Tsay, G. J., y Zouali, M., «The Interplay Between Innate-Like B Cells and Other Cell Types in Autoimmunity», *Frontiers in Immunology*, 9 (2018), p. 1064.

Wang, L.; Wang, F. S., y Gershwin, M. E., «Human Autoimmune Diseases: A Comprehensive Update», *Journal of Internal Medicine*, 278 (4) (2015), pp. 369-395.

Capítulo 8

Asociación Española de Vacunología, *Vacuna a vacuna*, disponible en: <https://www.vacunas.org/cada-vacuna-a-un-click/>. [Consulta: diciembre de 2021]

Bennett, J.; Dolin, R., y Blaser, M., *Mandell, Douglas, and Bennett's Principles and Practice of Infectious Diseases*, 9.ª ed., Elsevier, 2019.

Bernardo-Cravo, A. P.; Schmeller, D. S.; Chatzinotas, A.; Vredenburg, V. T., y Loyau, A., «Environmental Factors and Host Microbiomes Shape Host-Pathogen Dynamics», *Trends in Parasitology*, 36 (7) (2020), pp. 616-633.

Gil Cuesta, J., y Vaqué Rafart, J., «Aspectos básicos de la transmisibilidad», *Vacunas*, 9 (1) (2008), pp. 25-33.

Glouberman, S., y Millar, J., «Evolution of the Determinants of Health, Health Policy, and Health Information Systems in Canada», *American Journal of Public Health*, 93 (3) (2003), pp. 388-392.

Morens, D. M.; Taubenberger, J. K., y Fauci, A. S., «Predominant Role of Bacterial Pneumonia as a Cause of Death in Pandemic Influenza: Implications for Pandemic Influenza Preparedness», *The Journal of Infectious Diseases*, 198 (7) (2008), pp. 962-970.

Pepin, J., *The Origins of AIDS*, Cambridge University Press, Nueva York, 2011.

Quezada, A., «Los orígenes de la vacuna», *Revista Médica Clínica Las Condes*, 31 (3) (2020), pp. 367-373.

The Lancet, *Global Burden of Disease: GBP cause and risk summaries*, disponible en: <https://www.thelancet.com/gbd/summaries>. [Consulta: diciembre de 2021]

Capítulo 9

Adami, H. O.; Kalager, M.; Valdimarsdottir, U.; Bretthauer, M., y Ioannidis,

J. P. A., «Time to Abandon Early Detection Cancer Screening», *European Journal of Clinical Investigation*, 49 (3) (2019), p. e13062.

Kerr, J.; Anderson, C., y Lippman, S. M., «Physical Activity, Sedentary Behaviour, Diet, and Cancer: An Update and Emerging New Evidence», *The Lancet. Oncology*, 18 (8) (2017), pp. e457-e471.

Koliopoulos, G.; Nyaga, V. N.; Santesso, N.; Bryant, A.; Martin-Hirsch, P. P. L.; Mustafa, R. A., *et al.*, «Cytology versus HPV Testing for Cervical Cancer Screening in the General Population», *Cochrane Database of Systematic Reviews*, 8 (2017), p. CD008587.

Organización Mundial de la Salud, *Cáncer*, disponible en: <https://www.who.int/es/news-room/fact-sheets/detail/tobacco>. [Consulta: diciembre de 2021]

SEOM, *Las cifras del cáncer en España 2021*, disponible en: <https://seom.org/images/Cifras_del_cancer_en_Espnaha_2021.pdf>.

Prasad, V.; Lenzer, J., y Newman, D. H., «Why Cancer Screening Has Never Been Shown to "save lives"--and What we Can do About It», *BMJ*, 352 (2016), p. h6080.

Paul, D., «The systemic hallmarks of cancer», *Journal of Cancer Metastasis and Treatment*, 6 (2020), p. 29.

Scudellari, M., «The science myths that will not die», *Nature*, 528 (2015), pp. 322-325.

Capítulo 10

Alexander, J. W., y Supp, D. M., «Role of Arginine and Omega-3 Fatty Acids in Wound Healing and Infection», *Advances in Wound Care (New Rochelle)*, 3 (11) (2014), pp. 682-690.

Alhammoud, A., y Ahmed, G., «The Influence of Vitamin C on the Outcome of Ankle Fractures. A Protocol of Double-Blind RCT», *Foot & Ankle Orthopaedics*, 2 (3) (2017).

Chow, O., y Barbul, A., «Immunonutrition: Role in Wound Healing and Tissue Regeneration», *Advances in Wound Care (New Rochelle)*, 3 (1) (2014), pp. 46-53.

DePhillipo, N. N.; Aman, Z. S.; Kennedy, M. I.; Begley, J. P.; Moatshe, G., y LaPrade, R. F., «Efficacy of Vitamin C Supplementation on Collagen Synthesis and Oxidative Stress After Musculoskeletal Injuries: A Systematic Review», *Orthopaedic Journal of Sports Medicine*, 6 (10) (2018), p. 2325967118804544.

Dryden, S. V.; Shoemaker, W. G., y Kim, J. H., «Wound Management and Nutrition for Optimal Wound Healing», *Atlas of the Oral & Maxillofacial Surgery Clinics*, 21 (1) (2013), pp. 37-47.

Dubois, B., y Esculier, J. F., «Soft-tissue Injuries Simply Need PEACE and LOVE», *British Journal of Sports Medicine*, 54 (2020), pp. 72-73.
Meesters, D. M.; Wijnands, K. A. P.; Brink, P. R. G., y Poeze, M., «Malnutrition and Fracture Healing: Are Specific Deficiencies in Amino Acids Important in Nonunion Development?», *Nutrients*, 10 (11) (2018), pp. 1-12.
Mobasheri, I., y Batt, M., «An Update on the Pathophysiology of Osteoarthritis», *Annals of Physical and Rehabilitation Medicine*, 59 (5-6) (2016), pp. 333-339.
Rao, R., y Samak, G., «Role of Glutamine in Protection of Intestinal Epithelial Tight Junctions», *Journal of Epithelial Biology & Pharmacology*, 5 (Suppl 1-M7) (2012), pp. 47-54.
Sellam, J., y Berenbaum, F., «Is Osteoarthritis a Metabolic Disease?», *Joint Bone Spine*, 80 (6) (2013), pp. 568-573.
Stechmiller, J. K.; Childress, B., y Cowan, L., «Invited Review. Arginine Supplementation and Wound Healing», *Nutrition in Clinical Practice*, 20 (1) (2005), pp. 52-61.
Tack, C.; Shorthouse, F., y Kass, L., «The Physiological Mechanisms of Effect of Vitamins and Amino Acids on Tendon and Muscle Healing: A Systematic Review», *International Journal of Sport Nutrition and Exercise Metabolism*, 28 (3) (2018), pp. 294-311.
Witte, M. B., y Barbul, A., «Arginine Physiology and Its Implication for Wound Healing», *Wound Repair and Regeneration*, 11 (6) (2003), pp. 419-423.

Capítulo 11

Bosma-den Boer, M. M.; van Wetten, M. L., y Pruimboom, L., «Chronic Inflammatory Diseases are Stimulated by Current Lifestyle: How Diet, Stress Levels and Medication Prevent our Body from Recovering», *Nutrition & Metabolism (London)*, 9 (1) (2012), p. 32.
Chen, Y.; Liu, S., y Leng, S. X., «Chronic Low-grade Inflammatory Phenotype (CLIP) and Senescent Immune Dysregulation», *Clinical Therapeutics*, 41 (3) (2019), pp. 400-409.
Egger, G.; Stevens, J.; Binns, A., y Morgan, B., «Psychosocial Determinants of Chronic Disease: Implications for Lifestyle Medicine», *American Journal of Lifestyle Medicine*, 13 (6) (2019), pp. 526-532. P
Furman, D.; Campisi, J.; Verdin, E.; Carrera-Bastors, P.; Targ, S.; Franceschi, C., *et al.*, «Chronic Inflammation in the Etiology of Disease Across the Life Span», *Nature Medicine*, 25 (20129), pp. 1822-1832.
Martínez de Toda, I.; Ceprián, N.; Díaz-Del Cerro, E., y De la Fuente, M.,

«The Role of Immune Cells in Oxi-Inflamm-Aging», *Cells*, 10 (11) (2021), p. 2974.

Minihane, A. M.; Vinoy, S.; Russell, W. R.; Baka, A.; Roche, H. M.; Tuohy, K. M., *et al.*, «Low-grade Inflammation, Diet Composition and Health: Current Research Evidence and its Translation», *The British Journal of Nutrition*, 114 (7) (2015), pp. 999-1012.

Organización Mundial de la Salud., *Las 10 principales causas de defunción*, 2020, disponible en: <https://www.who.int/es/news-room/fact-sheets/detail/the-top-10-causes-of-death>. [Consulta: diciembre de 2021]

Rao, R. V.; Kumar, S.; Gregory, J.; Coward, C.; Okada, S.; Lipa, W., *et al.*, «ReCODE: A Personalized, Targeted, Multi-Factorial Therapeutic Program for Reversal of Cognitive Decline», *Biomedicines*, 9 (10) (2021), p. 1348.

Rohm, T. V.; Meier, D. T.; Olefsky, J. M., y Donath, M. Y., «Inflammation in Obesity, Diabetes, and Related Disorders», *Immunity*, 55 (1) (2022), pp. 31-55.

Ruiz-Núñez, B.; Pruimboom, L.; Dijck-Brouwer, D. A., y Muskiet, F. A., «Lifestyle and Nutritional Imbalances Associated with Western Diseases: Causes and Consequences of Chronic Systemic Low-Grade Inflammation in an Evolutionary Context», *The Journal of Nutritional Biochemistry*, 24(7) (2013), pp. 1183-1201.

Capítulo 12

Ali, S., «The Evolutionary Significance of Fever in Immune Response», *UC Merced Undergraduate Research Journal*, 11 (1) (2019).

Best, E. V., y Schwartz, M. D., «Fever», *Evolution, Medicine, and Public Health*. 2014 (1) (2014), p. 92.

Kaufmann, S. H. E., «Immunology's Coming of Age», *Frontiers in Immunology*, 10 (2019), p. 684.

Krogsbøll, L. T.; Jørgensen, K., y Gøtzsche, P. C., «General Health Checks in Adults for Reducing Morbidity and Mortality From Disease», *Cochrane Database of Systematic Reviews*, 1 (1) (2019), p. CD009009.

Leslie, D.; Lipsky, P., y Notkins, A. L., «Autoantibodies as Predictors of Disease», *The Journal of Clinical Investigation*, 108 (10) (2021), pp. 1417-1422.

Lipton, R. B.; Tepper, S. J.; Reuter, U.; Silberstein, S.; Stewart, W. F.; Nilsen, J., *et al.* «Erenumab in Chronic Migraine: Patient-Reported Outcomes in a Randomized Double-Blind Study», *Neurology*, 92 (19) (2019), pp. e2250-e2260.

Mytton, O. T.; McCarthy, N.; Watson, J., y Whiting, P., «Interpreting a Lateral Flow SARS-CoV-2 Antigen Test», *BMJ*, 373 (2021), p. n1411.

Olry de Labry Lima, A.; Gimeno Ballester, V.; Sierra Sánchez, J. F.; Matas Hoces, A.; González-Outón, J., y Alegre Del Rey, E. J., «Coste-efectividad e impacto presupuestario del tratamiento con evolocumab frente a estatinas y ezetimiba para la hipercolesterolemia en España», *Revista Española de Cardiología*, 71 (2018), pp. 1027-1035.

Pita Fernández, S., y Pértegas Díaz, S., «Pruebas diagnósticas: Sensibilidad y especificidad», *Cad Aten Primaria*, 10 (2003), pp. 120-124.

Raffaelli, B.; Neeb, L., y Reuter, U., «Monoclonal Antibodies for the Prevention of Migraine», *Expert Opinion on Biological Therapy*, 19 (12) (2019), pp. 1307-1317.

Surkova, E.; Nikolayevskyy, V., y Drobniewski, F., «False-positive COVID-19 Results: Hidden Problems and Costs», *The Lancet. Respiratory Medicine*, 8 (12) (2020), pp. 1167-1168.

Van Bruggen, F.; Nijhuis, G.; Zuidema, S., y Luijendijk, H., «Serious Adverse Events and Deaths in PCSK9 Inhibitor Trials Reported on ClinicalTrials.gov: A Systematic Review», *Expert Review of Clinical Pharmacology*, 13 (7) (2020), pp. 787-796.

TERCERA PARTE

Capítulo 13

Aggarwal, B. B., y Heber, D. (editores), *Immunonutrition: Interactions of Diet, Genetics, and Inflammation*, 1.ª ed., CRC Press, 2014.

Alkhatib, A., «Antiviral Functional Foods and Exercise Lifestyle Prevention of Coronavirus», *Nutrients*, 12 (9) (2020), p. 2633.

Anton, S. D.; Moehl, K.; Donahoo, W. T.; Marosi, K.; Lee, S. A.; Mainous, A. G. 3rd, *et al.*, «Flipping the Metabolic Switch: Understanding and Applying the Health Benefits of Fasting», *Obesity*, 26 (2) (2018), pp. 254-268.

Chia, J.; McRae, J.; Kukuljan, S.; Woodford, K.; Elliott, R. B.; Swinburn, B., *et al.*, «A1 Beta-Casein Milk Protein and Other Environmental Pre-Disposing Factors for Type 1 Diabetes», *Nutrition & Diabetes*, 7 (2017), p. e274.

Cusick, M. F.; Libbey, J. E., y Fujinami, R. S., «Molecular Mimicry as a Mechanism of Autoimmune Disease», *Clinical Reviews in Allergy & Immunology*, 42 (1) (2012), pp. 102-111.

De Cabo, R., y Mattson, M. P., «Effects of Intermittent Fasting on Health,

Aging, and Disease», *The New England Journal of Medicine*, 381 (26) (2019), pp. 2541-2551.

De la O, V.; Zazpe, I.; Goni, L.; Santiago, S.; Martín-Calvo, N.; Bes-Rastrollo, M., *et al.*, «A Score Appraising Paleolithic Diet and the Risk of Cardiovascular Disease in a Mediterranean Prospective Cohort», *European Journal of Nutrition*, (2021).

Fasano, A., «All Disease Begins in the (Leaky) Gut: Role of Zonulin-Mediated Gut Permeability in the Pathogenesis of Some Chronic Inflammatory Diseases», *F1000Res*, 9 (2020), p. F1000.

Jianqin, S.; Leiming, X.; Lu, X.; Yelland, G. W.: Ni, J., y Clarke, A. J., «Effects of Milk Containing Only A2 Beta Casein versus Milk Containing Both A1 and A2 Beta Casein Proteins on Gastrointestinal Physiology, Zymptoms of Discomfort, and Cognitive Behavior of People with Self-Reported Intolerance to Traditional Cows' Milk [Published Correction Appears in Nutr J. 2016;15(1):45]», *Nutrition Journal*, 15 (2016), p. 35.

Lerner, A., y Benzvi, C., «"Let Food Be Thy Medicine": Gluten and Potential Role in Neurodegeneration», *Cells*, 10 (4) (2021), p. 756.

Lerner, A.; Freire de Carvalho, J.; Kotrova, A., y Shoenfeld, Y., «Gluten-Free Diet can Ameliorate the Symptoms of Non-Celiac Autoimmune Diseases», *Nutrition Reviews*, 80 (3) (2022), pp. 525-543.

Lerner, A.; Ramesh, A., y Matthias, T., «Going Gluten Free in Non-Celiac Autoimmune Diseases: The Missing Ingredient», *Expert Review of Clinical Immunology*, 14 (11) (2018), pp. 873-875.

McCann, J. C., y Ames, B. N., «Vitamin K, an Example of Triage Theory: Is Micronutrient Inadequacy Linked to Diseases of Aging?», *The American Journal of Clinical Nutrition*, 90 (2009), pp. 889-907.

Noland, D.; Drisko, J., y Wagner, L. (editores), *Integrative and Functional Medical Nutrition Therapy*, Springer Nature Switzerland AG, 2020.

Molberg, Ø., y Sollid, L. M., «A Gut Feeling for Joint Inflammation—Using Coeliac Disease to Understand Rheumatoid Arthritis», *Trends in Immunology*, 27 (4) (2006), pp. 188-194.

O'Keefe, J. H.; Torres-Acosta, N.; O'Keefe, E. L.; Saeed, I. M.; Lavie, C. J.; Smith, S. E., *et al.*, «A Pesco-Mediterranean Diet With Intermittent Fasting: JACC Review Topic of the Week», *Journal of the American College of Cardiology*, 76 (2020), pp. 1484-1493.

Patel, V., y Preedy, V. (editores), *Handbook of Nutrition, Diet, and Epigenetics*, Springer Nature Switzerland AG, 2019.

Pipoyan, D.; Stepanyan, S.; Stepanyan, S.; Beglaryuan, M.; Costantini, L.: Molinri, R., *et al.*, «The Effect of Trans Fatty Acids on Human Health: Regulation and Consumption Patterns», *Foods*, 10 (10) (2021), p. 2452.

Shao, T.; Verma, H. K.; Pande, B.; Costanzo, V.; Ye, W.; Cai, Y., *et al.*, «Physical Activity and Nutritional Influence on Immune Function: An Important Strategy to Improve Immunity and Health Status», *Frontiers in Physiology*, 12 (2021), p. 751374.

Vojdani, A., «A Potential Link Between Environmental Triggers and Autoimmunity», *Autoimmune Diseases*, 2014 (2014), p. 437231.

Vojdani, A., y Tarash, I., «Cross-Reaction Between Gliadin and Different Food and Tissue Antigens», *Food and Nutrition Sciences*, 4 (2013), pp. 20-32.

Capítulo 14

Borsche, L.; Glauner, B., y von Mendel, J., «COVID-19 Mortality Risk Correlates Inversely with Vitamin D3 Status, and a Mortality Rate Close to Zero Could Theoretically Be Achieved at 50 ng/mL 25(OH)D3: Results of a Systematic Review and Meta-Analysis», *Nutrients*, 13 (10) (2021), p. 3596.

Brendler, T.; Al-Harrasi, A.; Bauer, R.; Gafner, S.; Hardy, M. L.; Heinrich, M., *et al.*, «Botanical Drugs and Supplements Affecting the Immune Response in the Time of COVID-19: Implications for Research and Clinical Practice», *Phytotherapy Research*, 35 (2021), pp. 3013-3031.

Degnan, P. H.; Taga, M. E., y Goodman, A. L., «Vitamin B12 as a Modulator of Gut Microbial Ecology», *Cell Metabolim*, 20 (5) (2014), pp. 769-778.

Gombart, A. F.; Pierre, A., y Maggini, S., «A Review of Micronutrients and the Immune System-Working in Harmony to Reduce the Risk of Infection», *Nutrients*, 12 (1) (2020), p. 236.

Iseppi, R.; Mariani, M.; Condò, C.; Sabia, C., y Messi, P., «Essential Oils: A Natural Weapon against Antibiotic-Resistant Bacteria Responsible for Nosocomial Infections», *Antibiotics*, 10 (2021), p. 417.

Khan, U. M.; Sevindik, M.; Zarrabi, A.; Nami, M.; Ozdemir, B.; Kaplan, D. N., *et al.*, «Lycopene: Food Sources, Biological Activities, and Human Health Benefits», *Oxidative Medicine and Cellular Longevity*, 2021 (2021), p. 2713511.

Mahmoudi, M., y Rezaei, N. (editores), *Nutrition and Immunity*, Springer Nature Switzerland AG, 2020.

Niedermaier, T.; Gredner, T.; Kuznia, S.; Schöttker, B.; Mons, U., y Brenner, H., «Vitamin D Supplementation to the Older Adult Population in Germany Has the Cost-Saving Potential of Preventing Almost 30.000 Cancer Deaths per Year», *Molecular Oncology*, 15 (8) (2021), pp. 1986-1994.

Linus Pauling Institute, *Centro de Información de Micronutrientes - artículos monográficos*, Oregon State University, disponible en: <https://lpi.oregonstate.edu/es/mic/articulos>.

Office of Dietary Supplements, *Dietary Supplement Fact Sheets. National Institutes of Health*, disponible en: <https://ods.od.nih.gov/factsheets/list-all/>.

Olza, J.; Aranceta-Bartrina, J.; González-Gross, M.; Ortega, R. M.; Serra-Majem, Ll.; Varela-Moreiras, G., *et al.*, «Reported Dietary Intake and Food Sources of Zinc, Selenium, and Vitamins A, E and C in the Spanish Population: Findings from the ANIBES Study», *Nutrients*, 9 (7) (2017), p. 697.

Olza, J., Martínez de Victoria, E.; Aranceta-Bartrina, J.; González-Gross, M.; Ortega, R. M.; Serra-Majem, Ll., *et al.*, «Adequacy of Critical Nutrients Affecting the Quality of the Spanish Diet in the ANIBES Study», *Nutrients*, 11 (10) (2019), p. 2328.

Panossian, A. G.; Efferth, T.; Shikov, A. N.; Pozharitskaya, O. N.; Kuchta, K.; Mukherjee, P. K., *et al.*, «Evolution of the Adaptogenic Concept From Traditional Use to Medical Systems: Pharmacology of Stress- and Aging-Related Diseases», *Medicinal Research Reviews*, 41 (1) (2021), pp. 630-703.

Partearroyo, T.; Samaniego-Vaesken, M.ª L.; Ruiz, E., y Varela-Moreiras, G., «Assessment of Micronutrients Intakes in the Spanish Population: A Review of the Findings From the ANIBES Study», *Nutrición Hospitalaria*, 35 (Spec No6) (2018), pp. 20-24.

Villena, J.; Pinto, M. G. V.; Kitazawa, H., y Shimosato, T. (editores), *Nutrition, Immunity and Viral Infections*, Lausanne, Frontiers Media SA, 2020.

Capítulo 15

Al Kassaa, I., *New Insights on Antiviral Probiotics*, Springer International Publishing AG, 2017.

Clancy, R., «Immunobiotics and the Probiotic Evolution», *FEMS Immunology & Medical Microbiology*, 38 (1) (2003), pp. 9-12.

Garcia-Castillo, V.; Komatsu, R.; Clua, P.; Indo, Y.; Takagi, M.; Salva, S., *et al.*, «Evaluation of the Immunomodulatory Activities of the Probiotic Strain Lactobacillus fermentum UCO-979C», *Frontiers in Immunology*, 10 (2019), p. 1376.

Haahtela, T.; von Hertzen, L.; Anto, J. M.; Bai, C., Baigenzhin, A.; Bateman, E. D., *et al.*, «Helsinki by Nature: The Nature Step to Respiratory Health», *Clinical and Translational Allergy*, 9 (2019), p. 57.

Hu, D.; Zhong, T., y Dai, Q., «Clinical Efficacy of Probiotics as an Adjunctive Therapy to Acaling and Root Planning in the Management of Periodontitis: A Systematic Review and Meta-Analysis of Randomized

Controlled Trials», *Journal of Evidence Based Dental Practice*, 21 (2) (2021), p. 101547.
Lenoir-Wijnkoop, I.; Gerlier, L.; Bresson, J. L.; Le Pen, C., y Berdeaux, G., «Public Health and Budget Impact of Probiotics on Common Respiratory Tract Infections: A Modelling Study», *PLoS One*, 10 (4) (2015), p. e0122765.
Lenoir-Wijnkoop, I.; Gerlier, L.; Roy, D., y Reid, G., «The Clinical and Economic Impact of Probiotics Consumption on Respiratory Tract Infections: Projections for Canada», *PLoS One*, 11 (11) (2016), p. e0166232.
Machado, V.; Lobo, S.; Proença, L.; Mendes, J. J., y Botelho, J., «Vitamin D and Periodontitis: A Systematic Review and Meta-Analysis», *Nutrients*, 12 (8) (2020), p. 2177.
Nguyen, T.; Brody, H.; Radaic, A., y Kapila, Y., «Probiotics for Periodontal Health-Current Molecular Findings», *Periodontology 2000*, 87 (1) (2021), pp. 254-267.
Nurminen, N.; Lin, J.; Grönroos, M.; Puhakka, R.; Kramna, L.; Vari, H. K., *et al.*, «Nature-Derived Microbiota Exposure as a Novel Immunomodulatory Approach», *Future Microbiology*, 13 (2018), pp. 737-744.
Sedghi, L. M.; Bacino, M., y Kapila, Y. L., «Periodontal Disease: The Good, The Bad, and The Unknown», *Frontiers in Cellular and Infection Microbiology*, 11 (2021), p. 766944.
Villena, J., y Kitazawa, H. (editores), *Immunobiotics: Interactions of Beneficial Microbes with the Immune System*, Lausanne, Frontiers Media, 2018.
Woolley, J.; Gibbons, T.; Patel, K., y Sacco, R., «The Effect of Oil Pulling with Coconut Oil to Improve Dental Hygiene and Oral Health: A Systematic Review», *Heliyon*, 6 (8) (2020), p. e04789.

Capítulo 16

Davis, D. M., y Hayes, J. A., «What Are the Benefits of Mindfulness?», *Monitor on Psychology*, 43 (7) (2012).
Dhabhar, F. S., «Enhancing versus Suppressive Effects of Stress on Immune Function: Implications for Immunoprotection and Immunopathology», *Neuroimmunomodulation*, 16 (5) (2009), pp. 300-317.
Dhabhar, F. S., «Effects of Stress on Immune Function: The Good, the Bad, and the Beautiful», *Immunologic Research*, 58 (2-3) (2014), pp. 193-210.
Dhabhar, F. S., «The Short-Term Stress Response - Mother Nature's Mechanism for Enhancing Protection and Performance Under Conditions of Threat, Challenge, and Opportunity», *Frontiers in Neuroendocrinology*, 49 (2018), pp. 175-192.

Egger, G.; Binns, A.; Rössner, S., y Sagner, M., *Medicina del estilo de vida*, Elsevier, 2017.

Fortney, L.; Podein, R., y Hernke, M., *Detoxification* (en Rakel, editor), Integrative Medicine, 2017.

Freese. J.; Klement, R. J.; Ruiz-Núñez, B.; Schwarz, S., y Lötzerich, H., «The Sedentary (R)evolution: Have We Lost Our Metabolic Flexibility?», *F1000Research*, 6 (2017), p. 1787.

Irwin, M. R., «Why Sleep is Important for Health: A Psychoneuroimmunology Perspective», *Annual Review of Psychology*, 66 (2015), pp. 143-72.

OMS, *Actividad física* (26/11/2020), disponible en: <https://www.who.int/es/news-room/fact-sheets/detail/physical-activity>.

Sharif, K.; Watad, A.; Bragazzi, N. L.; Lichtbroun, M.; Amital, H., y Shoenfeld, Y., «Physical Activity and Autoimmune Diseases: Get Moving and Manage the Disease», *Autoimmunity Reviews*, 17 (1) (2018), pp. 53-72.